KB144324

D R . G O L E M

닥터 골렘

DR. GOLEM

해리 콜린스·트레버 핀치

이정호·김명진 옮김

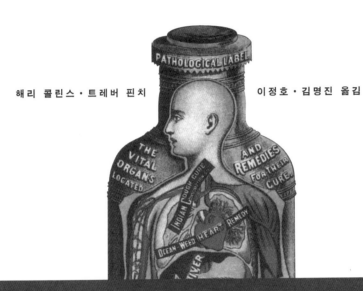

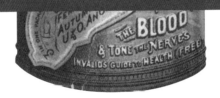

닥터 골렘

두 얼굴의 현대 의학, 어떻게 볼 것인가?

사이언스
SCIENCE 북스
BOOKS

『닥터 골렘』은 서구 국가들에서 과학으로 생각되는 의학을 다루는 책이다. 고유한 보건 체계가 있는 한국에 『닥터 골렘』이 얼마나 적용 가능한 것일까? 한국 전쟁 이후에 서구 생의학적 의료와 함께 한약과 침술의 전통 의학, 또는 중의학 계열이라 할 수 있는 의료도 한국에서 공식적으로 인정되는 주류 의료 및 의학으로 자리잡았다.* 한국에서는 서구 의료와는 독립적인 한방 병원들에서 동북아시아 전통 의료가 실행되었다. 한국의 전통 의학은 엑스레이, CT, MRI 등의 서구 의료의 진단적 기술들을 포섭하여 사용하지만 인간의 몸이 작동하는 방식에 대한 서구 의학과 의료의 체계에 근거하는 것이 아니라 다른 전제들로 구성된 인식틀에 근거하여 사용한다. 두 상이한 체계들은 언제나 현격한 대조를 이루는 것은 아니고 역사상 다수의 연결점과 만남을 공유하고 있지만, 두 체계가 한 침대를 쓰는 데에는 여전히 불편할 수 있다.

---

*⎯⎯⎯⎯두 의학 사이의 충돌과 길등에 관한 역사는 마은정의 2008년 미국 코넬 대학교 박사 학위 청구 논문 「식민지 이후 시기 한국(1948~2006)의 현장 의학과 의료(Medicine in the Making in Post-colonial Korea (1948~2006)」를 참조. ─해리 콜린스, 트레버 핀치

우리의 책 『닥터 골렘』은 이러한 한의·양의 논쟁에 직접적으로 개입하려 하지 않는다. 하지만 두 체계의 공존이 딜레마로 귀결되기 마련이라고 여기는 사람들에게 하나의 선택 방식을 제공하기도 한다. 『닥터 골렘』은 서구적 시각으로 마음과 몸의 복잡한 상호 작용에 있어 한 개인이 실제로 효과가 있는 어느 의료 체계를 선택할 수 있더라도 국가는 서구적인 과학 체계에 근거해야 한다고 주장한다. 이러한 분석은 그 모든 불완전성과 불명확성에도 불구하고 과학을 선택하는 좀 더 큰 그림의 일부분이 된다. 여기서 과학은 노력을 기울여 자연 세계를 이해하려는 인간의 방식을 의미한다. 이러한 맥락에서 우리도 이 책 4장에서 '대체 의료'를 다루지만 결론부에서는 이것이 개인에게 구원의 귀중한 원천이 되어도 이 세계에서의 존재의 근원적 방식의 일부로서 과학적 사고를 신봉하는 사회에서 국가가 대체 의료를 전반적으로 지지할 수는 없다고 결론짓는다. 서구식 의학·의료는 명확히 검증하는 편이 까다롭기도 하고 진보도 천천히 이루어지며 특정 이해관계에 둘러싸여 왔는지도 모르지만 우리가 선택한 삶의 한 형태인 것이다. 한국이 그동안 과학과 기술을 채택하면서 엄청나게 효과적으로 근대화할 수 있었지만 생의학적 과학(biomedical science)을 총체적으로 끌어안지 않은 사실은 왜 『닥터 골렘』과 같은 책이 쓰이기 힘든지, 그리고 왜 당분간 이러한 논쟁들이 미묘한 채로 남아 있게 되는지를 시사한다.

2009년 4월 29일
영국 카디프와 미국 이타카에서

앞서 나온 두 권의 『골렘』 시리즈*에서 우리는 과학 기술의 산물을 반짝반짝 빛나는 보석이 아니라 '공업용 다이아몬드'로 생각할 때 더 나은 이해를 얻을 수 있다고 주장했다. 우리가 설명한 바 과학은 종종 어수선하고 혼란스러운 활동이다. 과학은 골렘인 것이다. 우리가 이 시리즈의 첫 번째 책에서 했던 이야기를 옮겨 보자면 이렇다.

골렘은 유대 교 신화에 나오는 존재이다. 이는 사람이 진흙과 물로 빚고 마법과 주문을 걸어 사람의 형체를 갖도록 만든 피조물이다. 골렘은 강력한 존재이며 날이 갈수록 힘이 더욱 세어진다. 그것은 사람의 명령을 따르고

---

*_____ 『닥터 골렘』은 콜린스와 핀치가 쓴 『골렘』 시리즈의 세 번째 책이다. 가장 먼저 출간된 책은 과학의 불확실성을 다룬 『골렘(*The Golem: What Everyone Should Know about Science*)』으로 1993년에 케임브리지 대학교 출판부에서 나왔고, 이후 부제를 'What You Should Know about Science'로 바꾸고 새로운 후기를 추가한 2판이 1998년에 나왔다. 속편 격인 『확대된 골렘(*The Golem at Large: What You Should Know about Technology*)』은 다양한 사례 연구를 통해 기술의 불확실성 문제를 다루고 있으며, 역시 케임브리지 대학교 출판부에서 1998년에 출간되었다. 이 두 책은 모두 영국에서 상당히 인기 있는 칸토(Canto) 시리즈의 페이퍼백 문고판으로 재출간되어 학술서로서는 이례적으로 높은 인기를 누렸다. 이 중 『골렘』은 국내에서 2005년에 번역 출간되었으나 『확대된 골렘』은 아직 번역되지 않았다. ―옮긴이

일을 대신 해 주며 위협적인 적으로부터 보호해 줄 수도 있다. 그러나 이는 서투르고 위험한 존재이기도 하다. 통제를 받지 않으면 골렘은 손발을 마구 휘둘러 주인을 파괴할 수도 있다. 그것은 굼뜨게 움직이는 바보로서 자기 자신이 가진 힘도 모르고 자신이 얼마나 서투르고 무지한 존재인지도 알지 못한다.

우리가 의미한 바, 골렘은 사악한 존재는 아니지만 다소 멍청하다. 그러니 골렘 과학이 저지른 실수에 대해 비난하면 안 된다. 그 실수는 바로 우리가 저지른 실수이기 때문이다. 골렘이 최선을 다했을 때 이를 비난할 수는 없다. 그러나 너무 많은 걸 기대해서는 안 된다. 골렘은 비록 강력하긴 하지만 결국 우리의 기술과 솜씨로 만들어 낸 존재이기 때문이다.

흔한 오해를 피하기 위해 덧붙이자면, 여기서 우리가 지적하고 있는 것은 골렘의 위험이 아니라 선의에서 나왔지만 서투르기 짝이 없는 골렘의 행동이다.

과학의 서투름에 관한 이러한 주장은 물리학이 아닌 '의료와 의학'* 의 경우에는 그리 새롭게 다가오지 않을 것이다. 죽음과 질병은 항상 우리 곁에 있는 문제이며, 따라서 우리는 의료가 오류를 범할 수 있음을 알고 있기 때문이다.[1] 여기서 남는 정말로 어려운 질문은 "의학과

---

*————영어에는 의학이라는 과학도 medicine이라 하고, 의료 기술 자체 및 그 실행도 medicine이라 한다. 한국어에서는 환자를 고치는 현장의 실행적 측면은 '의료'라는 단어로 담아낼 수 있지만, 의료에 관계된 과학 및 학문적 측면은 '의료'보다는 '의학'으로 담아낸다. 따라서 medicine 의 두 측면이 모두 드러나는 문맥에서는 '의료와 의학' 또는 '의학과 의료'로 번역했고, 각각의 의미가 두드러지는 곳에서는 '의학'이나 '의료' 한 단어로 옮겼다. medical science와 같은 어구는 학문이나 과학의 의미가 강한 경우에는 '의학'으로 옮겼고, 의료 실행과 밀접하게 관련된 문맥에서는 '의료적 과학'으로 옮기기도 했다. —옮긴이

외료가 오류를 범할 수 있음을 알고 있을 때 우리는 어떻게 해야 하는 가?"일 것이다. 앞선 두 권의 책들에서 살펴본 과학과 기술의 경우에, 우리는 무엇보다 필요한 것이 과학 기술에 대한 인식의 변화라고 주장했다. 만약 과학 기술이 실제로 어떻게 작동하는지를 대중이 알게 된다면 이 쟁점들에 관한 선택에서 더 나은 결정을 내릴 것이고, 이는 예컨대 투표 행위로 매개됨으로써 언젠가 그들의 삶에 영향을 미칠 것이라는 생각이었다. 그러나 의료의 경우는 개인으로서 우리가 '언젠가'를 기다리는 사치를 누릴 수 없다는 점에서 앞서의 경우와는 다르다.

이를 달리 표현해 보면 이렇다. 우리는 앞선 두 권의 『골렘』 시리즈에서 우리가 다룬 소재(과학과 기술)와 두 가지 방식으로 관계를 맺고 있었다. 대다수의 사례 연구들에서 우리는 다른 사람들이 1차 연구를 해 놓은 과학 기술의 에피소드들을 우리 식으로 다시 썼지만, 몇몇 사례들에서는 우리 자신이 직접 1차 연구를 하기도 했다. 이 책에서 우리는 책의 소재(의료)와 훨씬 더 친밀한 관계에 있음을 알게 되었다. 몇몇 장들에서 우리는 우리 자신이 크고 작은 방식으로 의료 사건에 관여한 경험을 언급하고 있다. 우리는 그런 상황에서 어떻게 할 것인가를 놓고 우리 자신이 내린 결정에 대해 논의하기도 했는데, 이는 앞선 두 권의 『골렘』 시리즈에서는 전혀 시도된 적이 없는 방식이다. 심지어 백신 접종 문제에 관한 저자들 사이의 의견 대립(이 책의 마지막 8장에 나와 있다.) 때문에 이 책을 쓰는 공동 작업이 두 번이나 중단되기 일보 직전까지 가기도 했다. 결국 그 문제는 하나의 분석 틀 내에서 의료적 선택에 관한 두 가지 서로 다른 관점을 제시하는 방법을 찾음으로써 해결되었다. 한마디로 『닥터 골렘』은 『골렘』이나 『확대된 골렘』보다 훨씬 더 쓰기 어려운 책이었다. 앞선 두 권의 책들은 더 적은 관여를 요구했고 널 직접적이었다. 반면 이 책에서 우리는 어떻게 **생각할** 것인가뿐만 아니라 어떻게 **할** 것인가도 결정을 내려야 했다. 우리는 우리의 경험에서 우러나온 사례들을 훨씬 더 많이 사용할 수도 있었다. 우리 중 한 사람이 만난 어떤 의사는 치료에 대한 관점이 너무나 완벽하게 '과학화'된 나머지 진단 과정을 '예상 실패 계통도(fault tree)'와 비슷한 것으로 간주했다. 그는 절대 환자를 직접 검사하지 않았고 엑스선 사진을 찍게 한 후에 기술 보고서만 들여다보았다. 이 나쁜 의사 때문에 우리 중 한 사람은 괴로운 여름을 보내야 했고, 심각하지 않은 내상(內傷) 때문에 매우 고통스러운 증상이 나타날 때 어떻게 해야 하는지를 어떤 약사가 설명해 준 후에야 통증에서 벗어날 수 있었다. 우리는 정통 의료(orthodox medicine)가 고질적인 등의 통증을 치료하는 데 완벽하게 실패한 사례를 그려 낼 수도 있었다. 이 사례에서는 오진(誤診)에 따른 약물 치료가 행해졌지만 차도가 전혀 없었고, 결국 척추 지압사가 간단한 처치를 해 줌으로써 문제가 해결되었다. 우리는 또한 우리 중 한 사람이 중대한 수술을 받으라는 부당한 압력을 받은 사례에 대해 서술할 수도 있었다. 여기서는 가벼운 약물 치료만으로 원인 치료는 못 될 수도 있지만 증상을 완화시키는 데는 충분한 것으로 판명되었다.

그러나 이런 종류의 개인적 경험을 일반화하는 것은 위험한 일이다. 정통 의료는 '공식적' 관점을 대변하기 때문에, 신문의 머리기사를 장식하는 것은 정통 의료의 지속적인 성공이 아니라 때때로 일어나는 정통 의료의 실패이다. 이러한 각각의 실패 사례들에 대해, 의료 **과학**은 문제를 올바르게 이해한 반면 약사의 조언이나 대체 의료(alternative medicine)의 치료법은 실패한 반대 사례들을 얼마든지 더 많이 찾아낼 수 있다. 과도한 의료 개입의 열정이 지나쳤던 사례들 각각에 대해, 어떤 종류의 의료 개입도 현명하게 자제한 더 많은 사례들이 존재한다. 그렇게 했다면 상담 의사가 많은 돈을 챙길 수 있었던 사례를 포함해서 말이다. 우리 두 사람과 각각의 가족들은 모두 주치의의 침착한 예후(豫後)와 건전한 권고, 더 나아가 때때로 발휘되는 탁월한 진단상의 기술로부터 훨씬 더 많이, 또 인상적으로 도움을 받았다.[2] 그러나 설사 우리가 운이 좋아 일생에 그런 드문 경험을 여러 차례 했다고 해도, 몸 상태가 악화되어 심각한 질문을 던지게 되는 시간은 오기 마련이다. 우리 모두가 알아야만 하는 이 사실 때문에, 우리는 때때로 극적일 만치 훌륭하게 작동하지만 여전히 불완전한 의료의 난맥상을 헤쳐 나갈 수 있는 길을 찾으려 애써 왔다. 단지 문제를 지적하는 것만으로는 충분치 못하다. 우리는 비록 해법을 찾지는 못한다 하더라도 최소한 이 쟁점들에 관해 더 잘 생각할 수 있도록 도와줄 자료와 논증을 제공해야 한다는 의무감을 느끼고 있다.[3]

부분적으로 이 때문에, 이 책은 앞서 나온 『골렘』 시리즈의 책들보다 훨씬 더 우리의 독자적인 힘으로 써 낸 책이 되었다. 반면 앞서 나온 책들은 우리 스스로 원자료를 분석해 독창적 연구를 수행한 부분과 우리 자신의 개입은 최소한으로 줄인 채 다른 사람들의 연구를 해설한 부분이 거의 같은 비율로 확연히 나뉘어 있었다. 이 서문과 다른 장들에서 논의된 연구들에 대한 완전한 서지 사항과 추가적인 읽을거리는 권말의 참고 문헌에서 볼 수 있다. 서론, 1장, 2장, 8장, 결론의 초고는 콜린스가 썼고 3장, 4장, 5장, 6장의 초고는 핀치가 썼으며, 7장은 앞서 나온 『골렘』 시리즈의 다른 책에 실렸던 글을 재수록했다. 하지만 우리는 각각 서로의 작업에 기여를 했으며, 이 책의 내용에 대해서는 우리 둘 모두에게 공동 책임이 있다. 우리가 이 책에서 사용한 원자료들은 앞선 『골렘』 시리즈의 책들에서 인용했던 것들에 견줘 좀 더 다양한 성격의 문헌들이 뒤섞여 있고, 이 때문에 각주의 수가 더 많아졌다. 그 이유는 의료 사회학 문헌들에 지식의 차원을 탐구하려는 의도로 쓰인 자체 완결적 사례 연구가 적고 심도 있는 현장 연구의 전통이 약하기 때문이며, 다른 한편으로 문헌의 수가 방대하고 성격이 이질적이기 때문이다. 이는 이 책이 과학과 기술을 다룬 『골렘』 책들보다 쓰기 어려웠던 두 가지 이유였으며, 왜 책의 서문과 서론이 예상보다 더 길어졌는지도 설명해 준다. 우리는 왜 의료의 사회적 측면을 다룬 저작들 중 몇 안 되는 사례들에만 집중하기로 했는지, 그것만 가지고 뭔가 쓸 만한 이야기를 어떻게 할 것인지를 설명해야 했다. 또한 우리는 이 책의 주장과 구성을 좀 더 가다듬어야만 했다. 우리가 주로 사용한 원자료의 목록은 다음과 같다.

1장은 콜린스가 플라시보 효과(placebo effect)에 관한 문헌들을 읽고 자신이 예전에 '실험자 효과(experimenter effects)'에 관해 쓴 글들을 덧붙여 집필했다. 콜린스는 매우 다양한 자료들을 활용했고, 이 중 대부분은 권말의 참고 문헌에 수록되어 있다. 그는 앤 해링턴(Anne Harrington)이 편집한 『플라시보 효과: 학제적 탐구(The Placebo Effect: An Interdisciplinary Exploration)』에 실린 논문들을 읽는 것으로 집필 준비를 시작했다.

2장은 조앤 하틀랜드(Joanne Hartland)와 콜린스 자신이 1994년에서 1995년까지 수행한 연구 프로젝트인 "가짜 의사들: 숙련의 모사(Bogus Doctors: The Simulation of Skills), ESRC(R000234576)"에 근거하고 있

다. 추가 자료는 이 책을 위해 매튜 윙이 미국 언론의 보도 기사를 탐색한 것에서 얻었다. 이 장에 포함된 텍스트 중 많은 부분은 콜린스의 조력 하에 하틀랜드가 작성한 초기 원고에서 가져온 것이다.

3장은 편도 절제 수술이 필요한지 여부를 진단할 때 겪는 어려움에 관해 마이클 블루어(Michael Bloor)가 쓴 논문을 핀치가 다시 쓴 것이다. 이 장 후반부에서 의사와 상호 작용할 때 필요한 서로 다른 유형의 전문성을 언급하는 부분은 핀치 자신의 연구이다.

대체 의료를 다루고 있는 4장은 핀치가 이블린 리처즈(Evelleen Richards)의 연구서인 『비타민 C와 암: 의료인가, 정치인가?(*Vitamin C and Cancer: Medicine or Politics?*)』를 읽고 정리한 것이다. 마지막에는 리처즈의 것과는 다른 우리 나름의 결론을 덧붙였다.

5장을 집필하면서 핀치는 로버트 아로노위츠(Robert A. Aronowitz)의 책 『질환의 이해: 과학, 사회, 질병(*Making Sense of Illness: Science, Society, and Disease*)』에 실린 자료(특히 1장 「근육통성 뇌척수염에서 여피 독감까지: 만성 피로 증후군의 역사」)를 주로 이용했다. 추가 자료로는 《뉴요커》에 실린 제롬 그룹먼(Jerome Groopman)의 글 「온몸이 아픈(Hurting All Over)」과 리 모나한(Lee Monaghan)의 책 『보디빌딩, 약물, 위험(*Bodybuilding, Drugs, and Risk*)』에 수록된 보디빌더에 관한 사례 연구를 참조했다.

심폐 소생술에 관한 사례 연구인 6장은 이 주제를 다룬 스테판 팀머맨스(Stefan Timmermans)의 책 『갑작스러운 죽음과 심폐 소생술의 신화(*Sudden Death and the Myth of CPR*)』의 2장과 3장을 핀치가 다시 쓴 것에 주로 의존하고 있다. 그러나 여기서도 우리는 팀머맨스가 전적으로 승인하지는 않은 우리 나름의 결론을 덧붙였다.

7장은 『확대된 골렘』에 실렸던 것을 (문체만 약간 바꾸어) 재수록했다. 이 장은 스티븐 엡스타인(Steven Epstein)의 책 『순수하지 않은 과학 (*Impure Science*)』의 일부를 핀치가 읽고 정리한 것에 거의 전적으로 의존하고 있는데, 이 책에 재수록하면서 『닥터 골렘』의 주제에 맞도록 콜린스가 짧은 서론을 덧붙였다.

8장은 콜린스가 영국의 MMR 백신 논쟁을 섭렵하고, 카디프 대학교의 동료 연구자들, 특히 태미 스피어스와 린지 프라이어(그들도 이 문제를 연구하고 있다.)와 토론을 벌이고, 카디프 대학교 사회 과학 대학의 다른 연구자들과 함께 일련의 연구 세미나를 개최하고, 핀치 부부의 백신 접종 선택에 관해 이들을 전형적인 면접 대상자로 간주해 대화를 나눈 내용 등에 근거해 집필했다.

우리는 자신의 저작을 '골렘화'할 수 있도록 허락해 준 저자들의 아량과 노력에 대해 깊은 감사를 표하고자 한다. 한 사람을 제외한 모든 저자들이 우리의 잘못된 이해를 바로잡는 데 아낌없이 시간을 할애했다. 이 책은 앞서 나온 『골렘』 시리즈의 책들보다 좀 더 개인적이고 정치적인 주제를 다루고 있기 때문에, 때때로 원저자가 내린 결론이나 그로부터 도출된 권고 사항이 우리 자신의 것과는 다른 경우가 있다. 이런 경우 우리는 독자들이 원저작을 참고할 수 있도록 표시를 해 두었다.

많은 유익한 토론과 논평을 해 주고 우리가 감행한 의료 영역으로의 외도가 적절한 문헌들에 의해 인도될 수 있도록 신경 써 준 엘리자베스 툰, 린지 프라이어, 알렉스 포크너, 옌스 라흐문트, 닉 홉우드, 애덤 로 박사, 레스 버티시, 클로이 실버맨, 그리고 익명의 여러 심사 위원들에게 감사를 표한다. 그리고 최종 원고를 준비하는 데 도움을 준 매튜 웡에게도 감사한다. 담당 편집자인 캐서린 라이스는 날카로운 독해와 끝없는 열정으로 조언을 해 주었다. 설명에서의 실수, 부적절한 문체, 판단이나 분석상의 착오 등에 대한 최종 책임은 우리의 몫이다.

차례

한국어판 서문   5

서문   7

서론   과학으로서의 의학과 구원으로서의 의료   19

1 장 | 플라시보 효과   의학의 심장부에 뚫린 구멍   41

2 장 | 가짜 의사   현장에서 진짜로 가장하기   63

3 장 | 편도 절제 수술   진단과 불확실성에 대처하기   97

4 장 | 비타민 C와 암   대체 의료의 소비자   127

5 장 | 만성 피로 증후군   존재하지 않는 질병의 침투   163

6 장 | 심폐 소생술   죽음에 저항하기   181

7 장 | 에이즈 활동가   일반인 전문성의 미래   219

8 장 | 백신 접종   개인과 공동체의 긴장   257

결론   닥터 골렘 바로 보기   289

주(註)   313

참고 문헌   325

옮긴이의 글   의학과 의료를 보는 안목 넓히기   331

과학으로서의 의학과 구원으로서의 의료

사람은 누구나 병에 걸리기 마련이고 언젠가는 죽는다. 만약 의학이 완벽하다면 질병은 더 적어질 것이고 죽음에 관해서도 좀 더 많은 선택지가 존재할 것이다. 설사 의학이 노화의 과정을 역전시킬 수는 없다고 해도 질병과 상해로 인한 조기 사망은 막을 수 있어야 할 것이다. 그러나 실상은 이보다 나쁘다. 넓은 견지에서 볼 때, 의료 과학은 별다른 차이를 만들어 내지 못하고 있다. 보건학 연구에 따르면, 우리가 현재 알고 있는 의료는 사람들의 평균 수명을 늘리는 데 기여한 바가 거의 없으며, 식사, 위생, 생활 방식 등이 수명에 훨씬 더 큰 영향을 미쳤다. 의료는 인류의 생명 연장에 대해 제공해 줄 수 있는 것이 별로 없다. 만약 의료가 그처럼 오류를 범하기 쉽다면, 그로부터 얻을 수 있는 교훈은 무엇인가? 우리는 어떻게 해야 하는가?

이는 다분히 추상적인 질문이기도 하고 다른 한편으로는 직접적이고 시급한 질문이기도 하다. 우리가 낸 세금 가운데 얼마만큼을 의학 연구에 지원해야 하는가? 암 관련 자선 재단에 계속 돈을 기부해야 하는가? 개발도상국의 위생에 지출하면 수없이 많은 생명을 살릴 수 있을 돈을 장기 이식에 그토록 많이 지원하는 것은 분별 있는 행동인가? 이와 같은 큰 질문 외에 '작은' 질문들도 있다. 지금 나에게 고통을 안겨 주거니 나를 죽음으로 몰아넣고 있는 이러서러한 질병 내지 상해에 대해 어떻게 할 것인가? 오늘 백신 접종을 하면 내 아이의 건강이 위험에 처할까? 다양한 치료법들이 제각각 나를 치료할 수 있는 유일한 치료법이라고 주장할 때 어느 것을 골라야 할까? 나의 증상은 이른바 '심신 상관성(psychosomatic)' 질환일까 아니면 '진짜 질병'에 의해 유발된 것일까? 물론 당신이 이 질문에 대한 답을 구해야 하는 장본인이라면 이러한 '작은' 질문들은 엄청나게 큰 질문들이 될 것이다.

큰 질문과 작은 질문을 혼동하지 않으려면 의학 또는 의료는 하나가 아니라 둘이라는 사실을 기억해야 한다. 즉 의학이 다른 과학과 마찬가지로 하나의 과학이기도 하지만, 동시에 의료는 구원(succor), 즉 고통 받는 시기에 이를 줄여 주고 도움을 주는 원천이기도 하다. 그 두 가지 측면은 종종 갈등을 일으킨다. 그러한 갈등의 한 가지 차원은 긴급성이다. **과학**으로서의 의학은 시간이 아무리 오래 걸리더라도 일을 제대로 하려고 애써야 하지만, **구원**으로서의 의료는 지금 여기에 당장 답을 내놔야 한다. 이와 연관된 차원으로 '고통의 단위(unit of suffering)'가 있다. 설사 의학이 인구 전체의 기대 수명을 늘리는 데 기여한 바가 별로 없다 하더라도, 우리 개개인이 고통을 겪는 순간에 의료가 제공해 줄지 모를 구원에 손을 뻗치는 것은 완벽하게 이치에 닿는 일이다. 이러한 사례들에서 우리는 장기적인 의학이 아니라 단기적인 해법, 혹은 적어도 희망이 필요하다. 아마도 오랜 시간이 흐르면 우리가 의학에 대해 많은 것을 알게 되어 큰 질문에 대한 답이나 작은 질문에 대한 답이 같아지는 때가 올지도 모른다(이 말이 무엇을 의미하는지는 1장에서 설명할 것이고 결론에서도 다시 한 번 다룰 것이다.). 그러나 당장은 큰 질문과 작은 질문이 종종 긴장을 빚을 것이고, 각각의 질문들은 제 나름의 맥락에서 나름의 의미를 가질 것이나.

  긴장이 생기는 이유는 치료에 대한 희망이 과학으로서의 의학을 손상시킬 수 있기 때문이다. 그러한 희망으로 인해 장기적인 의료상의 진보로 이어질 수 있는 활동이 아니라 단기적이지만 불확실하거나 괴상한 사이비 구원의 원천에 자원이 투입될 수 있다. 철학자 블레즈 파스칼은 사람들이 신의 존재를 믿는 쪽으로 내기를 걸어야 한다고 설명한 바 있는데, 신의 존재를 믿는 것은 비용이 거의 들지 않지만 신의 존재를 믿지 않았다가 틀리면 영원히 지옥에 떨어지는 대가를 치러야 하기 때문이다. 여기서 구원을 건강으로 대체하면 파스칼의 내기는 의료에도 잘 들어맞는다. 내기에서는 파스칼의 입장을 따라, 치료의 가능성이 아무리 낮더라도 치료가 된다는 쪽으로 내기를 거는 것이 합리적이다. 왜냐하면 다른 선택지는 곧 죽음을 의미하기 때문이다. 반면 의학의 입장에서는 공공선을 증가시킬 장기적 가능성을 높이기 위해 개인의 희망에 반하는 쪽으로 내기를 거는 것이 그에 못지않게 합리적이다. 이러한 긴장이 이 책의 근간을 이룬다. 이 책은 과학으로서의 의학 대 구원으로서의 의료에 관한 책이며, 달리 표현하자면 개인의 이해관계 대 공동체의 이해관계에 관한 책이기도 하고, 또 다른 표현으로는 단기적 관점 대 장기적 관점에 관한 책이기도 하다. 난처한 상황에 빠진 개인이 이런 긴장을 이해하고 이를 헤쳐 나갈 방법을 안다면 의료적 판단을 내리는 것이 더 쉬워질 것이다.[1]

중심 주제: 개인과 공동체

이 책의 기조를 이루는 장을 하나만 꼽는다면 플라시보 효과를 다룬 1장을 들 수 있다. 에이즈(AIDS) 치료와 백신 접종을 다룬 마지막 두 개 장은 1장에 대한 반성으로 생각할 수 있다. 이들 1, 7, 8장은 이 책의 중심 주제를 분명한 형태로 드러내며, 2장에서 6장까지를 앞뒤에서 감싸면서 이 장들의 내용을 포괄하고 있다. '기쁘게 하다.'라는 뜻의 라틴 어인 플라케레(placere)에서 유래한 플라시보 효과는 인체의 생리 기능에는 아무런 직접적 효과도 없는 약이나 치료법이 증상을 완화시키는 것을 가리키는 이름이다. 가짜 약과 치료법은 진짜만큼 훌륭한 (혹은 진짜만큼 형편없는) 치료 효과를 종종 나타내 보이곤 하는데, 그것에 대한 이해는 '심신 상호 작용(mind-body interaction)' 때문이라는 식의 설명이 고작이다. 플라시보 효과는 의학이 그 대상인 인체에 대해 잘 해 봐야 부분적인 통제만을 할 뿐이라는 점을 보여 준다. 요컨대 플라시보 효과는 사람들의 증상을 호전시킬 수 있지만, **과학**으로서의 의학에 대해서는 엄청난 낭패인 셈이다. 이것이 바로 아주 간명하게 표현한 이 책의 중심 주제이다! 플라시보 효과가 개별 환자에게는 구원의 가능성이더라도 의학의 진보에는 방해가 된다. 플라시보 효과를 보면 오늘날 생물학적 인과성의 연쇄 개념 바깥에 존재하는 듯 보이는 가짜 의사의 의료 행위와 대체 의료 체계가 끈덕지게 살아남는 이유에 대한 합리적 설명을(만약 그런 설명을 원한다면) 얻을 수 있다. 그런 의료 행위가 효력을 발휘하는 이유는 마음이 몸의 심오한 과정에 영향을 줄 수 있게 하는 조건을 강화시키기 때문이다. 이 말은 이러한 대체 의료 방법들이 선전대로 효능을 발휘한다는 이야기는 아니다(의료의 불확실성 탓에 한때 조롱을 받았던 치료법이 존경받는 의료의 영역으로 진입하는가 하면, 또 다른 치료법은 그로부터 배제되는 일이 왕왕 일어난다는 사실을 염두에 두기 바란다.), 하지만 여기서는 치료법이 마음을 통해 효력을 발휘할 때에 초점을 맞추도록 하자. 이런 치료법이 환자에게 좋으면 좋을수록 과학으로서의 의학에 대해서는 더 나쁘다. 그 이유는 의료 지출이 제로섬 게임이라고 가정할 때, 대체 치료법에 대한 수요가 많으면 많을수록 우리가 알고 있는 의학에 대한 정치적·재정적 지원은 줄어들 것이기 때문이다.

물론 앞으로 언젠가 우리는 마음과 몸의 상호 작용을 잘 이해된 인과적 연쇄의 틀에 집어넣을 수 있을지 모른다. 과학은 그러한 인과적 연쇄를 알아내려 마땅히 노력해야 할 것이다. 만약 그것을 알아낼 수 있다면 구원과 과학 사이의 긴장의 또 다른 부분은 사라질 것이다. 그러나 적어도 당분간 플라시보 효과는 우리에게 많은 딜레마를 안겨 줄 것이다.

1장에서 논의될 플라시보 효과가 빚어 낸 결과 중 하나는 무작위 대조군 시험(randomized control trial, RCT)의 필요성이 대두되었다는 것이다. RCT에서는 무작위로 두 환자 집단을 선발해 한쪽에는 검사할 약이나 치료법을 제공하고 다른 쪽에는 플라시보를 준다. 이때 검사에 참여하는 모든 사람들은 어느 약이 진짜이고 누가 플라시보를 받았는지 알 수 없도록 한다. 무작위 대조군 시험은 우리의 중심 주제를 매우 명쾌하게 보여 준다. 당신이 환자이고 생명을 위협하는 병을 치료하기 위해 만들어진 약의 무작위 대조군 시험에 참여한다고 하자. 당신은 플라시보를 받은 대조군과 진짜 약을 받은 시험군 중 어느 쪽에 들어가기를 더 바라겠는가? 만약 당신이 100퍼센트 공적 정신의 소유자라면 당신은 어느 쪽이건 상관하지 않을 것이다. 당신의 유일한 관심은 의학과 장기적인 공공선(collective good)일 테니 말이다. 당신은 새로운 치료법이 미래 세대의 생명을 보호할 수 있는 비용 효율적인 방법인지 여부를 판명할 수 있는 실험에 참여한 것으로 행복할 것이다(그리고 비용 효율성은 공공선과 언제나 붙어 다니는 존재이다.). 그러나 당신이 순수한 공적 정신의 소유자에는 못 미치는 사람이라면, 당신은 시험군에 들어가길 바랄 것이다. 새로운 약은 플라시보보다 당신의 생명을 구해줄 가능성이 좀 더 클 **수도 있기** 때문이다. 잘하면 증상이 완화될 수 있고 최악의 경우라도 다소나마 희망을 품어 볼 수는 있다. 이러한 긴장은 샌프란시스코에서 에이즈 환자들에 대해 AZT라는 약의 효능을 시험하는 과정에서 표출되었다. 이 연구는 앞서 나온『확대된 골렘』의 7장에서 설명된 바 있고, 짧은 서문을 새로 달아 이 책의 7장에 재수록되었다.[2] 에이즈 환자들은 과학 실험을 방해하는 방식으로 갈등에 대처했다. 그들은 약과 플라시보를 서로 나눠 먹음으로써 실험에 참여한 모든 사람들이 생화학적 효능이 있을지 모를 물질을 적어도 절반은 받을 수 있는 동등한 기회를 가질 수 있게 했다. 이는 그 약이 효과가 있는지 여부를 의사들이 알아낼 방법이 없어졌음을 의미한다. 이 사례에서 일반인들은 과학적 진리의 추구자가 아닌 치료법의 추구자로서 행동하는 길을 택했다(나중에 그들은 자신들의 입장을 수정했다.).

백신 접종은 이와 밀접하게 연관된 문제를 제기한다. 대부분의 경우에 백신 접종은 개인과 공동체 모두에게 유익하다. 백신을 맞은 개인은 질병으로부터 보호를 받고, 백신 접종이 광범위하게 이뤄질 경우 질병이 사라져 인구 전체가 질병으로부터 보호된다. 이런 방법을 통해 천연두가 지구상에서 근절될 수 있었다. 그러나 만약 백신 접종 그 자체가 위험하다면(사실 대부분의 백신은 아주 작은 위험을 수반한다.), 자신은 접종과 연관된 위험을 감수하지 않으면서 다른 모든 사람에게 백신 접종을 시켜 질병 근절을 통한 보호, 이른바 '집단 면역(herd immunity)'을 받는 것이 개인의 이해에 부합한다.[3] 백신 접종이 개인에게는 잠재적 위험성을 지니고 있다고 생각되지만 사회 전체적으로 보면 질병을 근절할 잠재력을 지니고 있다고 할 때, 부모들은 괴로운 선택에 직면할 수 있다.

2002년 초 영국에서는 일부 부모들이 홍역-볼거리-풍진(MMR) 혼합 백신이 때때로 자폐증을 야기할 수 있다고 믿기 시작했다. 소수의 지지자를 지닌 의사 하나가 그러한 가능성을 논의하는 논문을 발표했다. 그러나 의료 공동체의 일반적인 견해는 그러한 연결 고리가 존재한다는 증거가 없다는 것이었다. 인구 전체에 대한 위험을 다루는 역학(疫學) 연구들도 많아졌지만, 역시 부정적인 결론을 내렸다. 다시 말해 MMR 백신의 도입 시기와 맞물려 인구 중 자폐증 환자의 비율이 변화하지도 않았고 MMR 백신을 접종하는 국가와 그렇지 않은 국가들 사이에 자폐증 발생률이 크게 차이 나지도 않았다는 말이다. 그럼에도 불구하고, MMR 백신 접종 직후 자폐증 증상을 나타내기 시작한 아이들의 이야기가 널리 보도되면서 부모들의 우려는 증폭되었다. 하지만 순전히 통계적 수치에 입각해 보더라도 그런 증례는 나타날 수 있다는 게 문제였다. 자폐증 증상이 처음 나타난 시점이 우연하게 MMR 백신 접종 직후인 경우도 있을 수 있기 때문이다(자폐증의 원인은 아직 밝혀져 있지 않다.). 전반적으로 보아 MMR 백신 접종 직후 자폐증 증상이 나타났다고 부모들이 보고한 증례의 수는 확률적 예상치를 크게 넘어서지 않는다. 그러나 이런 식의 이야기는 실제 자폐증이 발생한 경우를 덜 극적으로 만들어 주지도 않으며 부모들의 애끓는 심정을 조금이나

마 위로해 주지도 못한다.

그러한 경우에 파스칼의 내기의 논리는 부모들에게 이렇게 말한다. "당신 자녀의 건강과 관련해서는 극히 작은 위험도 피하라. 설사 괴짜 의사의 말이 맞을 확률이 100만분의 1이라도 해도 백신 접종을 하지 마라." 그러나 모든 부모들이 이 논리를 좇아 이기적으로 행동한다면 홍역과 같은 질병이 유행할 것이다. 홍역에 걸렸을 때 아이의 건강에 장기적으로 미치는 위험은 MMR 백신 접종과 연관된 위험보다 훨씬 크다는 것에는 이론의 여지가 없으므로, 일견 당장의 이익처럼 보이는 것이 결국에는 그렇지 못한 것으로 판명될 수도 있다.[4]

이는 정치학과 경제학 이론에서 '죄수의 딜레마'로 알려진 고전적 사례이다.[5] 이에 대한 해법은 모든 사람들이 공공선을 위해 행동하는 것이다. 설사 역학 연구의 통계적 본질 탓에 극히 적은 수의 아이들이 백신 접종의 결과로 자폐증 증상을 나타내 보일 미미한 가능성이 있다 하더라도 말이다. 반복하건대, 현재 이런 일이 일어나고 있다는 증거는 전혀 없다. 다만 그런 가능성을 완벽하게 배제할 수 없다는 것뿐이다(과학에서 부정적인 가설을 완벽하게 배제할 수 있는 경우는 드물며 이는 어느 과학 분야나 마찬가지다.).[6] MMR 백신 사례에서 나타나는 압도적인 증거의 우위를 감안한다면, 부모들이 내려야 할 올바른 선택은 백신을 맞히는 것임을 이해하기란 그리 어렵지 않다. 그러나 다른 사례들에서 선택은 좀 더 어려울 수 있다.[7]

두 번째 주제: 의료와의 상호 작용

『닥터 골렘』의 두 번째 주제는 우리가 의료와 상호 작용하는 상이한 방식들이다. 앞선 『골렘』 시리즈의 책들에서 우리는 과학 기술과 우리의 관계를 이해하는 열쇠가 그것을 논리와 사실의 결합체가 아닌 일단의 전문성으로 보는 데 있다고 주장한 바 있다. 우리는 과학자들이 지닌 전문성을 법률가, 여행 안내자, 자동차 정비사, 배관공 등등의 전문성과 비교했다. 의료 역시 전문성의 한 형태이며, 의료 상담은 전문가와의 만남이다.

의료에 내재된 숙련의 측면은 외과 수술에서도 찾아볼 수 있다. 사람의 몸은 개인들 간에 엄청나게 차이가 난다. 예를 들어 인체를 자동차에 비유해 본다면 이는 대량 생산이 도입되기 전의 자동차와 흡사하다. 모형이나 의학 교과서에서 재현된 인체는 단순화, 양식화, 이상화된 인체이다. 인체를 절개한 외과 의사는 혈관이나 장기가 책에 나온 그림대로 배치되어 있지 않다는 사실을 이내 발견하게 된다. 그들은 수술 환자의 몸을 마치 미지의 영역처럼 탐구하고 지도를 그려 내야 한다. 심지어 숙련된 수술의도 길을 찾아내는 데 실패할 수 있다.[8]

자동차와 생명체의 몸 사이의 또 다른 차이점은 생명체는 대체로 자기 치유 능력을 갖고 있다는 데 있다. 살아 있는 몸은 대부분의 경우 그냥 내버려 두면 스스로 치유되는데, 이는 두 가지 방식으로 의료 과학을 더욱 더 어렵게 만든다. 첫째로 치료의 효능을 가늠하기가 어렵다. 가장 나중의 의료적 처치가 병을 낫게 한 것인지, 아니면 그것과는 무관하게 몸이 어차피 낫게 되어 있었는지는 결코 알 수가 없기 때문이다. 둘째로 치료라는 것은 거의 대부분 손상된 부분을 대체하거나 수선하는 것이 아니라 자기 치유 과정에 개입하는 것이다. 심지어 대대적인 수술이라 할지라도 몸이 상처를 스스로 치유하는 능력에 의시한다. 자기 치유 과정은 의학과 의료 기술의 이해와 통제의 범위를 넘어서는 수많은 요인들에 의존하기 때문에, 특정한 의료 개입이 실패한 원인을 찾는 것은 설사 주된 인과적 연쇄가 잘 이해되고 있는 경우라 할지라도 매우 어렵다.

생리적 차이는 단지 시작에 불과하다. 사람들은 살아 온 이력, 환경, 정신 상태, 행동 등에서 서로 매우 다르다. 플라시보 효과는 의도적, 심리적, 사회적 환경이 모두 치유의 과정에서 인과적 요인으로 작용할 수 있음을 말해 준다. 환자의 몸 상태는 평생 동안 어떻게 먹고, 마시고, 피우고, 걱정하고, 사랑하고, 섹스를 했는지에 달려 있다. 아마도 이렇게 말할 수 있을 것이다. 사람의 삶이 전개되면서 부모에게 물려받은 유전적 유산과 그동안 살아 온 생활(환경)이 상호 작용해 거의 무한한 차이의 가능성을 만들어 내며, 이는 치유 과정에서 애초에 병을 일으킨 원인과 함께 작용하게 될 것이라고 말이다. 자동차를 이해하는 것만큼 사람의 몸에 대해 잘 알기 위해서는 생리학적 문제뿐만 아니라 사회적, 심리학적 문제도 풀어야만 한다.

이러한 이유들로 인해 의사와 환자의 관계에서는 환자의 관여가 훨씬 더 커진다. 가령 자동차 정비사와 자동차의 관계에서 자동차의 관여와 비교해 보면 그렇다는 이야기다. 환자가 의식을 지닌 존재인 한, 의사와 환자의 관계는 자동차 정비소가 아니라 이발소에 가는 것에 훨씬 더 가깝다. 이발소에 가면 우리는 적절한 '치료'가 어떤 것인지에 대해 대등한 토론을 시작하고, 우리가 결국 도달하고자 하는 최종 상태에 대해 설명한다. 이발사와의 만남이 끝날 때쯤이 되면 우리는 거

울을 통해 결과를 보고, 일이 제대로 되었는지 토론한다. 이발사는 '피
이발인'의 외부 상태뿐만 아니라 그 또는 그녀의 내부 상태, 즉 고객의
희망까지 고려해야만 만족스러운 직무 수행을 할 수 있다. '병든' 머리
카락은 고객이 이발소에 오면서 가졌던 불만이 해소되었을 때 비로소
'치유'되는 것이다. 만남이 끝났을 때 치유가 이뤄졌다는 데 모두가 동
의하면 그때서야 이발사는 환자가 질병에 대해 가졌던 생각을 확실히
알 수 있다. 물론 때때로 이발사는 고객의 희망과 상관없이 자신이 가
장 잘 안다고 주장할지도 모르며, 이는 우스꽝스러운 긴장을 빚을 수
있다. 그런 일이 생기는 경우 우리는 이발사의 행동이 주제넘은 것이
라는 사실을 안다.

이발의 경우처럼 의사도 종종 환자가 병의 증상을 설명하는 데 의
지해야만 한다. 그것을 아는 사람은 환자뿐이기 때문이다. 때때로 이
과정은 쉽지 않은데, 환자가 증상을 설명하는 데 젬병이어서 그럴 수
도 있고 상상력이 너무 풍부해서일 수도 있다. 뿐만 아니라 질병에 이
르게 되는 주변 환경의 흐름, 즉 '이력'이 중요하게 되는데, 이 또한 환
자만이 알고 있다. 마지막으로, 치유가 이뤄졌는지를 말해 줄 수 있는
사람 역시, 자신의 내부 상태에 대한 유일한 목격자인 환자 자신뿐일
것이다. 이발의 경우와 비교해 보면, 의사와 환자가 병의 심각성과 상
태에 대해 의견을 달리하는 일이 훨씬 더 자주 나타난다. 상호 작용의
본질, 바로 의료 전문성과 환자의 자기 진단 전문성 사이의 경계가 어
디인가 하는 문제는 사회학자들이 쓰는 표현을 빌리면, 지속적인 '협
상' 과정 속에 놓여 있다.

그러한 경계가 어디 위치하는가는 많은 것들에 의해 좌우된다. 예
를 들어 당사자 집단의 힘과 이해관계에 영향을 받기도 하고, 부분적

으로는 병이나 상해의 정도에 좌우되기도 한다. 가령 수술을 위해 마취된 환자는 더 이상 토론에 기여할 수 있는 위치에 있지 않다. 만약 환자가 사고나 폭력, 신체적 충격 때문에 의식불명 상태라면, 아예 토론을 시작조차 할 수 없는 상황이 된다.

역사적으로 보면 의료가 '과학'으로 간주되기 시작하면서 의사는 힘을 얻었다. 19세기 이전까지는 아픈 사람이 약제사나 산파, 외과의, 혹은 의사의 서비스를 돈을 주고 살 수 있었지만, 전문가의 지식은 여전히 이발사의 그것과 비슷했다. 이발소를 찾아온 고객들은 제 머리를 스스로 깎을 수는 없어도 자신이 어떤 머리 모양을 좋아하는지는 알았다. 의료에서도 환자들은 자신의 내부 상태를 스스로 점검해, 거머리를 몇 마리 더 준비할 것인지, 아니면 기구를 써서 피를 빨아낼 때가 된 것인지를 안다고 주장할 수 있었다. 특별히 훈련된 사람이 보면 소변의 상태는 특별한 단서가 될 수 있었지만, 누구나 그걸 보고 제 나름의 의견을 낼 수 있었다. 환자가 이의를 제기할 수 없는 질병의 분류 방식을 찾아내기 위해 의사들은 사적 영역에 대한 접근권을 획득해야만 했다.[9] 예컨대 죽은 환자의 몸을 열어 봄으로써 의사는 시신의 힘을 빌려 논란의 여지가 없는 질병의 원인을 알아낼 수 있었다. 반면 살아 있는 사람은 통증이 있다거나 열이 있다거나 하는 것만 알지, 장내에 특이한 혹이 있다거나 하는 사실은 알 수 없었다. 시체를 해부할 수 있게 된 의사들은 환자들과의 대화를 희생시키면서 점점 권위를 얻어 갔다. 특수한 기구의 사용 역시 동일한 효과를 가져왔다. 1819년에 처음 쓰이기 시작한 청진기는 사용과 해석을 위해 숙련이 요구되었다. 청진기는 오직 훈련된 청진기 이용자들 사이에서만 공유될 수 있는 담론을 만들어 냈다. 부검과 청진기는 앞으로 의학이 될 담론으로부터 환자를 배제시키기 시작했다.

세고 갑김단 뼈명 기획기 현데 이료이 인부에서 기티가늘 업첩납 기술적 복잡성은 과학으로서의 의학과 권위자로서의 의사라는 방향으로 저울추를 더욱 더 기울여 놓았다. 제2차 세계 대전 이후 처음 10년간 그런 경향은 절정에 달했다. 이 시기에는 과학 전체가 아무런 문제 제기도 받지 않고 지배하는 듯 보였다. 그러나 1960년대 이후 의료의 비판자들이 등장하고 과학의 본질에 대한 이해가 서서히 성숙하면서 의학의 오만함의 날은 상당 부분 무뎌졌다. 의사와 환자, 자격자와 무자격자의 적절한 관계가 어떠한 것인가 하는 질문이 다시금 모습을 드러냈다. 진단 과정에서 환자-의사 관계는 3장에서 좀 더 자세히 다루어진다.

우리가 『확대된 골렘』에서 이미 보였듯, 전문성이 항상 공식적인 자격 증명에 의해 표시되는 것은 아니다. 그 책에서 우리는 자신들이 키우는 가축에 대한 전문가적 이해와 자기 땅의 지역 생태에 관한 깊은 지식을 갖춘 목양농(牧羊農)들을 만날 수 있었다. 에이즈 치료 활동가들의 경우(7장)에도 똑같은 이야기를 할 수 있다. 그들은 의학 연구자들에게 영향을 줄 정도로 충분한 의료 전문성을 획득했고, 임상에서 통제된 시험이 수행되는 방식을 변화시켰다.

자격을 갖추지 못한 사람들이 어느 정도까지 유용한 수준의 의료 전문성을 발전시킬 수 있는지에 대한 다소 삐딱한 시각을 2장에서 볼 수 있다. 이 장에서 우리는 가짜 의사들의 놀라운 성공을 다루었다. 의료의 많은 부분은 위안을 주는 것이고, 그보다 더 많은 부분은 직무 수행 과정에서 배울 수 있는 기능으로 이뤄져 있다. 그리고 이러한 대부분의 기능은 의사(심지어 가짜 의사까지)를 보조하는 간호사들에 의해 철저하게 숙달된다. 이런 이유들 때문에 지금껏 드러난 가짜 의사들은 의료 시술을 잘못해서가 아니라 의료와는 직접 상관이 없는 삶의 다른 측면에서의 실패가 발각된 경우가 대부분이었다.

가짜 의사의 사례는 또한 이 책의 중심 주제인 개인과 공동체의 긴장도 보여 준다. 상식과는 정반대로, 다양한 종류의 증상을 가진 개개 환자들은 사실 의과 대학을 갓 졸업한 신참보다는 경험 많은 가짜 의사에게 더 나은 치료를 받을 수도 있다. 그러나 사실을 알면서도 가짜 의사를 **선택하는** 사람은 거의 없을 것이며, 가짜 의사를 지원하는 정책은 공포될 수도 없고 그래서도 안 된다. 총합적인 수준에서 볼 때 정규 훈련을 더 많이 받은 것이 적게 받은 것보다 낫고, 효율적인 자격증 체계가 운영되는 것은 바람직한 일이다. 설사 개인의 차원에서는 항상 그렇지 않을 수 있다 하더라도 말이다.

나중에 이야기하겠지만, 가짜 의사의 사례에서 볼 수 있는 긴장은 준(準)의료인이나 1차 응급 처치자들을 훈련시키고 자격증을 부여함으로써 해소되어 왔다. 그러한 훈련은 의료의 숙련도 측면을 정당화하며, 의료가 상대적으로 자격이 없는 사람에 의해 숙달될 수 있고 현장에서의 직무 수행을 통한 훈련으로 해당 기능을 습득할 수 있음을 인정한다. 6장은 훈련을 대충만 받은 사람들에 의해 이루어지는, 논란의 여지는 있지만 핵심적인 의료 개입인 심폐 소생술(CPR)의 사용을 다룬다. 근래 들어 이 기법은 일반적인 응급 처치의 하부 구조 속에 자리를 잡아 보통 사람들도 입으로 불어넣는 인공 호흡 기법 같은 것을 배우고 공공장소에도 제세동기(defibrillator) 같은 CPR 장비를 구비하게 되었다.

흥미롭게도 이 기법들의 도입을 역사적으로 개관해 보면, 다른 수

많은 의료 개입의 경우와 마찬가지로 CPR이 사람들의 생명을 구하는데 효율적인 지 이를 믿게고 그게 만들어 낸기는 증거는 거의 없다. 결국 이 사례는 우리의 중심 주제를 다시금 보여 준다. 심장 마비나 호흡 곤란을 겪는 개인들은 누군가가 이러한 기법들을 이용해서 자신의 생명을 살리려 애써 주기를 여전히 원한다는 것이다. 설사 성공할 확률이 낮다고 하더라도 말이다.

우리는 인간의 몸과 삶이 지닌 바로 그 본질 때문에 의사와 의식이 있는 환자 사이에는 높은 수준의 상호 작용이 거의 항상 있어야 한다고 설명했다. 우리는 의료의 숙련도 측면으로 인해 우리를 치료해 주는 사람의 경험을 믿을 것인지, 그 사람의 자격을 믿을 것인지 선택의 기로에 서게 된다는 주장도 했다. 전문성의 본질에 대해 더 나은 이해가 얻어진 오늘날에는 좀 더 체계적인 선택도 요구되고 있다.[10] 우리는 이 선택들을 세 수준으로 나눌 수 있다. 먼저 기본적인 수준에서 시민들은 '전문가들 중에서 선택하기'를 원할 수 있다. 시민들은 다른 의사의 견해를 들어 보기 위해 정통 의료에 속한 의료 전문가들 중에서 선택을 할 수도 있고, 아니면 대체 치료법을 찾아 나설 수도 있다. 등의 통증에 대해 수술을 하는 대신 척추 지압을 해 본다거나 항우울제를 복용하는 대신 침을 맞는다거나 하는 식이다. 우리는 4장에서 암에 대한 대체 치료법을 설명함으로써 이런 종류의 선택이 지닌 차원을 보여 줄 것이다. 노벨상 수상자인 라이너스 폴링은 스코틀랜드의 의사인 이완 캐머런과 힘을 합쳐 비타민 C의 대량 투여를 통한 암 치료법을 제안했다. 권위 있는 메이오 병원의 연구 팀이 심대한 논쟁을 불러일으킨 두 차례의 임상 시험을 통해 이 치료법을 검사했다. 우리는 메이오 병원을 한편으로 하고, 폴링과 캐머런을 다른 한편으로 하는 둘 사이의 논쟁을 탐구했다. 이 검사들에는 앞서 나온 『골렘』 시리즈에서 설명한 '실험자의 회귀(experimenter's regress)'라는 친숙한 개념이 적용되었다. 결국 이 치료법에 대한 의료 과학의 판정은 부정적이었다. 그러나 다른 모든 희망이 사라져 버렸을 때, 개인들은 여전히 이 치료법을 시험해 보기를 원할 수 있다. 검사의 통계와 방법론에는 그런 결정을 합리화할 수 있는 충분한 허점이 있다. 우리는 비록 비타민 C 연구에 더 많은 **공공** 자금을 지출하는 것을 정당화할 정도는 아니라고 생각하지만 말이다.

시민들에게 열려 있는 또 다른 종류의 상호 작용은 교육 수준의 상승과 인터넷을 통한 손쉬운 정보 접근으로 가능해졌다. 이제 시민들은 자기 나름의 전문성을 발전시키려 노력할 수 있으며, 서구 근대 의료의 초창기에 그랬던 것처럼 의사와 좀 더 대등한 대화를 시도할 수 있다. 때때로 환자가 지닌 전문성은 8장에서 설명할 백일해 백신 접종의 사례에서 보듯, 매우 높은 수준까지 도달할 수 있다(이를 '상호 작용 전문성'*이라 한다.).[11] 여기서의 위험은 환자들이 자신의 지식 수준에 대해 잘못된 인상을 가질 수 있다는 점이다. 인터넷과 같은 원천에서 얻은 정보는 심지어 진짜 지식이 별로 없는 경우에도 매우 설득력 있어 보일 수 있기 때문이다. 더욱이 만약 몇 시간 동안 문서들을 읽는 것만으로 전문가가 될 수 있다면, 의과 대학이나 현장 훈련 같은 것이 대체

---

* 상호 작용 전문성(interactional expertise)은 어떤 전문 분야와 관련된 기초 지식과 전문 용어들을 습득해 그 분야 전문가들의 말을 이해하고, 전문가들과 의미 있는 방식으로 의사소통할 수 있는 정도의 전문성을 의미한다. 기여 전문성(contributory expertise)은 여기서 한 걸음 더 나아가, 현장에서 실험과 연구를 통해 해당 분야의 지식과 이해를 확장하는 데 실질적으로 기여할 수 있는 정도의 전문성을 의미한다. —옮긴이

왜 필요하겠는가? 수련 과정은 숙련의 요소를 포함하는 모든 전문직에서 필수적인 것이며, 이는 의료에만 국한된 것이 아니다.[12] 그러나 이 말은 전문성을 획득하려는 **모든** 시도가 잘못된 확신에 근거하고 있다는 의미는 아니다. 우리는 의료 세계와 이런 종류의 상호 작용을 맺으려는 시도를 '전문가가 되기 위해 노력하기'라고 부를 것이다. 당뇨병 같은 만성 질병을 가진 환자가 자기 자신의 생리 기능에 대해 높은 수준의 기술적 이해를 발전시킬 경우, 이런 종류의 전문성은 의식적 노력을 거의 기울이지 않고도 얻어질 수 있다.

우리가 '과학자가 되기 위해 노력하기'라고 부를 세 번째 상호 작용 방식은 5장에서 다루고 있는데, 이는 시민들이 힘을 합쳐 의료 전문직에 의해 인정되지 못하고 있는 새로운 종류의 질병의 존재를 확증하려 할 때 생긴다. 예를 들어 우리는 걸프전 퇴역 군인들이 '걸프전 증후군(Gulf War syndrome)'의 존재를 인정받으려 애쓰는 것을 보아 왔다. 이 사례에서 1991년 사막의 폭풍 작전에 참가했던 퇴역 군인들은 서로 연락을 취해 공통된 증상을 발견했다. 그들은 이 증상이 미군의 열화우라늄탄 사용 혹은 적군의 화학 무기 사용에 의해 유발된 것이거나 생화학 무기 공격에 대비한 혼합 백신 접종 때문에 생긴 거라고 믿었다. 또 다른 사례에는 '만성 피로 증후군(chronic fatigue syndrome, CFS)'이나 근육통성 뇌척수염(myalgic encephalitis)이 있다. 만성 피로 증후군은 일이 잘 안 풀릴 때면 우리 모두가 겪는 정상적인 피로와 무력감일 뿐인가, 아니면 바이러스나 그 비슷한 뭔가에 의해 유발된 정의 가능한 질병으로 간주해야 하는가? 아마 '반복 사용 긴장성 손상 증후군(repetitive strain injury, RSI)'도 (신체 일부의) 피로와 질병의 중간 어디쯤에 위치한 또 다른 사례일 것이다. 환자의 심리적 자기 정의, 의료 과학의 역할, 금전적 보상을 받을 권리라는 측면에서 보았을 때, 이런 증상이 질병으로 인정받을 수 있는지 여부에는 매우 많은 것이 걸려 있다. 이 사례들에서 자기 진단자들의 조직은 세상에 대한 대처 능력의 결핍이 아니라 질병으로 고통받는 사람으로 인정받기 위해 개입 노력을 기울이고 있다.

이러한 사례들은 단순히 '전문가 되기'를 넘어서는 무언가를 담고 있다. 만약 환자들이 어떤 새로운 형태의 질병의 존재(가능하면 그와 연관된 새로운 형태의 치료법까지)를 확립할 수 있다면, 그들은 '상호 작용 전문성'을 넘어서는 일명 '기여 전문성(contributory expertise)'을 발전시켰다고 보아야 한다. 5장에서 우리는 새로운 질병을 정의하는 '일반인 과학자(lay scientist)'로서의 활동을 표방하는 그룹과 만나게 된다. 아울러 우리는 이와 밀접한 연관을 가진 그룹인 보디빌더들을 살펴볼 것이다. 그들은 서로 다른 스테로이드 약물 복용을 관리, 유지, 평가하기 위해 약물학과 신체 반응에 대한 충분한 지식을 발전시켰다.[13]

불확실성

『닥터 골렘』의 첫 번째 주제와 두 번째 주제의 배경이 되는 것은 의료 과학의 불확실성이다. 오늘날 의료가 불확실하다는 것은 별반 새로운 이야기가 못 되며, 앞서 나왔던『골렘』책들에서 과학 일반에 대해 이 점을 이미 지적한 바 있다. 그런 연유로 우리는 의료의 불확실성을 주로 보여 주기 위한 장을 3장 하나만 집어넣었다. 3장에서는 편도염의 진단, 이에 대한 의료 개입으로 널리 행해지는 편도 절제 수술, 그리고 진단 과정 일반에 대해 다루었다. 그러나 이 책의 모든 장들은 의료의 불확실성을 드러내는 내용을 약간씩이나마 담고 있다. 플라시보 효과가 바로 중심에 놓여 있고, 비타민 C에 대한 논쟁, 심폐 소생술의 효능을 둘러싼 문제 제기, 피로와 연관된 새로운 형태의 질병이 존재하는지에 관한 논쟁, 치료 방식을 보고 가짜 의사를 가려내는 일의 난점, 심지어 백신 접종 정책에 관한 의문까지도 불확실성의 존재를 보여 준다. 무작위 대조군 시험을 골절 치료와 비교해 보면, 의료의 준거점인 무작위 대조군 시험조차도 실상은 개별 신체 내부의 인과적 연쇄에 관한 의학의 무지를 찬양하는 것임을 알 수 있다.

이러한 불확실성과 함께 의학이 평균 수명의 연장에 별로 기여한 바가 없다는 사실을 생각해 보면, 반의료 또는 반과학적 반응으로 빠지기 매우 쉽다. 그러나 앞으로 보이겠지만, 이는 올바른 길이 아니다. 의료는 여전히 구원을 제공할 수 있고, 의학은 여전히 장기적인 희망을 제공한다. 의료는 일을 제대로 해 온 것이 분명한데, 우리는 간단한 예를 통해 이를 볼 수 있다. 만약 우리가 항생제의 위력에 대해 깊은 인상을 받지 않았다면, 항생제 저항성 세균의 확산에 대해 그리 걱정할 일도 없었을 것이다! 항생제와 연관된 근심거리는 과학적 불확실성의 문제가 아니다. 항생제는 우리가 그것의 유효성을 보고 깊은 인상을 받았기 때문에 과잉 처방되고 있다. 항생제의 과용이 왜 위험한지를 설명해 주는 것 역시 의학이다. 불행히도 우리가 그런 지식에 따라 행동하지는 않지만 말이다. 이 사례에서는 과학적 기초가 탄탄한데도 개인들은 여전히 바이러스 질병에 효과가 없는 항생제 치료를 고집하고 있고, 몸 자체의 면역계가 힘을 기를 수 있는 기회를 주는 편이 더 나은 사소한 질병에 대해서도 항생제를 투여하고 있다. 경제적 이해관계에 따라 농장의 가축들에 항생제를 먹이는 것은 말할 것도 없다. 여기서 비난을 받아야 하는 것은 과학이 아니다. '과학 무시하기'가 곧 위험인 것이다. 우리는 『닥터 골렘』에서 의료에 대한 의심과 난점의 폭로와 의료 전문성의 분별 있는 이용이라는 두 갈래 길 사이에서 균형을 잡으려 애썼다.

우리의 선택

이 책을 쓰면서 우리도 역시 선택을 해야만 했다. 만약 우리의 유일한 관심사가 가장 비용 효율적인 방식으로 최대의 인명을 구해 내거나 연장시키는 것이었다면, 책 전체를 문단 하나로 압축할 수 있었을 것이다. 우리는 지금 의학에 지출하는 모든 돈을 질병 예방을 위해 써야 한다는 한마디만 하고 말았을 것이다. 선진국에서라면 우리는 식단에 대한 사람들의 이해, 운동의 필요성, 특정 약물(대표적으로 담배)의 섭취가 갖는 유해한 효과, 부주의한 운전, 충동적 섹스 등의 상황을 개선하는 데 돈을 썼을 것이다. 좀 더 비용 효율적이려면 서구 사회를 아예 잊어버리고 우리가 가진 모든 자원을 개발도상국에서의 위생과 식단 향상에 쏟아부었을 것이다.[14] 이런 사실을 알고 있긴 했지만, 우리는 이 책이 목표하는 대상으로 우리와 같은 사람들, 즉 부유한 선진국 거주자들을 선택했다. 우리가 낸 세금이 어떻게 쓰여야 하는지, 서로 다른 종류의 의학 연구에 얼마나 많은 지원을 해 주어야 하는지, 상반된 정보들에 직면했을 때 치료법을 어떻게 선택해야 하는지 같은 문제에 대해 이야기했다. 우리는 지식 분석가들이며, 우리의 관심사는 의료 지식과 그것이 개인과 맺는 관계이다. 의학은 대체로 선진국에서 실행되고 있기 때문에 우리의 관심 역시 선진국에 맞추어져 있다.

또한 선진국 내에서도 그것이 놓인 정치 경제적 맥락을 많이 생각하지 않고 특정 원리들을 설명하는 길을 택했다. 예를 들어 오늘날 의학 연구의 많은 부분을 책임지고 있는 제약 회사들은 자신들이 독점적 이익을 뽑아낼 수 없는 물질인 경우, 많은 돈을 들여 생리학적 잠재력을 입증해도 그로부터 얻을 것이 거의 없다.[15] 그래서 이미 너무 잘 알려져 특허를 받을 수 없는 흔한 물질이 기업 연구소라는 안전하고 사적인 환경에서 개발된 값비싼 신약보다 질병을 더 잘 치료할 수 있다고 하더라도, 그 물질은 시험을 받지 못할 가능성이 높다. 또한 **대체** 의료 공급자들은 자기네 상품을 국가가 보조금을 주는 의료의 범위 안에 집어넣거나 적어도 국가가 승인한 치료법의 범위에 집어넣음으로써 매우 많은 것을 얻을 수 있다. 새로운 부류의 질병을 정의하는 데 금전적 유인을 가진 압력 집단도 있다. 의료는 법률적 틀 내에서 실행되는데, 이 역시 진단과 치료에 영향을 미칠 것이다. 적어도 일부 사람들은 '자연적'이고 '전일론적'인 관점[*]을 충족시키는 치료 방식으로 개종함으로써 경제학자들이 '효용'이라고 부르는 것을 얻는다는 것도 분명한 사실이다. 한마디로 말해, 의료는 '마술-산업 복합체(magico-industrial complex)'라고 부를 만한 것 속에 놓여 있다. 그러나 우리는 이러한 마술-산업 복합체에 대해 다루지 않을 것이다. 우리가 다룰 주제는 매우 훌륭하게 수행되고 편향되지 않은 과학 내에서도 여전히 찾

---

* 일반적으로 취하는 '전일론적(holistic)' 입장은 인체가 그 구성 요소들의 합보다 더 큰 존재라고 전제한다. —옮긴이

을 수 있는 불확실성과 긴장 하에서 어떻게 의료적 판단을 내릴 것인가 하는 것이다. 우리는 앞서 나온 『골렘』 시리즈의 책들에서 아무리 훌륭하게 수행된 과학 기술이라도 논쟁을 해결하는 데 어려움을 겪으며, 과학적 측면에 관한 한 의료는 그 어느 분야보다 더욱 논쟁적이라는 점을 지적한 바 있다. 의학에 내재한 불확실성만 가지고도 이 책에서 다루기에 부족함이 없는 문제를 제공해 주며, 우리가 중심 주제로 선택한 것도 바로 그 문제이다.

1장

플라시보 효과 — 의학의 심장부에 뚫린 구멍

의학의 심장부에는 구멍이 하나 뚫려 있다. 바로 플라시보 효과이다. 플라시보 효과는 신체에 대한 분명한 개입 없이 마음이 몸을 치유하는 힘을 가리키는 전문 용어이다. 때로 이 효과는 가짜 약을 처방함으로써 촉발되는데, 가짜 약은 종종 화학적으로 활성이 없는 물질로 만들어진 알약의 형태를 띤다. 그런 알약은 플라시보라고 불리는데, 이 말은 라틴 어로 '기쁘게 하다.'라는 뜻이다.

우리가 플라시보 효과를 과학적 의료의 심장부에 뚫린 구멍으로 지목하는 이유는 새로운 약이나 다른 치료법이 시험될 때 항상 플라시보 효과를 염두에 두어야 하기 때문이다. 플라시보 효과는 아주 강력한 것으로 간주되기 때문에, 만약 새로운 약의 효능을 플라시보의 효능과 비교하지 않는다면, 건강이 개선된 것이 신약의 생물학적 효과 때문인지, 아니면 의료 인력, 의료 장비, 그리고 그들이 제공하는 '약'이나 다른 '치료법'들 중 하나 이상과 접촉해 생겨난 심리적 효과 때문인지 구별하는 것은 거의 불가능하다. 이러한 사실이 의미하는 바는 하나의 새로운 약 내지 치료법이 성공적으로 시험될 때마다 의료 전문직의 구성원들은 사실상 다음 두 가지를 동시에 선언한다는 것이다.

1. 그들은 "우리는 새로운 약과 치료법을 발명할 수 있는 유능한 의료 과학자들이다."라고 선언하고, 새로운 치료법을 시험해 그것이 긍정적 효과를 밝힘으로써 이런 주장을 뒷받침한다.
2. 그들은 "우리는 마음과 몸이 어떻게 상호 작용하는지 이해하지 못하는 무능한 의료 과학자들이다."라고 선언하고, 그들이 아는 유일한 방식, 즉 새로운 발명품의 효능을 그것의 모조품의 효능과 비교하는 것으로 마음의 영향을 배제하는 데 자신들이 얼마나 무능한지를 폭로한다.

뿐만 아니라 새로운 약이나 치료법의 개발에 투입되는 그 모든 의학에도 불구하고, 당황스러울 정도로 상당히 많은 경우에 가짜가 진짜만큼 훌륭하거나 그보다 더 낫다.

플라시보 효과와 그 유사 관계들

불행하게도 플라시보 효과와 그 유사 관계들은 앞의 단락들에서 묘사된 것보다 훨씬 더 복잡한 양상을 보인다. 오늘날의 의료 과학이 플라시보 효과와 관련하여 어떤 상태에 처해 있는지를 이해하려면 매혹적이면서도 도무지 갈피를 잡을 수 없는 거울의 방 속으로 유람을 해 보아야 한다. 우리는 '진짜 플라시보 효과'와 '가짜 플라시보 효과'를 구분해야 할 것이고 기대성 효과(expectancy effect)와 보고 편향(reporting bias)을 통과하는 경로를 택해서 항해해야 할 것이다. 자, 그럼 여행을 떠나 보자.

실험자 보고 효과

신약 시험을 수행하는 사람들을 생각해 보자. 실험자들은 신약 시험의 결과에 대한 특정한 희망과 기대를 가지고 있다. 신약 시험의 결과가 긴가민가할 경우 실험자들이 결과를 '읽는 방식'은 그들이 보고자 하는 것에 강하게 영향을 받는 경향이 있다. 1960년대에 심리학자들은 이것이 심리학 분야에서의 실험적 연구의 전반적 기초를 위협할 정도로 극적인 영향을 미친다는 사실을 보여 주었다. 그러나 이는 물리 과학*을 포함한 모든 과학에 존재하는 무의식적 보고 편향의 극단적 사례일 뿐이다. 『골렘』 시리즈의 앞의 두 책에서 우리는 물리학이나 다른 실험의 결과들이 경쟁하는 과학자들에 의해서 아주 다른 방식으로 해석되고 도전을 받는 사례들을 제시했다. 서로 다른 해석의 이유는 때때로 다양하고 미묘하지만, 신약 시험의 경우에 대해 우리가 걱정하는 측면은 아무래도 '실험자 보고 편향(experimenter reporting bias)'이라고 할 수 있을 것이다. 보고 편향은 마음이 몸(실험 대상자들의 몸)에 미치는 효과가 아니라 실은 마음이 마음(실험자의 마음)에 끼치는 효과라는 점에서 플라시보 효과와 다르다. 보고 편향은 몸에 변화를 주지 않는다. 단지 실험자가 몸이 변화했다고 생각하는 정도에 영향을 미칠 뿐이다.

실험의 결과를 분석하는 사람이 어떠한 결과를 기대해야 하는지

---

* _____ 물리 과학(physical science)은, 자연계의 물리 현상을 탐구하는 과학 분야를 총칭하는 표현으로, 생물 과학(biological science) 또는 생명 과학(life science)과 대조되는 의미로 쓰인다. 물리학, 화학, 천문학, 지구과학 등이 여기 속한다. ―옮긴이

알지 못하면 보고 편향을 어느 정도 피할 수 있다. 다른 말로 하면 신약 시험의 분석자가 그 실험의 의미에 대해서는 '맹인(blind)'이어야 한다는 것이다. 이를 위해서는 대개 실험 대상자들을 무작위로 치료 집단과 플라시보 집단으로 나누고 각 집단의 구성에 대한 정보를 분석자에게 알려 주지 않는 방법을 사용한다.

환자 보고 효과: 가짜 플라시보 효과와 진짜 플라시보 효과

이번에는 어떤 약이 우울증에 대한 효과를 위해서 시험된다고 상상하자. 우울증이란 주관적인 상태라서 그 약의 효과는 십중팔구 환자들이 작성하는 일종의 보고들에 의해서 측정될 것이다. 환자들은 그 약이 자신들의 기분을 낮게 만들었는지 아닌지를 말할 것이다. 아마도 환자들이 기분의 변화를 아주 자세하게 묘사하게 만드는 그런 형식의 설문지, 혹은 문답지에 기록하게 될 것이다. 여기서 또 다른 보고 효과가 우리의 고려 대상이 될 기회가 생긴다. 만약 어떤 환자들은 자신이 아주 강력하게 우울증이 경감되는 약을 처방받았다고 믿는 반면 다른 환자들은 효능이 없는 물질을 처방받았다고 생각한다면, 환자들이 자신의 기분을 보고하는 방식에서 편향된 결과를 보일 가능성이 높다. 만약 환자들이 자기가 먹은 약이 기분을 좋게 만들 것이라고 믿는다면 그들은 기분이 나아졌다고 생각할 가능성이 높다. 설사 그 약이 아무런 생리적 효과가 없다 하더라도 말이다. 우리는 이것을 **실험자** 보고 편향과 구분하여 '**환자** 보고 편향'이라고 부를 수 있다. 만약 환자에게 실제 아무런 생리적 효과가 없다면 우리는 이를 **가짜 플**

라시보 효과라 부를 수 있다.

무릇 환자가 자신이 먹는 약이 건강을 좋게 할 거이라고 기대한다면 실제로 그러한 개선 효과가 나타날 수도 있는데 마음의 상태, 예를 들어 편안하고 낙관적인 상태는 몸의 상태에 영향을 줄 수 있기 때문이다. 이것이 **진짜 플라시보 효과**이다. 진짜 플라시보 효과는 종종 생리적 변화를 기준으로 실제로나 잠재적으로 측정할 수 있을 것이다. 가령 뇌에서 행복감을 유발하는 화학 물질인 엔도르핀의 수치가 높아진다거나 면역 체계가 강화된다거나 상처가 더 빨리 아무는 것이 그런 예이다. 반면 관절염의 경우 느끼던 통증이 완화되어 걷기가 수월해진 것을 생리적인 것(엔도르핀 증가 때문에)이라고 해야 할지 심리적인 것이라고 해야 할지 말하기 어렵다. 둘 사이의 경계가 불분명하기 때문이다. 그럼에도 전반적인 논점은 변하지 않는데, 플라시보를 투여받고 그것이 효능 좋은 약일 거라고 믿는 환자들의 보고는 가짜 플라시보 효과(진짜 보고 편향)나 진짜 플라시보 효과에 영향을 받을 수 있다는 것이다.

주관적인 것은 언제 객관적인 것이 되는가?

당연하게도 우울증과 같은 질병의 경우에는 보고 편향과 플라시보 효과를 쉽게 구분할 수가 없다. 예를 들어, 보고 편향만의 결과로 인해 우울증 시험의 대상자인 한 환자가 기분이 좋아진다고 느꼈다면, 이것은 실제로 상태가 호전되었음을 의미하는 것이 아닌가? 만약에 당신이 기분이 좋아졌다고 생각한다면 설사 이를 뒷받침하는 아무런 생리적 증거가 없다 하더라도 실제로 기분이 좋아진 것이 아닌가? 이는 치료의 진전과 연관된 생리적 변화가 없는 정신 분석 요법 같은 것의 효능을 측정할 때 나타나는 문제들 중 하나이다.

그렇다면 치료법의 효과를 자기 보고(self-report)에 의존하지 않고 좀 더 직접적으로 측정할 수 있는 경우에는 이러한 문제를 피할 수 있을 거라고 생각할지 모른다. 예를 들어 환자의 폐 기능은 시험 전후에 각각 어떤 기구를 불도록 하면 검사가 가능할 것이다. 또는 환자가 운동 기구 위에서 걸을 수 있는 시간 같은 것을 측정하면 폐 치료의 성공 여부를 가리는 기준으로 사용될 수 있을 것이다. 하지만 이러한 일들을 시키는 경우에도, 기반이 되는 생리적 변화가 없음에도 자기 자신의 수행 능력에 대한 기대가 실제 수행 결과에 영향을 줄 수 있다. 기구를 입으로 불거나 운동 기구 위를 걷는 데에 들이는 환자의 노력의 양도 말하자면 치료법의 효능에 대한 확신을 표현하는 자기 보고가 되는 것이다. 설사 플라시보 효과가 없다 하더라도 말이다.[1]

기대성 효과

이렇게 복잡한 것을 더 복잡하게 만드는 것은 실험자들과 인간 피험자들을 독립된 집단들로 생각할 수 없다는 데 있다. 1960년대에 심리학자들은 외부인에 의해 평가된 학생들의 수행 능력이 담당 교사의 기대에 영향을 받는다는 사실을 보여 주었다. 교사가 자기 학생들이 잘 할 거라고 기대하는 경우는 학생들이 잘 못할 거라고 기대하는 경우보다 성적이 더 잘 나오는 경향이 있었고, 이는 맹검(盲檢)을 써서 보고 편향을 제거한 실험에서도 그러했다. 이러한 경우에 실험 대상자들

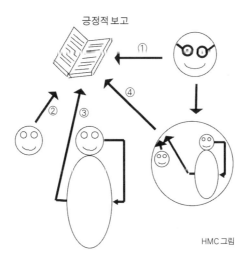

긍정적 보고

HMC 그림

그림 1 플라시보 효과의 요소들. ① 실험자 보고 편향, ② 가짜 플라시보 효과, ③ 진짜 플라시보 효과, ④ 기대성 효과.

이 교사의 태도에 영향을 받는다. 격려는 학생들이 더욱 높은 기대를 갖도록 하고 더 높은 성취를 이루게 한다. 이를 '기대성 효과'라고 부르자.

기대성 효과는 의료적 처치에도 적용될 것이다. 만약 치료법을 시행하는 사람이 그것의 잠재력에 대해서 분명하게 낙관적이라면, 그 낙관적 느낌이 환자에게도 전달되어 환자 보고 편향과 진짜 플라시보 효과를 모두 강화시킬 것이다.

의료 과학에 따르면 생리적으로 활성이 없는 물질이나 치료법에 대한 시험에서 긍정적인 결과를 가져올 수 있는 것은 다음 4가지 효과들이다.

① 실험자 보고 편향.

② 가짜 플라시보 효과, 즉 환자 보고 편향.

③ 진짜 플라시보 효과, 곧 마음이 환자 몸의 생리에 영향을 미치는 현상.

④ 기대성 효과, 곧 실험자의 기대가 환자에게 영향을 주어 ②와 ③을 강화하는 현상.

이러한 4가지 효과 때문에 인간 피험자들이 실험에 참여할 때 피험자와 실험자 모두가 '맹인'이 될 필요가 있다. 예를 들어 신약 시험에서 ②번 효과(가짜 플라시보 효과)를 피하려면 환자들은 자신이 진짜 약을 먹고 있는지 가짜 약을 먹고 있는지를 몰라야 한다. ④번 효과(기대성 효과)를 피하려면 실험을 시행하는 사람은 자신이 특정한 환자에게 진짜 약을 주고 있는지 가짜 약을 주고 있는지 몰라야 한다. 그리고 ①번 효과(실험자 보고 편향)를 피하려면 시험의 결과를 분석하는 사람은 어떤 환자들이 진짜 약을 받았고 어떤 환자들이 가짜 약을 받았는지 알아서는 안 된다. 이 모든 예방 조치가 취해질 때 우리는 '이중 맹검 (double-blind)' 실험을 한다고 말한다. 곧 실험자와 피험자 모두가 해당 실험이 끝날 때까지 그것의 의미를 모르도록 만드는 것이다. 일반적으로 이중 맹검 시험에서는 환자 개개인에 미치는 치료법의 효과가 완전히 측정되고 난 연후에야 피험자들을 시험군과 플라시보군(대조군)으로 배정한 무작위 암호가 공개된다.

생리적 효능

다음에 이어지는 논의가 더욱 완전하고 분명하게 되도록 하려면 하나의 약이나 치료법이 환자의 복리에 영향을 미치는 다섯 번째 방식이 있다는 것을 잊어서는 안 된다. 의학이 애초 의도했거나 찾아낸 효과가 바로 그것이다. 우리는 이를 '**직접적인** 화학적 혹은 신체적 효과' 또는 '**직접적인** 생리적 효과'라고 부를 것이다. 이런 효과는 '**간접적인** 화학적, 신체적·생리적 효과'와 대비되는데, 이는 마음이 몸에 끼치는 영향의 결과로 나타나는 것으로 그 영향이 신체적인 어떤 것, 가령 뇌에서의 엔도르핀 증가나 면역 체계의 기능 강화에 의해 매개되는 경우도 여기 포함된다. 앞서의 분류를 다시 살펴보면 범주 ①(실험자 보고 편향)과 ②(환자 보고 편향)는 직접적이건 간접적이건 신체적 내지 화학적인 효과를 전혀 갖지 않는다. 범주 ③(진짜 플라시보 효과)은 간접적인 화학적 내지 신체적 효과를 포함하고 있고, 범주 ④(기대성 효과)는 이를 증강시킨다.

플라시보 효과는 허구인가?

플라시보 효과는 적어도 1950년대부터는 현대 의료에서 과학적으로 잘 정립된 일부분으로 받아들여져 왔다. 그간의 연구들은 환자들 중 20퍼센트에서 70퍼센트가 플라시보 처방으로 증상이 호전되는 것처럼 보임을 시사하고 있다. 아마도 가장 놀랄 만한 경우는 플라시보 수술일 것이다. 플라시보 수술이란 환자를 적절히 마취시킨 후 피부를 절개하기는 하지만 의미 있는 외과적 개입은 하지 않는 것을 말하는데, 이 수술이 큰 효능을 보인다고 한다. 때로는 가짜 수술이 진짜 수술보다도 더 효과가 있는 것처럼 보일 때도 있다. 예를 들어 플라시보 수술은 특정한 종류의 심장 통증이나 등 통증에 잘 드는 것 같다.

1990년대 중반에는 무릎의 관절염에도 효과가 있다고 알려졌다. 환자들 중 무릎에 그냥 칼을 찔러 넣기만 한 사람들이, 무릎 관절염 치료에 아주 효과적인 것으로 생각되어 온 표준 치료법대로 무릎 관절 부분을 긁어내고 세척을 한 사람들과 비슷한 수준으로 회복되었다는 것이다.

불행히도 이처럼 일견 분명해 보이는 결과들에 대해 이의가 제기되고 있다. 이제부터 우리는 거울의 방 속에서 지금까지보다 더욱 갈피를 잡기 힘든 지점을 가로질러야 한다. 말하자면 이렇다. 몸이 아픈 사람들이 아무런 치료를 받지 않아도 낫는 경우가 있고, 따라서 플라시보를 처방받은 환자들과 광범위한 의료 개입을 받은 환자들이 거의 같은 속도로 자연적으로 치유되는 것은 얼마든지 가능하다. 다시 말해 플라시보를 투여받거나 플라시보 치료를 받은 환자들은 플라시보 효과 때문에 나은 것이 아니라 자연적으로 치유되었고, 반면 의료적 처치 역시 마찬가지로 효과가 **없어서** 중대한 외과 수술을 받은 환자들 역시 자연적으로 치유되었다는 것이다. 이러한 경우에는 플라시보 효과가 진짜 수술과 거의 동등한 효과를 가지는 것이 아니라, 플라시보 효과가 진짜 수술과 마찬가지로 효과가 없는 것이다.

플라시보 효과가 진짜 있다는 것을 알아내려면 다른 종류의 실험이 수행되어야 한다. 앞에서 논의한 바와 같이 실험 집단과 플라시보 집단을 비교하는 것이 아니라 플라시보를 투여한 집단과 아무런 치료도 하지 않은 집단을 서로 비교해야 한다. 이러한 조건 하에서 플라시보 효과가 나타난다면 플라시보 집단의 환자들은 아무런 치료도 받지 않은 환자들보다 회복이 더 빨라야 할 것이다.

2001년에 2명의 덴마크 의사(프로뱌트손과 고트셰)가 치료를 전혀 받지 않은 환자들과 플라시보를 받은 환자들을 비교한 의학 논문들을 찾아 분석하였다. 플라시보 효과의 존재를 직접 확인하도록 설계된 실험은 거의 없었고, 그들이 분석한 114건의 임상 시험은 대부분 의료적 처치를 받은 환자들, 플라시보를 받은 환자들, 아무런 치료도 받지 않은 환자들의 3개 집단을 비교했다. 그들은 전반적으로 볼 때 플라시보 환자들과 치료를 받지 않은 환자들 사이에 해당 질병의 호전이라는 측면에서 유의미한 차이가 나지 않는다는 것을 발견했다.

이런 결론은 결정적인 것처럼 들리며, 처음 읽을 때는 덴마크 의사들의 보고가 설득력이 있어 보인다. 그들은 수많은 연구들을 분석했고 거기 참가한 환자들의 수도 상당히 많다. 그들의 연구는 거대한 기존의 고정 관념을 완전히 뒤집는 것처럼 보인다. 그러나 논문 말미에 있는 주의 문구를 꼼꼼하게 살펴보면 그들의 결론에는 반박할 만한 소지가 많다.

첫째, 데이터에는 플라시보 효과가 통증의 경험에 작은 영향을 미친다는 사실이 나와 있고, 전부는 아니라 할지라도 적은 수의 일부 환자나 질병 들에 대해서는 커다란 영향을 미칠 가능성도 있다. 이처럼 작은 효과와 적은 수는 전체를 한꺼번에 뭉뚱그리는 덴마크 의사들의 통계적 접근 속에서 그 존재가 쉽게 가려질 수 있다. 더욱 우려스러운 것은 아래 이어질 다소 복잡한 논리 전개인데, 이 논리를 설명하려면 문장 끝마다 감탄 부호 사용을 늘려야 할 것 같다.

플라시보건 아니건 간에 어떤 치료를 받는 것과 아무런 치료도 받지 않는 것을 서로 비교하는 시험은 애초부터 맹검으로 수행할 수가 없다! 환자들과 그들을 돌보는 의사들 모두가 의료적 처치를 받지 않는 사람이 누구라는 사실을 알게 될 것이기 때문이다. 당신이 치료를 받고 있지 않다는 사실은 숨길 수가 없다. 숨기려 들면 그것은 '치료를 받지 않는' 것이 아니라 그 정의상 이미 플라시보를 처방한 것이 되어 버린다.

그러면 이제 복잡해진다. 의사와 환자가 모두 누가 치료를 받지 않는지를 알고 있다면 이것은 기대성 효과와 보고 효과를 만들어 낼 것이고, 이는 플라시보 효과가 나타날 때보다 플라시보 환자들과 치료를 받지 않은 환자들 사이의 차이를 더욱 두드러지게 만들 거라고 예상할 수 있다! 다시 말해 치료를 받지 않은 환자들은 자신들의 질병 치료에 대한 전망을 비관적으로 볼 것이고 그들을 돌보는 의사들은 이 집단에서 아무런 호전도 기대하지 않을 것이기 때문에, 강력한 보고 효과가 실험자와 환자 모두에게서 나타날 것이고 이는 다시 기대성 효과에 의해 강화될 것이다.[2] 요컨대 결정적인 핵심은 설사 플라시보 효과가 **없다** 하더라도 이처럼 맹검이 안 된 실험에서는 치료를 받지 않은 환자들에 대한 부정적 보고와 기대성 효과 때문에 플라시보 효과가 **있는 것처럼 보여야 한다**는 것이다. 이러한 『이상한 나라의 앨리스』 같은 세계에서는 이와 같은 종류의 실험은 실패할 수가 없다! 플라시보 효과가 실제로 존재하건 그렇지 않건 간에 결과는 있는 것처럼 **보여야만** 하는 것이다!

그런데 덴마크 의사들이 분석한 이러한 실험들에서는 플라시보 효과가 나타나지 않았기 때문에 기대성 효과나 보고 효과가 없었다는 이야기가 된다. 이는 그 실험들이 어딘가 잘못된 부분이 있었음을 말해 준다![3] 완두콩의 형질 유전에 관한 멘델의 유명한 실험처럼, 실험 결과들이 너무 훌륭해서 마치 가짜여야만 하는 것처럼 보일 정도다!

이러한 문제 제기에 대해 덴마크 저자들은 자신들이 분석한 대부분의 실험이 2개가 아닌 3개의 집단을 서로 비교했으며, 환자나 의사 어느 쪽도 플라시보 환자들과 치료를 받지 않은 환자들을 비교하는 데 관심을 쏟지 않았기 때문에 보고 효과나 기대성 효과가 최소화되었을 거라고 주장했다. 그러나 이 주장은 설득력이 부족해 보인다.

설사 기대성 효과와 보고 효과들의 부재가 결정적인 증거가 못 된다 하더라도 그 논문의 결론을 신뢰하지 못하는 데는 사뭇 다른 반대 이유가 있다. 우리가 이미 주장한 바와 같이, 치료를 받지 않는 집단은 자신늘이 아무런 치료도 못 받고 있음을 필연적으로 알게 될 것이다. 그런데 만약 그들이 심각한 질병을 앓고 있다면, 그들은 자신이 임상 시험 연구 내에서 아무런 치료도 못 받고 있기 때문에 해당 연구와는 상관이 없는 방식으로 스스로를 치료해야겠다고 마음먹었을 수 있다 (4장에서 비타민 C 임상 시험과 관련해 비슷한 주장이 나온다.). 이런 사고방식은 플라시보 집단에게는 적용되지 않는데, 그들은 자신들이 치료를 받고 있다고 생각할 것이기 때문이다. 이러한 자가 치료에서의 차이가 플라시보 집단과 치료를 받지 않은 집단 사이에 성공률 차이가 나타나지 않게 한 원인일 수도 있다.

덴마크 의사들의 분석에 이의를 제기하는 두 가지 주장을 합쳐 보면, 우리는 어려운 통계적 과학 분야에서 종종 그렇듯 우리가 어디까지 와 있는지를 확신하기 어렵게 된다. 우리가 알고 있는 거라곤 플라시보 효과의 존재를 예전에 생각했던 것처럼 잘 확립된 사실로 받아들일 수 없다는 것뿐인데, 그렇다고 해서 플라시보 효과가 존재하지 않는다고 확신할 수 있는 것은 더더욱 아니다. 이 문제를 해결하기 위해 우리는 플라시보 집단과 치료를 받지 않는 집단 사이에 이중 맹검 실험을 해야 하지만, '치료를 받지 않는'이라는 말의 정의에 따르면 단일 맹검 실험조차도 불가능하다(여기서도 또 다른 감탄 부호와 함께 문장을 끝맺

을 수밖에 없다.)|

학술적 논증이야 어찌됐건 간에, 제약 회사들, 제약 회사가 수행하는 임상 시험을 감독하는 정부 기구들, 그리고 제약 회사에 대한 비판자들은 모두 플라시보 효과를 실재하는 것으로 간주한다. 비판자들은 이른바 이중 맹검 시험이 제대로 작동하지 않는다고 지적한다. 환자들은 약이 현기증을 일으키거나 입속이 마르게 하거나 하는 부작용을 갖는지 여부를 보고 자신이 진짜 약을 받았는지 플라시보를 받았는지를 종종 추측할 수 있기 때문이다. 따라서 설사 무작위 대조군 시험에서 진짜 약이 플라시보(가짜 약)보다 더 나은 효과를 나타낸다 하더라도, 이는 부작용을 갖는 진짜 약이 더 강력한 플라시보 효과를 갖기 때문일 뿐이라고 설명해 버릴 수도 있는 것이다![4]

제약 회사나 그 대리인들은 플라시보 효과를 실재하는 것으로 간주한 나머지, 신약 임상 시험에 참여시킬 환자들의 플라시보 감수성을 실제로 평가하기까지 한다. 제약 회사는 암시(말하자면 은밀한 심리 치료)에 매우 민감한 환자들을 참여시키지 않으려 애쓴다.[5] 이제 우리가 플라시보 효과의 존재에 대한 질문을 일단락 지을 수 있는 지점에 도달했다. 즉 우리가 의료에 대해 어떻게 생각하는가에 미치는 영향이라는 측면에서 보면, 플라시보 효과는 실재한다.

또 하나의 골치 아픈 문제

호르몬 대체 요법(hormone replacement therapy, HRT)과 같이 오랫동안 효능이 있는 것으로 알려져 있던 어떤 약이나 치료법을 시험하는 경우를 한번 생각해 보자. 그것의 안전성에 대한 의문이 제기되어서 새로운 이중 맹검 대조군 시험으로 효능을 다시 검증해 보는 것이 현명한 처사로 생각된다고 하자. 그러한 시험에서는 환자들이 진짜 약을 받건 플라시보를 받건 그 약이 입증된 생리적 효능을 갖고 있다고 믿을 근거가 충분하다. 이런 경우에는 아주 강한 플라시보 효과가 나타날 것을 예상할 수 있는데, 만약 자기가 복용하는 약이 진짜라면 효과가 두드러지게 나타나리라는 높은 기대감을 환자들이 가질 것이기 때문이다. 요컨대 플라시보 효과의 강도는 부분적으로 진짜 약의 효능에 대한 환자의 믿음의 강도의 함수라고 할 수 있고, 그런 믿음은 다시 그 약을 복용해 본 오랜 경험에서 유래한 것일 수 있다. 이 경우 시험 결과가 플라시보 집단과 대조군 집단 사이에 차이가 없는 것으로 나타난다면, 이는 진짜 약이 효과가 없어서가 아니라 그 효능이 플라시보를 복용하는 사람들에게 강한 기대감을 불러일으켰기 때문일 수 있다. 이러한 조건에서는 진짜 약과 플라시보가 아무런 차이도 없다는 부정적 결과로부터 끌어낸 어떤 결론도 부정확한 것일 수 있다.[6]

플라시보와 세 가지 중심 주제

플라시보 효과가 현대 의학의 심장부에 존재하는 불확실성을 드러내는 것은 분명하다. 그러나 이는 매혹적인 딜레마를 제기하기도 한다. 만약 플라시보 효과가 실제로 작동한다면 이를 체계적인 방식으로 이용하면 어떨까?

이 질문에 대한 한 가지 답은 즉각 분명해진다. 당신이 환자에게 "진짜 치료하고 플라시보 중에서 어느 쪽을 더 선호하세요?"라고 물었다고 하자 환자는 당연히 "진짜 치료요."라고 답할 것이다. 왜냐하면 당신이 환자에게 그것이 플라시보라고 말하는 순간 그것은 이제 플라시보가 아니라 아무런 치료도 해 주지 않는 것이 되어 버리기 때문이다. 환자에게 선택의 여지를 주려는 어떤 시도도 자기모순에 빠지고 만다(이는 우리가 앞서 주장한 내용의 논리적 보완물이다. 즉 만약 당신이 환자를 속여 치료를 해 주지 않는 것을 치료라고 생각하게 만든다면, 그것은 치료를 해 주지 않는 것이 아니라 플라시보가 되는 것이다!). 그러나 의사들은 사실을 환자들에게 비밀로 하면서 선의로 플라시보를 투여할 수 있고, 실제로도 그렇게 한다. 과학적으로 인정받은 증상 완화 수단이 존재하지 않는 질병 사례에서 어떤 식으로건 도움을 주고자 하는 경우, 훌륭한 의사라면 공인된 치료법이 없다는 사실을 환자에게 숨긴 채 플라시보를 처방해야 할 것이다. 하지만 치료의 효능은 진정한 선택권("이 플라시보를 쓸까요, 말까요?")을 제공받지 못한 환자에게 달려 있다. 의사는 시치미를 떼야 하며, 속아 넘어가는 바보는 진정한 선택을 할 수 없다. 동일한 논리는 특정 인구 집단 전체의 건강을 책임지는 모든 정부 기구들에도 적용된다. 플라시보는 치료법의 병기고에 든 유용하고 중요한 일부분이기는 하지만, "의료적 처치에서 더 많은 플라시보를"과 같은 표어는 인구 집단에 투표를 호소할 수 있는 주장이 아니다. 당신이라면 그럴 수 있겠는가?

의료는 과학인가 구원인가? 대체 의료와 플라시보 효과

대체 의료는 기성 의학의 주류에서는 인정이나 지지를 받지 못하거나 드물게만 지지를 받는 모든 치료법들을 가리키는데, 그중에는 전통적인 것도 있고 최근에 새롭게 나타난 것도 있다. 정통 의료와 대체 의료의 경계선을 정의하는 것은 쉽지 않다. 의료 과학의 불확실성 탓에 경계선이 이동할 수 있는 여지가 크기 때문이다. 예를 들어 침술은 20여 년 전과 비교하면 요즘에는 간단히 무시되는 일이 적어졌다(대체 의료를 다룬 4장을 보라.)[7] 다행히도 지금 이 대목에서는 대체 의료가 갖는 생리적 효력에 대해 논의할 필요는 없다. 우리는 플라시보 효과의 분석이라는 목적을 위해 대체 의료 중에서 생리적 효력이 없는 것들도 일부 있다고 단순히 가정하려 한다. 사실 이것은 그리 대단한 가정도 아니며, 거의 진실에 가까울 것이다. 이것이 거의 진실일 수밖에 없는 이유는 정통 의료에도 효력이 없는 치료법들이 많이 있는데 대체 의료의 치료법들은 하나도 남김없이 모두 효력이 있다고 하면 매우 이상한 일일 것이기 때문이다.

대체 의료 중에서 생리적 효능이 없는 일부 치료법을 '속빈 치료법들(empty treatments)'이라고 부르도록 하자. 우리는 어떤 치료법이 여기 해당하는지 확인하려는 시도는 하지 않을 것이다. 중요한 핵심은 설사 속빈 치료법들이 직접적인 생리적 치료 능력은 없다 하더라도 아주 많은 사람들이 자신이 대체 의료의 혜택을 받았다고 생각한다는 것이다. 미국인의 42퍼센트가 대체 의료를 이용하고 영국인의 20퍼센트도 마찬가지이다. 이 모든 사람들이 그토록 많은 돈을 써서, 자신들이 치료법을 찾기 위해 온갖 종류의 시도를 다 해 보았다는 위안 외에는 아무것도 얻지 못했을 가능성도 있다. 그러나 최악의 경우에라도 그들은 플라시보 효과 때문에 증상이 호전되었고, 그중 일부는 진짜 생리적 변화가 매개되어 일어났을 가능성이 더 높다. 사실 플라시보 효과가 어딘가에서 중요성을 갖는다고 한다면, 그것은 아마도 대체 의료 영역에서 그러할 가능성이 높다. 대체 의료는 일반적으로 '전인(全人)'의 관점에서 배려와 낙관주의를 강조하며, 정통 의료에서 볼 수 있는 냉정하고 기계적인 치료 행위들을 거의 이용하지 않기 때문이다. 만약 플라시보 효과가 환자를 낫게 한다면, (속빈 치료법들을 포함하는) 대체 의료는 적어도 인구 집단의 일부가 가장 집중되고 효과적인 형태의 플라시보 효과를 찾을 수 있는 최상의 장소일 것이다.

그러나 대체 의료 시술자들은 그것의 효과성이 플라시보 효과에 의한 것이라는 관념에 저항감을 표시한다. 그들은 자신들이 하는 일의 과학적, 생리적 기초에 대한 전문 자격 인증을 요구한다는 점에서 의료 전문직과 비슷하다. 그들은 우리가 앞서 설명한 것과 같은 이유들 때문에 이렇게 해야만 한다. 어떤 치료법이 플라시보라고 공표되는 순간 그것은 이제 플라시보가 아니라 아무런 치료도 하지 않는 것이 되어 버린다.

그러면 논쟁 전체에서 한발 물러나서 이 문제를 다시 생각해 보자. 우리가 직접적인 생리적 효능을 플라시보 효과에 의해 유발된 생리적 변화와 구분할 수 있는 '아르키메데스의 받침점'을 얻을 수 있었다고 상상하자. 그리고 이러한 조망점을 통해 서구 사회들에서 실행되는 대체 의료나 다른 사회들에서 실행되는 비슷한 치료법들, 가령 마술 치료(witch-doctoring), 샤머니즘, 부두교 같은 것들이 모두 직접적인 생리적 효과가 없으며(다시 말해 모두 속빈 치료법들이며) 병을 낫게 하는 것은 (종종 간접적인 생리적 변화를 거치는) 플라시보 효과 때문이라는 사실을 우리가 알 수 있다고 가정하자. '원시적'인 사회의 경우 외지인이 주술적 처치는 직접적인 생리적 효과가 없다고 주장하더라도 그 처치의 효력에는 거의 아무런 해도 끼칠 수가 없다. 왜냐하면 치유를 매개하는 것이 화학적 혹은 물리적인 것이 아닌 마술적인 것으로 간주되기 때문이다. 반면 서구 사회는 대부분 건전한 의료 개입의 기초가 화학적 혹은 물리적인 것이라고 간주한다. 따라서 우리 사회에서 플라시보 효과는 우리 사회가 과학적 세계관에 의해 정보를 제공받는 정도에 비례해 취약성을 보인다.

그렇다면 이는 과학으로서의 의학과 구원으로서의 의료 사이의 긴장을 분명한 형태로 보여 준다. 서구 사회에서 국가는 대체로 과학으로서의 의학에 경도되어 있다. 예를 들어 오늘날 영국의 국가 보건청(National Health Service, NHS)에서는 이른바 '근거 중심 의료(evidence-based medicine, EBM)'에 대한 강조가 심화되고 있다. 약과 치료법 들은 무작위 대조군 시험이나 그와 유사한 시험에서 효력이 입증되어야 실제로 쓰일 수 있다. 그러나 무작위 대조군 시험이라는 개념 자체가 바로 우리 사회의 과학에 기반 한 삶의 방식을 긍정하는 것이고, 따라서 근거 중심 의료의 담론은 그 존재만으로도 플라시보 기반 치료의 효과성을 감소시키는 어떤 것이 된다.

이 책의 저자들은 의료 영역을 훨씬 넘어서는 수많은 이유들 때문에 과학적 세계관이 사회 전체 차원에서 공인된 세계관이 되었으면 하는 관점을 갖고 있다. 설사 방금 설명한 방식으로 적어도 일부 사람들의 건강이 과학적 세계관에 의해 간접적으로 피해를 입게 될 것임을 감수해야 한다고 하더라도 말이다. 이것이 바로 개인적 선(individual good)과 공공선 사이의 긴장이 작동하는 방식이다. 정통 의료가 치료하지 못하고 대체 의료도 직접적으로 치료하지 못하는 질병을 앓으면서 필사적으로 치유를 모색하는 개인은 플라시보 효과를 통한 속빈 치료법을 이용함으로써 도움을 얻을 수도 있다. 정부 혹은 공동체에 책임을 지고 있는 어떤 다른 기구가 과학적 세계관의 촉진을 자신의 의무라고 여기면 여길수록(그리고 우리는 그와 같은 기구들이 그런 일을 해야 한다고 생각한다.), 그러한 대안적 자원으로부터 도움을 얻을 수 있는 기회는 줄어든다. 정부가 과학으로서의 의학은 향상시키면서 치료법으로서의 의료는 손상시키는 결과를 초래할 수도 있지만, 다른 방향의 선택을 할 수는 없다.

과학적 준거점과 부러진 뼈

앞에서 설명한 대로 플라시보 효과의 존재 때문에 새로운 약이나 다른 의료 개입들을 시험할 때에는 무작위 대조군 시험(RCT)을 사용하는 것이 필수적이며, 무작위 대조군 시험은 과학적 의료를 위한 준거점으로 자리를 잡았다. 이미 지적했듯이 이는 의료의 준거점 그 자체가 의료의 무지에 대한 예찬이라는 역설적인 결과를 낳고 있다. 이 말이 의미하는 바는 다음과 같은 사고 실험을 통해 살펴볼 수 있다.

미판별 팔다리 골절(Undifferentiated Broken Limb, UBL)이라는 가상의 증상을 하나 만들어 냈다고 해 보자. UBL이 있는 환자는 4개의 팔다리 중 하나가 심하게 손상되었지만 그중 어느 것인지는 알 수 없다. 여기서 누군가가 UBL에 대한 새로운 실험적 치료법을 고안해 냈다고 가정하자. 이 치료법의 이름은 왼쪽 다리 깁스(cast on the left leg, CLL)이다. 이제 무작위 대조군 시험을 실시해 대조군에는 목에다 깁스를 해서 플라시보 역할을 맡게 하고 시험군에 속한 환자들은 CLL을 하게 했

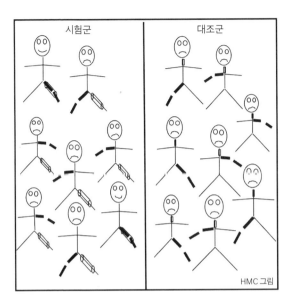

그림 2 성공적인 무작위 대조군 시험의 논리

다. 우리는 시험 기간이 끝나 깁스를 제거할 때 시험군의 4분의 1 정도
는 증상이 훨씬 나아진 반면 대조군에서는 증상이 거의 개선되지 않
았을 것으로 상상할 수 있다. 따라서 의료의 준거점이 되는 무작위 대
조군 시험은 CLL이 대략 25퍼센트의 증례들에는 효과적인 치료법이
라는 것을 말해 준다.

　이와 같은 무작위 대조군 시험의 승리는 팔다리 골절처럼 눈에 쉽
게 띄는 신체적 상해가 아닌 다른 증상으로 눈을 돌리면 우리가 몸에
대해 아는 것이 얼마나 적은지를 보여 준다. 우리는 팔다리 골절을 잘
이해하고 있기 때문에 앞서의 무작위 대조군 시험이 얼마나 어설픈 것
인가를 금방 알 수 있다. 좀 더 나은 이해를 통해 모든 골절 환자들 각
각에 세심하게 맞춰진 치료법을 개발할 수 있는데도 고작 25퍼센트의

환자만을 치료하는 데 그치고 있으니 말이다.[8] 우리가 골절에 대해 현재 이해하고 있는 것만큼 모든 질병들을 이해하는 위치에 서게 되는 것은 의학이 추구해야 하는 목표이다. 사람의 몸(좀 더 바람직하게는 마음과 몸)에 대해 그처럼 완벽하게 이해할 수 있다면 현재 개별 뼈에 대해 맞출 수 있는 만큼의 확실성으로 개별 세포(혹은 이를테면 개별 생각)의 수준에서 맞춰진 치료법이 가능해질 것이다. 이런 일이 일어나면 무작위 대조군 시험은 뼈를 맞추어 붙이는 치료법에 대해 그런 시험을 하지 않는 것처럼 앞으로 사라질 것이며, 이 책의 중심 주제도 더 이상 관심의 대상이 되지 않을 것이다. 과학으로서의 의학과 구원으로서의 의료 또는 장기적 관점과 단기적 관점, 공동체의 이해관계와 개인의 이해관계가 하나로 수렴할 것이기 때문이다.

우리는 그러한 상황이 언제 도래할 것인지 알지 못한다. 아마 오지 않을지도 모른다. 서론에서 주장했듯이 이는 곧 생리학뿐만 아니라 사회 과학과 심리학까지 완벽해져야 함을 의미하기 때문이다. 그러나 언젠가 그곳에 도달할 것이라는 희망을 포기할 수는 없다. 이것이 바로 의학이 많은 점에서 오류를 범할 수 있음에도 불구하고 우리가 여기 매달려야 하는 이유이다. 그동안 무작위 대조군 시험이 의료의 준거점이라는 바로 그 설명은 우리의 중심 주제를 형성하는 긴장이 여전히 남아 있으며 개별 시민들은 계속해서 어려운 선택을 내려야 할 거라는 점을 의미하게 될 것이다. 우리는 이번 1장을 포함해 이어지는 장들에서 과학을 희생시키거나 과학에 대항하면서 단기적으로 개인의 이득을 극한까지 추구하는 것이 항상 옳은 선택은 아니며 최상의 선택도 아님을 보여 줄 수 있기를 바란다.

2장

가짜 의사 — 현장에서 진짜로 가장하기

숙련(skill)의 본질을 이해하는 한 방법은 그것을 진짜인 척 가장하는 것이 얼마나 어려운가를 묻는 것이다. 우리는 신문, 영화, 텔레비전에서 가장과 사기 사건에 대해 많은 것을 알 수 있다. 데이비드 마멧이 감독한 영화 「위험한 도박(House of Games)」은 겉보기와 같은 것으로 드러나는 것이 아무것도 없는 만화경 같은 세계로 관객을 데려간다. 폴 뉴먼과 로버트 쇼가 출연한 영화 「스팅(Sting)」에서 묘사되는 신용 사기 (confidence trickery) 기법들은 1940년에 출간된 기자 데이비드 모러의 탁월한 사회학적 분석인 『빅콘 게임(The Big Con)』에서 따온 것이다. 요즘 더 친숙한 사례로는 「진짜로 가장하기(Faking It)」라는 텔레비전 프로그램이 있는데, 햄버거 요리사가 미식가들을 상대하는 주방장을 대신하도록 훈련받는다거나 펑크 록 가수가 심포니 오케스트라를 지휘한다거나 클래식 지휘자가 클럽의 디스크자키 역할을 한다거나 하는 식이다. 최후의 대결은 여러 심사 위원들 앞에서 가짜가 진짜 주방장, 클래식 지휘자, 디스크자키와 경쟁하는 것인데, 전문가 심사 위원들은 대체로 가짜의 행동을 진짜와 제대로 구분해 내지 못한다. 하지만 설사 텔레비전에서 우리가 보는 것이 편집 과정에서 그리 심하게 왜곡

되지 않았다고 해도 '진짜로 가장하기'는 현실에서 실제로 벌어지는 신용 사기의 세계와는 여전히 거리가 있고, 그보다는 예전 자료들에서 배울 수 있는 것이 더 많다. 예를 들어 일단 심사 위원들은 전형적인 사기의 피해자보다 우월한 지위에 있다. 그들은 뭔가 재미있는 일이 진행 중이라는 사실을 이미 알고 있다는 것이다. 반면 실제 신용 사기의 경우(여기에는 가짜 의사들의 사례도 포함된다.) 피해자는 자신이 속임수의 피해자일 수 있다는 사실을 알지 못하며 종종 알고 싶어 하지도 않는다. 이 점에서 영화 「위험한 도박」이나 「스팅」은 진실에 좀 더 근접해 있다. 두 영화는 모두 신용 사기의 가장 중요한 특징들 중의 하나에 의존한다. '표적', 즉 사기를 당하는 사람은 가짜가 진짜이기를 진정으로 바라야만 한다는 것이다. 「위험한 도박」에서 '표적'은 전문 사기꾼과 사랑에 빠지며, 「스팅」에서 속임수에 빠져 돈을 털리게 될 갱 단원은 자신이 마권업자들을 속이는 신용 사기에 가담한 동업자가 되었다고 믿게 된다. 가짜 의사들이 거둔 성공을 이해하려면, 철석같이 믿고 있던 동료, 특히 오랜 기간 교류해 온 동료 의사가 사기꾼으로 판명 났을 때 그를 알던 모든 사람들이 자신이 바보였다고 느끼고 일상적인 의료 환경 또한 혼란에 빠져들게 될 거라는 점을 인식하는 것이 중요하다. 의료인들이 사기를 당하고 싶어하는 것은 아니지만, 대부분의 경우 그들은 자기 팀 내에서 무능한 사람을 발견했을 때 그가 가짜 의사일지도 모른다는 생각은 좀처럼 하지 않는다. 일단 사실을 숨기고 그 사람을 구제해 준 후 그가 문제를 다루는 법을 곧 익힐 거라고 생각하는 것이 훨씬 더 쉽고 자연스럽다. 「진짜로 가장하기」 프로그램은 가짜 주위에 있는 사람들이 그를 도와 새로운 정체성을 얻도록 하는 이 중요한 방식을 드러내지 못하고 있다.

그러나 다른 측면들에서는 「진짜로 가장하기」의 출연자가 보통의 전문 사기꾼에 견줘 엄청난 이점을 지니고 있다. 여기서는 가짜가 (1) 전문가 팀에게 훈련받고 (2) 단 하나의 업무 수행을 (3) 자신이 잘 알고 있는 미리 정해진 환경에서 해 나가며 (4) 연기에 자진해서 참여해 심사 위원들이 보지 못한 부적절한 행동이나 기법상의 실수를 모른 척해 줄 사람들에게 둘러싸여 있다. 여기서 가장 중요한 것은 훈련이다. 어떤 의미에서 이 프로그램의 출연자들은 전혀 가짜가 아니다. 그들은 일정한 기간 동안 가능한 최상의 집중적인 훈련을 거쳤고, 특이한 점은 훈련 기간이 아주 짧다는 것밖에 없다. 따라서 '진짜로 가장하기'는 어떤 사람이 얼마나 속임수에 능하냐가 아니라 짧은 시간 동안 기능을 얼마나 배워 익히느냐를 시험하는 프로그램이 된다. 아마 이 프로그램의 제목으로는 '집중적으로 훈련하기'가 좀 더 어울릴 것이다. 반면 가짜 의사들은 남들이 모르게 훈련을 받아야만 한다.

미리 정해진 조건 하에서 단 한번만 업무 수행을 제대로 하면 된다는 사실을 아는 것도 엄청난 이점이다. 가짜는 일상적인 전문직 생활의 본질상 예측 불가능한 상황에서 사기 행각을 계속해 나가는 데 충분한 기능을 알 필요가 없다. 이러한 이점은 해당 출연자의 주위에 있는 사람들이 사회적 상호 작용의 일상적 흐름에서 매 순간 발생하는 실수를 못 본 체 넘어가 줌으로써 더욱 증폭된다. 앞으로 보겠지만 대다수의 가짜 의사들은 이렇게 더욱 분산되고 확대된 상황 하에서 사기 행각을 유지하지 못하는 바로 그 이유 때문에 붙잡힌다.

물론 기능을 진짜처럼 가장하는 능력에서 가장 중요한 변수는 기능의 난이도이다. 당신이 음악에는 젬병인데 주위 사람을 속여 오케스트라의 바이올린 독주자 자리를 얻었다고 상상해 보자. 유명한 곡이 이제 막 시작되었고 지휘자가 몸을 돌려 당신이 연주해야 할 지점을 지시하였다고 하자. 음표 하나만 연주하면 바로 탄로가 나 버릴 것이다! 그러나 당신이 다른 바이올린들 속에 숨어 있다고 한다면, 다른 연주자들이 바이올린 하나가 빠졌다는 사실을 눈치 채지 못하기를 바라면서 바이올린의 현을 건드리지 않고 키를 앞뒤로 휘젓는 동작을 취함으로써 슬쩍 넘어갈 수도 있다. 설사 동료 연주자들이 당신이 연주를 하지 않고 있다는 것을 알아챘다 하더라도 당신은 어디가 아픈 척함으로써 팀 구성원들이 당신을 감싸 주기를 바랄 수 있다. 반면 당신이 식당에서 웨이터로 한번도 일해 본 적이 없는데 거짓말을 하고 식당에서 일자리를 얻었다고 상상해 보자. 1시간 내지 하루쯤 주의 깊게 관찰을 하고 인정 있는 동료들의 도움을 얻으면 다른 사람들의 속도를 따라갈 수 있을 것이고, 당신의 경험 부족은 드러나지 않을 수 있다. 이처럼 명연주자의 바이올린 연주, 통상의 바이올린 연주, 식당에서의 접대와 같은 일들의 특성 중 일부는 그것을 진짜처럼 가장할 때를 생각해 봄으로써 이해할 수 있다.

마지막으로 숙련된 수행자로 인정받기가 얼마나 어려운가는 탁월한 수행이라는 것이 얼마나 잘 정의되어 있는가에 달려 있다. 훈련이 덜 된 콘서트 바이올린 연주자는 요한 세바스찬 바흐의 작품을 연주할 때보다 존 케이지*의 작품을 연주할 때 명연주자로 인정받기가 더 쉬울 것이다. 영화로 다시 예를 들면, 1961년 영화인 「반항자(The Rebel)」(미국에서는 「천재로 불러다오(Call Me a Genius)」라는 제목으로 개봉했다.)에서 토니 행콕이 연기한 전위 미술가에 신용 사기의 이러한 특징이 잘

---

*　　　　　미국의 작곡가로 제2차 세계 대전 후 아방가르드 운동을 이끌었던 인물. —옮긴이

드러나 있다. 이 영화에서 행콕의 엉터리 그림들은 파리의 미술가인 척하는 경향 속에서 잠시나마 수용되는데, 무엇을 숙련된 수행으로 간주할 것인가의 경계 자체가 논란이 있을 경우 진짜를 가짜와 구별하기가 매우 어렵기 때문이다.[1]

이런 측면에서 의료는 어떨까? 이에 대한 답은, 많은 의료상의 숙련이 진짜인 것처럼 가장하기에 그리 어렵지 않다는 것이다. 주변에 수많은 가짜 의사늘이 존재하는 걸 보면 이를 알 수 있는데, 한 추정치에 따르면 가짜 의사의 수가 미국에만도 1만여 명에 이른다고 한다.[2] 물론 중대한 수술을 진짜처럼 해내는 것과 아무런 자격도 없이 약초 치료를 하겠다며 개업 간판을 내거는 것 사이에는 엄청난 차이가 있으며, 따라서 1만여 명이라는 추정치가 정말 의미하는 바가 무엇인지는 알 수 없다. 하지만 특정 유형의 가짜 의사들의 경력을 살펴보면 의료의 본질에 대해 뭔가 배울 것이 분명 있을 것이다. 우리는 가짜 의사들이 들통 나기 전에 얼마나 오랫동안 의사 자리를 유지할 수 있었는지, 실제 업무를 하면서 배운 것이 있는지와 있다면 어떻게 배웠는지, 그리고 어떻게 덜미가 잡혔는지 등을 물어볼 수 있다. 질문을 바꿔 보자. (다양한 종류의) 의료 행위를 하는 것은 첫 음표를 연주하면 금방 탄로가 나고 마는 바이올린 독주자와 같은가, 아니면 제2바이올린 연주자와 같은가, 아니면 심지어 거리의 악사나 웨이터와 같은가? 우리들의 결론은 미국과 영국의 수많은 가짜 의사들의 사례들에 대한 분석에 근거할 것이다. 문제가 어떤 것인지에 대해서 감을 잡기 위해서 전형적인 사례를 하나 설명해 보겠다.

무자격의 마취 의사인 에이브러햄 아산티는 미국에서 일했다. 그가 발각된 것은 한 환자가 호흡을 멈춘 것을 제대로 알아차리지 못한 사건에서 비롯되었다. 그러나 아산티는 당시 일흔한 번째 수술에 관여하고 있었고, 이전까지 그를 고용한 사람들로부터 높은 평가를 받고 있었다. 육군 군의관이 아산티를 위해 쓴 추천서에는 다음과 같은 내용이 들어 있었다. "그동안 줄곧 닥터 아산티는 최고 수준의 의학 지식과 자신의 의료 부문에서 요구되는 의료 서비스를 제공하는 데 필요한 숙련을 보여 주었습니다." "저는 닥터 아산티를 좀 더 큰 책임이 요구되는 직위에 적극 추천하는 바입니다." "닥터 아산티는 아주 유능한 내과 의사이며 우리 조직의 충실한 구성원이었습니다."[3] 이러한 정황으로 볼 때 아산티는 자신이 선택한 전문직을 수행하는 데 필요한 모든 기능을 숙달했으며, 발각되기 이전까지 오랫동안 성공적인 경력을 밟아 왔던 것으로 보인다. 그러나 아산티는 한 가지 측면에서 전형적이지 않다. 앞으로 보겠지만, 가짜 의사가 발각되는 것은 대체로 의료상의 실수와는 거의 연관이 없으며, 의료와는 무관한 생활의 다른 영역에서 훈련받은 전문직 종사자들에게 어울리지 않는 방식으로 행동한 것 때문에 드러나는 경우가 훨씬 더 많다.

북미의 자료

우리는 자체적으로 시행한 소규모 조사를 통해 1977년부터 2004년까지 미국의 신문들에서 35건의 가짜 의사 사례들을 찾을 수 있었다.[4] 기사들 중 일부는 1명의 의사가 아니라 가짜 의사 집단의 활동을 다루고 있었다. 1966년에서 1994년까지 영국의 신문들을 대상으로 한 좀 더 철저한 조사에서는 91건의 사례들을 찾아냈다. 영국 사례들 중 일

부에 대해서는 좀 더 상세한 연구를 진행했다.[5]

　가짜 의사들은 다양한 형태로 나타나는데, 이 중 상당수는 이 장의 관심사와는 거리가 멀다. 예를 들어 미국에서 보도된 내용에는 간호 조무사 행세를 하면서 며칠 밤을 병원에서 지낸 노숙자, 의료 행위를 하려는 의도는 전혀 없이 여성들과 친밀한 관계를 맺기 위해 의사를 사칭한 4명의 남성들, 어머니에게 약을 구해 주려고 했던 사람, 마약 성분을 손에 넣기 위해서 의사 행세를 한 사람, 버스 기사 지원자에 대해 정기적으로 의료 보고서를 작성해 돈을 벌었던 여성, 지갑을 훔치기 위해 병원에 잠입했던 남성, 아기를 유괴하기 위해서 의사 행세를 한 사람, 그리고 자신들의 신뢰를 높이기 위해 정식 의사 자격이 있는 것처럼 행세한 여러 부류의 대체 의료 시술자들 등이 포함되어 있다. 이들은 모두 이 장의 관심 대상이 아니다. 이들은 자격을 갖추지 못한 의료 개입을 하려고 들지 않았기 때문이다. 말하자면, 이들은 '바이올린 연주를 하려' 들지 않았다. 또한 미국의 보도 내용에는 다른 지역에서 개업 면허를 얻었지만 실제로 의료 행위를 한 주에서는 면허가 없었던 의사들도 포함되어 있다. 이는 물론 사기에 해당하지만, **의료** 사기라고 하기는 어렵다. 범법자가 상당히 높은 수준까지 의료 훈련을 받았기 때문이다.

　이 마지막 부류의 사람들은 또 다른 문제들에 주목하게 한다. 가짜 의사들이 발각되면 사람들은 의료상의 무능함의 표시를 찾아내 적절한 면허가 없었던 것을 그 이유로 돌리는 경향을 보인다. 요컨대 전문직의 경계 유지를 의료상의 무능함과 혼동하는 경향을 보인다는 것이다. 비유하자면 바이올린 연주자의 형편없는 연주가 음악가 협회의 회원이 아니었기 때문에 그랬다는 식이다. 그래서 가짜 의사가 사람을 죽거나 다치게 만드는 경우에는 가짜라서 그런 일이 생겼다고 설명될 가능성이 높지만, 자격을 갖춘 의사가 사람을 죽거나 다치게 만드는 경우(이 역시 항상 일어나는 일이다.)에는 그 의사의 훈련이나 자격이 의문시 되거나 하지는 않는다.[6] 미국의 언론 보도에는 환자를 망쳐 놓은 가짜 성형외과 의사가 한 사람 있는데, 이 사례에서는 훈련 부족이 문제로 지목되었다. 반면 자격이 있는 성형외과 의사들 역시 때때로 환자들을 망쳐 놓지만, 그들의 자격이 의문에 붙여지는 경우는 별로 없다. 가짜 성형외과 의사 사례에서 실패를 낳은 원인이 훈련 부족이었을 수도 있다. 그러나 의료 과실이 나타날 때면 항상 의사 자격의 결여를 지나치게 강조하는 경향이 나타난다. 예를 들어 위에서 이야기한 아산티의 경우에도 그러했다. 아산티는 여러 해 동안 일을 잘 해 왔고 동료들로부터 찬사를 받아 왔지만 한 번 실수를 저지르자 자격 결여가 그 원인으로 지목되었다. 그의 과거 경력에 비춰 보면 이는 심지어 가장 훌륭한 자격을 갖춘 마취 의사에게도 일어날 수 있는 종류의 사고였던 것처럼 보이는데도 말이다.

문제를 좀 더 복잡하게 만드는 것은 몇몇 사례들에서 가짜 행각이 되풀이되었다는 사실이다. 한 번 발각된 가짜 의사가 다시 신용 사기를 벌여 오랜 기간 동안 성공적으로 일을 해 나간 사례들이 있다. 가령 널리 알려진 한 사례에서 제럴드 반스는 처음에 당뇨병을 잘못 진단해 정체가 발각되었다. 그러나 이후 그는 여러 지역에서 여러 해 동안 자신의 의료적 숙련을 성공적으로 활용하였고, 심지어 캘리포니아에서 운영한 병원에서는 지역의 연방 수사국(FBI) 수사관들이 그의 환자이기도 했다. 그가 재차 발각된 것은 첫 번째 사건과 연관이 있는 사람이 그를 알아보았기 때문이었고, 의료상의 무능함과는 아무런 상관도 없었다. 첫 번째 발각된 때와 두 번째 사이의 기간에 그는 수많은 환자들을 만족시키는 치료 행위를 했다. 만약에 우리가 아주 엄밀한 태도를 취한다면 반스는 아예 2개의 사례로 칠 것이다. 첫 번째는 의료상의 무능함에 의해서 발각된 사례이고, 두 번째는 의료와는 무관한 이유로 붙잡힌 사례이다. 하지만 여기서는 문제를 단순화해 반스를 의료상의 무능함과 연관된 가짜 의사의 단일 사례로 취급하겠다.[7]

마지막으로 미국의 보도 내용은 필연적으로 가짜 의사들의 스펙트럼에서 수행 능력이 떨어지는 쪽 극단을 다루고 있다는 점을 명심해야 한다. 모든 면에서 우수한 수행 능력을 지닌 가짜 의사들은 잡히지도 않고 따라서 언론에 보도되지도 않는다. 발각되지 않고 남아 있는 가짜 의사들은 훨씬 더 많을 수 있다.

이런 단서 조항들을 염두에 두고 우리는 35건의 미국 사례들 중에서 의료적 숙련을 진짜처럼 위장한 17건의 사례를 추려 내 검토했다. 놀라운 것은 가짜 의사가 환자에게 의료상의 위해를 끼쳤다고 보도된 사례는 17건 중 6건에 불과했다는 사실이다. 심지어는 이 6건의 사례들에서도 가짜 의사가 환자에게 끼친 위해 때문에 실제로 발각되었는지는 확실치 않다. 때로는 별 것 아닌 이유가 의심을 부르고 이로부터 의사가 가짜라는 사실과 환자에게 위해를 끼쳤다는 사실이 동시에 밝혀지기도 했다. 예를 들어 영국에서 있었던 한 사례(아래 나오는 닥터 앳킨스의 사례를 보라.)에서는 가족 중 한 사람이 화가 나서 경찰에 찾아감으로써 장기간에 걸친 사기 행각이 드러났고 이후 부적절한 약을 처방한 사례들이 알려지게 되었다. 미국의 언론 보도 사례들을 이렇게 나눠 봄으로써 가짜 의사들의 정체가 신속하고 손쉽게 드러나는 것은 아니며 그들이 항상 환자들에게 위해를 가하는 것도 아님을 알 수 있다.

영국의 자료

미국의 조사에서 알아낸 사실들은 1966년에서 1994년까지 영국 언론에 보도된 91명의 가짜 의사들에 대한 연구에서 좀 더 분명하게 확인됨과 동시에 완전하게 설명된다. 여기서도 언론에 보도된 것은 사기 행각이 드러나 붙잡힌 가짜 의사들이었다. 영국에서도 대중의 주목을 끈 적이 없는 가짜 의사들은 훨씬 더 많을 것이며, 심지어 미국에서 나도는 이야기처럼 그 수가 수천 명에 달할지도 모른다. 우리가 알고 있는 91건의 사례들 중 가짜 의사가 의료인들과 상호 작용이 필요한 일을 한 경우는 27건이었다. 미국의 조사에서와 마찬가지로 나머지 사례들은 가짜 의사 자격을 이용해 은행 지점장을 속이는 것 같은 다른 불법적인 일을 시도하거나, 누군가를 속여 그 사람의 집에 들어가려 하거나, 누군가의 옷을 벗기려 했던 경우로, 의료적 숙련의 본질에 대해 아무런 통찰을 가져다줄 수 없는 사기 행위였다.

다시 한번 우리는 훈련받은 의료 전문직 종사자들과 직접 접촉을 하면서 일한 가짜 의사들 중 대다수가 엉뚱한 약을 처방하거나, 수술을 망치거나, 병을 어떻게 진단하는지 모르거나, 능숙하게 의료 검진을 하지 못하는 등의 이유로 정체가 탄로 났을 거라고 상상할 것이다. 그러나 실은 그렇지 않다. 우리는 27건의 영국 사례들 중 17건에서 가짜 의사들이 어떻게 붙잡혔는지를 알고 있다. 세 사람은 다른 직원들이 허물을 덮어 주기 힘들 정도로 병원에서의 일상생활을 충분히 잘하지 못한 탓에 발각되었다. 이들 중 첫 번째는 간호사들이 보기에 아무런 해가 없는 물혹을 제거해 주겠다며 환자에게 개인적으로 돈을 요구했다. 두 번째 사례에서는 가짜 의사가 다른 의사들이 이미 작성한 치료 지시를 임의로 바꾸었다. 세 번째 가짜 의사는 여성 환자로부터 동의를 받지 않은 상태에서 수술을 시행했다.

다른 5건의 사례에서는 가짜 의사가 의료 실행과는 아무런 상관이 없는 조사의 부차적 결과로 발각되었다. 한 사람은 중혼 때문에 체포되었고, 다른 사람은 여권에서 이상한 점이 발각되어 잡혔다. 다른 사람은 허위 보험 청구를 하다가 적발되었다. 네 번째는 시간제로 과학교사 일을 하다가 의심을 받게 되었다. 다섯 번째는 동료 의사와 일상적인 대화를 나누다가 "거품벌레가 내뿜은 거품(cuckoo spit)"에 관해 과학적으로 너무나 무지한 것이 폭로되었다.

몰락의 이유가 알려진 17건의 사례들 중 아홉 번째와 열 번째는 다른 맥락에서 정체가 탄로 났다. 한 사람은 자신이 예전에 깁스 기술자로 일했던 병원에 진짜 의사로 가장해 들어가려 했고, 다른 사람은 교통 신호 위반으로 판사 앞에서 약식 재판을 받다가 학교 선생이었다는 사실이 폭로되었다. 열한 번째는 외국에서 돌아온 예전 동료가 자신을 방문해 정체가 발각될 것이 우려되자 종적을 감추었다. 열두 번째는 자신의 가족 중 한 사람이 화가 나서 그를 고발했다. 열세 번째는 배우로, 가짜 의사 직을 그만둔 이후 한 방송 토크쇼에서 자신의 속임수를 털어놓았다. 열네 번째는 휴가를 보낸 후 그냥 직무에 복귀하지 않았고 이로 인해 그의 전력이 탄로 났다. 부적절한 의료 행위가 조사의 일차적인 원인이 되어 결국 정체가 드러난 사례는 나머지 세 건에 불과했다.

아래에서는 좀 더 많은 세부 사항을 수집할 수 있었던 영국의 가짜 의사 5명에 대해 상세하게 기술하려 한다. 이를 통해 매일매일의 의료 실행이 대략 어떠한 것인지에 대해 좀 더 많은 것을 배울 수 있을 것이다. 이들 중 한 사람과는 직접 인터뷰를 했고, 다섯 사람의 친지와 동료 24명에 대해서도 인터뷰를 했다. 우연찮게도 이 다섯 사람 중에는 의료상의 실수 때문에 붙잡힌 3명 중 2명이 포함되어 있다. 아래에서 우리는 5명 각각에 대해 가명을 사용할 것인데, 이들을 알파벳순으로 나열하면 닥터 앳킨스, 닥터 베일리, 닥터 카터, 닥터 도널드(우리가 직접 인터뷰한 사람), 그리고 닥터 퍼거슨이다.[8]

닥터 앳킨스

5명의 가짜 의사들 중 4명은 병원 의사의 역할을 연기했다. 그들 각각은 발각되기 전에 적어도 하나 이상의 하위 의료직을 거쳤다. 그렇지만 일반의(general practitioner, GP)로 일했던 '닥터 앳킨스'의 사례에서 시작하자. 영국에서 일반의는 환자가 가장 먼저 만나는 의사이다. 일반의는 일반적인 의료를 시행하고 일이 복잡해지면 환자를 전문의에게 보낸다. 이 역할은 가짜 의사가 수행하기에 비교적 쉬운데, 그 이유는 다른 의료 전문직 종사자들과 보내는 시간이 상대적으로 적고 대부분의 시간 동안 일반 대중과의 상호 작용만 하기 때문이다.

앳킨스는 1961년에 영국에 와서 의대 학위 증명서와 파키스탄의 한 병원에서 발행한 추천서를 제출하며 영국 일반 의료 위원회(General Medical Council, GMC)에 의료 행위 등록을 신청했다. 그의 학위 증명서는 동명이인인 진짜 의사에게 수여된 것의 사본이었다. 증명서상에서 차이가 나는 중요한 세부 사항들은 감추어졌고 추천서는 나중에 밝혀졌지만 위조된 것이었다. 앳킨스는 인도에서 '조제사(compounder)'와 함께 일한 경험이 있었다. 조제사는 흔한 질병에 대한 약이나 치료법을 조제하는 무자격 약사인데, 이 경험이 그에게 속임수를 시작할 수 있게 한 기초 지식을 제공해 준 것 같다. 앳킨스는 등록을 허가받아 고 자신의 의원을 개업할 수 있었다. 그는 대략 30년 동안 의사 역할을 계속했다.

30년이 아무 일 없이 지나간 것은 아니었다. 앳킨스가 발행한 수 많은 처방전을 처리했던 약사는 앳킨스의 치료법 중 일부가 매우 괴 상한 것을 보고 놀랐다. 앳킨스의 처방전 중 가장 악명 높은 것은 인 후 감염 치료에 비듬 예방 샴푸인 셀선(Selsun)을 쓰는 것이었다. 이 약 사는 결국 일반의를 책임지고 있는 행정 기구인 가정의 위원회(Family Practitioner Committee, FPC)에 이 사실을 알려 이처럼 이상한 처방을 내 리는 근거를 조사해 줄 것을 요구했다. 가정의 위원회는 자격을 갖춘 의사 둘을 보내 앳킨스가 의료 행위를 하는 데 신체적으로나 정신적 으로 적합한지를 알아보도록 했다. 앳킨스를 만났던 의사들 중 한 사 람은 그 방문에 대해서 어떻게 생각했는지를 이렇게 설명했다. "우리 둘은 …… 30분쯤 대화를 나눴는데, 정신 질환의 징후는 전혀 발견할 수 없었어요. 몸에 병이 있다고 하지도 않을 테니 우리로서는 그가 의 료 행위를 하기에 적합하지 않다고 볼 만한 이유가 없다고 보고할 수 밖에 없었습니다." 다른 의사는 이렇게 말했다. "우리는 중대한 정신 질환의 징후는 전혀 없는 것이 확실하다는 믿음을 가지고 그곳을 떠 났습니다. 내가 보기에 그는 자신이 보낸 처방전들에 대해서 빈약한 설명을 계속했고, 그게 전부였습니다." 이 조사에서 앳킨스가 진짜 의 사인가 하는 의문은 제기되지 않았다. 조사관들 중의 한 사람이 지적 했듯이 "내 생각으로는 …… 만약 처음에 그의 자격에 대한 조사가 이 루어지지 않았다면, 어떤 식으로건 의문이 제기되었을 겁니다. 하지만 그의 자격은 훌륭해 보였고, 지역에서 받아들일 수 있을 뿐 아니라 GMC도 수용할 만한 것이었지요. …… 사람들은 잘못된 질문을 하고 있었습니다. '이 사람은 어쩌면 이리도 형편없을까?'라고는 말을 했어도 '이 사람이 진짜 그런 척하고 있는 바로 그 사람 맞나?'라거나 '이 사람은 자기가 하고 있는 일을 할 권리가 있는 건가?'라고는 물어보지 않은 것이죠."

인후 감염에 셀선 샴푸를 처방하는 것을 포함하는 괴상한 투약 요법은 2명의 자격 있는 의사들에 의해 받아들여졌고, 부적절함의 증거가 아니라 그냥 넘어갈 수 있는 의료 실행의 범위 안에 있는 것으로 간주되었다. 한 은퇴한 전문의는 우리에게 이렇게 설명해 주었다. "의료는 정밀 과학이 아닙니다. 사람들은 동일한 문제에 서로 다른 방식으로 접근하지요. 만약에 모든 사람들이 100퍼센트 똑같다면 똑같지 않은 사람을 금방 찾아낼 수 있습니다. 하지만 알다시피 모든 사람은 똑같지 않아요, 모두 서로 다르죠. 그리고 만약에 사기꾼이 정상 범위 내에 들어 있다면 (이 범위는 엄청나게 넓은데) 그들은 사기꾼으로 부각되지 않습니다."

혹자는 셀선 샴푸가 '정상 범위 내에' 들어 있는 것으로 보기 어렵다고 생각할지 모른다. 그러나 앳킨스가 셀선 샴푸의 유효 성분이 지닌 예기치 못한 성질을 우연히 발견했을 수도 있지 않겠는가? 아니면 그것을 매우 극적인 플라시보로 사용해 왔는지도 모른다. 플라시보는 그것이 아주 불쾌한 취향이나 그 외 깜짝 놀랄 만한 성질을 가지고 있으면 더 잘 듣는 경향이 있다. 애초에 조사를 요구했던 약사는 이렇게 설명했다. "지금 와서 되돌아보면 이 사람이 아무것도 알지 못했다고 분명하게 말할 수 있습니다. 하지만 (당시에는) 그가 가짜 의사라고 생각할 이유가 없었어요. 그는 수십 년 동안 거기서 개업해 있었습니다. 보통 가짜 의사는 상당히 일찍 붙잡히거나 들통이 날 거라고 생각을 하지 않나요?"[9]

앳킨스가 결국 몰락한 것은 그 때문에 화가 난 가족 중 한 사람이 가정 보건 서비스국(Family Health Services Authority)에 그를 고발해 버렸기 때문이다. 앳킨스 사례는 합리적인 치료법으로 간주될 수 있는 행위의 폭과 무자격 일반의가 환자에게 줄 수 있는 만족감의 정도를 잘 보여 준다.

닥터 베일리

닥터 베일리는 아프가니스탄에서 약간의 의학 교육을 받았으나, 의사 시험에는 떨어졌다. 그는 런던의 여러 병원들에서 일했다. 그는 영국에서 '대진의(locum)'로 알려진 여러 임시 직책을 맡았고, 이후에 사고 담당의(casualty officer)라는 직책을 맡았다(미국식으로 하자면 응급실에서 일한 셈이다.). 1967년에 그는 GMC에 위조한 카불 대학교 의대 학위 증명서를 제출해 임시 의료 행위 등록을 승인받았다. 그의 사기 행각은 3년 정도 지속되었다.

가짜 의사 경력을 유지하는 동안 베일리의 몇몇 동료들은 베일리의 행동에 자신감이 부족한 것을 보고 그가 임상 영역에서 많은 것을 배워야 함을 알게 되었다. 하지만 처음에 GMC에 연락해 그의 의사 등록에 문제가 없다는 사실을 확인하자, 동료들은 그를 도와주고 교육하는 한편으로 어려운 일에서는 빼 주는 것을 자신들이 해야 할 일이라고 여겼다. 동료 직원 중 한 사람은 베일리가 "거의 보이지 않는 사람이었지요. 별로 하는 일도 없으면서 월급을 챙기는 사람이었죠."라고 했디.

베일리는 같은 팀 사람들의 도움을 받고 있었고, 만약 익명의 제보자가 GMC에 전화를 걸어 그의 신청서가 가짜라는 것을 폭로하지 않았다면 의사로서 상당한 경험을 쌓을 수 있었을지 모른다. 그는 휴가를 보내고 영국으로 다시 들어오려 하다가 여권에 이상한 점이 발견되어 체포되었다.

닥터 카터

닥터 카터는 영국 국가 보건청(NHS) 하의 여러 병원들에서 수습 간호사와 깁스 기사로 일한 경험을 갖고 있었다. 그는 호주의 한 의과 대학을 졸업했다는 가짜 학위 증명서를 구했고, 1970년에 GMC에 등록을 했다. 카터는 외과와 마취과에서 3년 정도 일을 했고, 의사 직에서의 승진 단계를 밟고 올라가 정체가 드러나기 전에 선임 임상의* 자

---

*　　　　2005년 이전, 영국의 의사 훈련 및 경력 제도를 살펴보면, 우선 의과 대학을 졸업한 뒤 1년 정도는 (1) 수련의(house officer)로 일하고, 수련의를 마친 뒤 최소한 2년 정도는 (2) 선임 수련의(senior house officer)로 지역 거점 종합 병원에서 근무한다. 그 이후에는 일반의(general practitioner)로 지역 1차 의료를 담당하거나 아니면 종합 병원에 남아서 전문 진료 과목을 따라 경력을 쌓는 (3) 전문 임상의(special registrar)를 4~6년 동안 거친 뒤 (4) 외래 전문의(consultant)가 되는 것으로 정점에 도달한다. 영국에도 사설 병원이 일부 있지만 미국과 같은 사립 병원 체계가 발달한 나라와는 의료 체계가 다르다. 영국의 의료 체계에서 의사 훈련 및 경력 체계는 2005년을 기점으로 약간의 변화를 겪지만 그것은 완전히 새로운 제도를 도입했다기보다 이전 제도의 틀 안에서 일부 수정한 것이라 할 수 있다. 본문에 나오는 선임 임상의(senior registrar)는 현재는 존재하지 않는 직제다. 전문 진료 과목에 대한 경력을 쌓고 있는 전문 임상의와 달리 훈련을 마쳤지만 아직 외래 전문의가 되지 못한 단계를 지칭한다. —옮긴이

리를 제안받았다. 이 사람을 자기 밑에 두고 있던 마취과 전문의는 이렇게 설명했다. "내 인생에 그때처럼 큰 충격을 받은 적은 흔 빈도 없었습니다. 간호사가 내게 오더니 CID(경찰의 범죄 수사과)에서 나와 있다고 하더군요. …… 그래서 내가 가서 '무슨 일이신가요?'라고 물으니 그 사람들이 (카터는) '무자격 의사입니다.'라고 했어요. 원자 폭탄이라도 얻어맞은 것 같은 느낌이었죠." 간호사들 중의 한 사람은 또 이렇게 말했다. "만약 누군가가 우리에게 물어봤다면, 그러니까 이건 이 사건이 터졌을 때 모든 사람들의 공통된 견해이기도 했는데요, 만약 가짜 같아 보이는 의사를 하나만 찍어 보라고 했다면 가장 아닐 것 같은 사람이 바로 닥터 카터였어요." 카터와 같이 일한 것을 기억하는 한 은퇴한 전문의는 그의 몰락이 "마취 업무에서의 잘못 (때문)은 확실히 아니었을 것"이라고 했다.

카터는 보험 사기 사건을 수사하는 과정에서 경찰의 눈에 띄어 체포되었다.

닥터 도널드

닥터 도널드는 일자리를 얻으면서 가짜 GMC 등록증을 제출했다. 그는 의과 대학을 중퇴했고 서로 다른 2개의 의과 대학 학과에서 연구원으로 일한 경험이 있었다. 그리고는 1년 동안 지역 종합 병원(district general hospital)에서 수련의(house officer)로 일했다. 그가 수련의로 뽑힌 것에 대해서 한 동료는 이렇게 말했다. "그가 우리 과에서 일한 기간 동안 그의 자격에 대해 뭔가 의심스러운 점은 전혀 눈치를 채지 못했습니다. …… 그는 (그 단계의 의사들에게 기대되는 직무를) 잘 해냈던 것이 틀

림없어요. 만약 그가 일을 제대로 못하고 있다며 누군가가 의문을 제기했다면 우리가 분명히 그 문제를 살펴봤을 테니까요. …… 그의 태도나 행동에 대해 불만을 토로한 사람은, 내가 아는 한, 없었습니다. 의사로서의 태도건 한 개인으로서의 태도건 간에 말입니다."

일반 내과에서의 수련의 생활 첫 해가 끝날 무렵 명성이 높은 피부과에서 선임 수련의(senior house officer, SHO) 자리가 하나 비게 되었다. 피부과에서 선발한 후보자는 그 자리를 맡을 수가 없었고, 피부과에 당분간 결원이 생기는 바람에 대진의를 찾아야 했다. 도널드가 그 간극을 메울 수 있었다.

그가 새로 일하게 된 피부과에는 독특한 특징이 하나 있었는데, 선임 수련의는 다른 하급 의사들의 도움 없이 전문의들 중 한 사람을 수행해 2명이서 병동 회진을 해야 했다. 전문의는 그 이유를 다음과 같이 설명했다.

나는 내가 훈련시키는 하급 의사들과 관계하는 방식 같은 데에서 조금 구식입니다. 나는 그들에게 아주 성실하고, 상당히 관대하면서 도움도 잘 주는 편입니다. 하지만 나는 그들이 스스로 다른 사람들의 존중을 얻어 내야 한다고 생각합니다. 그래서 그들과 같이 다닐 때 종종 조금 고생을 시킵니다. 그들이 어떻게 생겨먹었는지, 교육을 어느 정도 수준에 맞추면 되는지, 내가 도와줄 수 있는 대목은 어디고 도와줄 수 없는 대목은 어딘지를 볼 수 있도록 말입니다. 그래서 첫 번째나 두 번째 병동 회진 때 항상 약간의 시험을 치르게 하고 그들이 어디까지 와 있는지를 봅니다. …… 다른 사람은 아무도 없이 일대일로 만나서 매주 한 번씩 병동 회진을 하는 걸 정말 좋아합니다.

내가 휴가를 마치고 돌아온 첫날 병동 회진에 나갔을 때 그를 처음 만났습니다. 그 사람이 자기소개를 하더군요.

이 전문의에 따르면 첫 번째 병동 회진 때 이미 결론이 내려졌다.

이 친구는 그가 이미 했어야 하는 것들을 제대로 하지 않았다는 게 분명해 보이더군요. 대규모 병동 회진 때는 전문의들의 공격으로부터 완벽하게 보호되어 있었지만, 일대일에서는 무방비 상태였고 그로서는 어떻게 해 볼 도리가 없었지요. 많은 사람들과 함께 병동 회진을 하면 이런 종류의 문제는 집어내지 못합니다. 그게 문제죠.

피부과의 다른 전문의는 외래 환자 클리닉에서의 경험을 설명하면서 비슷한 이야기를 했다. "첫 주에 일상적인 업무 진행으로 그 친구를 내 상담 클리닉에 불렀습니다. …… 일대일 환경으로 전문의와 환자가 만나고 학생은 없었습니다. 물론 내 곁에 앉게 했는데, 특정 증례를 검진하고 설명을 해 보라고 하자, 그가 아는 게 별로 없다는 게 분명해지더군요. 나는 피부과에 관한 걸 이야기하는 게 아닙니다. 그건 기대도 하지 않았어요. 의료 일반에 관한 걸 모르더라는 얘깁니다."

몇 주가 지나자 의심이 더욱 커졌고 결국 GMC에 신원 조회를 의뢰했다. 도널드는 가짜 GMC 등록 서류를 사용한 것으로 드러나 체포되었다.

닥터 퍼거슨

닥터 퍼거슨은 미국의 여러 의료 기관에서 받은 의대 학위 증명서와 추천서를 영국 일반 의료 위원회에 제출해 제한적 의료 행위 등록을 승인받았다. 그는 이전에 준(準)의료인*으로 일한 적이 있었다.

퍼거슨은 노인 의학과에서 선임 수련의(SHO) 전공 순환의 첫 단계를 마쳤다. 이 과에서 그는 발각되지 않고 잘 지나갔다. 여기서는 아무런 진단도 안 받은 환자와는 대면할 기회가 없었다. 의뢰받은 환자들은 모두 다른 병원에서 보냈거나 일반의가 보내서 온 것이었고, 짧은 편지와 이미 내린 진단 내용이 첨부되어 있었다.

전공 순환의 두 번째 단계는 특별히 바쁜 응급 의학과였기 때문에 현장에서 진단을 내리는 것을 피할 도리가 없었다. 담당 전문의는 즉각 의심이 생겼는데, 그의 설명에 따르면 이유는 이러했다.

그들(응급 의학과의 의사들)은 첫 번째 방어선입니다. 그들은 길거리에서 데려온 환자들을 다룹니다. 증상은 그야말로 천차만별입니다. 대수롭지 않게 칼에 벤 상처일 수도 있고 …… 심장 박동이 멎은 환자일 수도 있지요. 가장 심한 외상을 입은 환자일 수도 있고요. 물론 이들이 일단 환자에 대해 파악하고 나면 도움을 청할 수 있습니다. 환자의 상태가 심각하다면 상급 의사들에게 도움을 청할 수도 있겠지요. …… 여기서 판단을 내리는 것

---

*＿＿＿＿＿paramedic은 원래 '전문 응급 구조사'를 의미하던 말이었는데 최근에는 의사와 간호사로만 대표되던 의료 전문직 종사자가 아니라 응급 의료를 담당하는 '준의료인'을 필두로 물리 치료사, 의료 기술사(medical technologist), 유전 상담사 등까지도 포함하는 의료 전문직 종사자들을 지칭하게 되었다. ─옮긴이

이 매우 중요합니다. 그런데 그 친구는 내가 이제껏 보았던 사람들 중에 가장 압박감에 시달리는 의사였어요. 거의 식은땀을 줄줄 흘리는 수준이었죠. 의사들도 바쁠 수도 있고, 우울해질 수도 있고, 진이 빠질 정도로 일을 해서 기분이 나빠질 수도 있습니다. 하지만 심리적 공황 상태는 없어요. 소모되고, 닳아빠지고, 환멸을 느끼고, 그들을 나쁜 의사로 몰고 가는 온갖 종류의 일들이 있을 수 있지만, 그래도 그들은 의사인 겁니다. 하지만 그는 그저 공황 상태에 빠져 있었어요.

이 전문의는 다른 문제들도 알아차리게 되었다.

그는 미국인임을 감안하더라도 철자를 이상하게 썼어요. 가령 미국에서는 'colour'를 'color'라고 쓰잖아요. 하지만 아예 철자 자체를 모르는 사람들을 만나게 되면 그 사람들이 과연 초등 교육은 제대로 받은 건가 하는 생각을 하게 되지요. …… 이 친구가 내게 말을 하면 무슨 소리를 하는지 모르겠더군요. 그는 '부러진 팔뚝(broken forearm)'에 대해 이야기를 하곤 했는데, 사실 의사들이 그런 식의 표현을 쓰는 건 매우 이례적인 일입니다. 의사들이라면 이런 경우에 콜리스 골절이니 베넷 골절, 스미스 골절, 요골과 척골 골절 하는 식의 표현들을 썼겠지요. 의사들이 '부러진 팔뚝'이라고 말하면서 동시에 진료 기록에도 그렇게 써넣는 건 아주 드문 일이죠. 거기에는 사람을 불편하게 만드는 뭔가가 있었어요. 그렇게 해서 의심이 생기기 시작했던 거죠. 그리고 한동안은 "자리를 좀 잡고 나면 말하자." "그 친구 스스로 정상을 찾게 두자." 하는 식으로 갔는데, (그러던 어느 날) 그가 주말에 비번으로 자리를 비웠어요. 나는 다음 날 그가 봤던 환자들에 대한 기록을 책상 위에 모두 쌓아 놓고 검토를 했습니다.

다시 말해 이 전문의는 자신이 받은 불편한 느낌 때문에 퍼거슨이 봤던 모든 환자들에 대해 전면적인 감사에 착수하게 되었다. "처음에 내가 품었던 의심은 그가 형편없는 학생이었고 미국을 떠났던 이유도 그 때문일 거라는 것이었습니다. 물론 그는 미국의 의료 체계를 견뎌 내지 못했을 것이다, 그런 식으로 진료 기록을 쓰다가는 당장 환자들 10명은 소송을 제기했을 테니까, 하는 생각이었죠. 그리고 나서 나는 '아마도 이 친구는 미국에서 소송에 휘말렸을 것이고 재판에 회부되기 전에 내빼기로 작심했을 것'이라고 생각하기 시작했습니다."

이 전문의는 퍼거슨을 더욱 의심하게 되어 그가 다닌 의대와 추천서의 출처에 대해서 조사를 하기에 이르렀다. 그가 다녔다는 의대는 존재하지 않는 것이었고, 추천서는 퍼거슨 자신이 제출한 것이었다. 그러나 이 전문의는 퍼거슨이 중대한 의료상의 실수를 저지른 적은 없다고 인정했다. 퍼거슨의 문제는 오히려 공황 상태에 빠지는 등의 태도나 기초적인 교육상의 숙련을 갖추지 못한 것과 관련이 있었다. 이 전문의는 이렇게 설명했다. "실수라고 할 만한 건 없었어요. 콜리스 골절을 스미스 골절처럼 치료한다거나 하는 의미에서의 실수 말입니다. 하지만 누락된 것들은 있었어요. 사실상 모든 환자들에서 심대한 누락이 있었죠. 하지만 그것도 실수는 아니었어요. 심장 마비인데 소화 불량으로 처리했다거나 하면 그건 진짜 실수죠. 하지만 그렇게 하지 않았고, 난 그가 많은 실수를 저질렀다고는 생각지 않아요. 단지 누락된 게 많았을 뿐이죠."

그래서 비록 우리가 이 사례를 부적절한 의료 행위 때문에 발각된 경우로 분류하긴 했지만, 퍼거슨이 저지른 실수들은 기법상의 실수라기보다는 의료 에티켓이나 보고의 양식 혹은 완결성에서 보인 실수였다고 할 수 있다.

이후 이 사례는 상당히 골치 아프게 변했는데, 퍼거슨이 재판을 받는 과정에서 죄목에 과실 치사가 포함되었기 때문이다. 퍼거슨에게 치료를 받던 환자가 퍼거슨이 흉부 감염에 대해 인슐린을 처방한 후에 사망한 것이다. 이것은 의료상의 무능함을 보여 주는 분명한 사례가 아닐까? 4명의 의료 전문가들이 사망 원인에 대해 견해를 밝히도록 소환되었지만, 이들은 모두 서로 다른 의견을 내놓았다. 한 사람은 퍼거슨이 지시한 인슐린 주사가 환자를 죽게 만들었다고 확신했지만, 퍼거슨의 상급 의사들 중 한 사람은 이에 동의하지 않았고, 세 번째 전문가는 치료법이 부적절하긴 했지만 사망 원인과는 무관하다고 했으며, 네 번째 전문가는 환자가 전혀 무관한 질환인 패혈증으로 사망했다고 믿고 있었다. 판사는 "이 사건에는 의문의 여지가 많아서 본인의 판단에는 소송을 계속 진행하는 것이 잘못된 것 같다."라고 언급했다. 이에 따라 배심원들은 무죄 판결을 내리도록 요청을 받았다.

직무 중 학습

우리가 신뢰를 주었고 심지어 생명까지 의지했던 사람이 가짜라는 사실을 알게 되는 것보다 더 사람을 놀라게 하는 일은 없을 것이다. 이 얼마나 끔찍한 사실인가! 대중 매체들이 가짜 의사의 사례들을 충격과 공포로 그려 내면서 마치 모든 가짜 의사들이 실제적 혹은 잠재적 살인자나 되는 것처럼 보도하는 것도 그럴 법한 일이다. 그러나 좀 더 미묘한 측면들을 고려해 이 문제를 보게 되면 이와는 다른 관점을 얻을 수 있다. 앞서 지적한 바와 같이 가장 주목할 만한 사실은, 의료상의 실수로 인해 발각되는 가짜 의사들의 수가 상당히 적으며 의료상의 무능함에 대한 비난을 조사할 때 의료적 불확실성의 정도가 크게 나타난다는 것이다.

지금까지 밝혀진 바에 따르면 의료에는 상당한 정도의 편차와 불확실성이 존재하고, 그로 인해 상당히 무지한 가짜가 의료 전문직에 진입한 후 대중의 지식 결여와 심지어 의료 전문직의 심장부에서도 찾아볼 수 있는 견해의 차이를 악용해 적어도 일정한 기간 동안 살아남는 일이 가능하다. 한 은퇴한 의사가 베일리 사례를 말할 때 언급했듯이, "대체로 우리는 무엇이 사람들을 아프게 하고 또 낫게 하는지를 잘 모릅니다. 대부분의 사람들은 가만히 내버려 둬도 저절로 낫곤 하죠. 이건 썩 자랑할 만한 이야기는 아닙니다." 다른 은퇴한 전문의는 이런 관점을 갖고 있었다. "치유되는 절대 다수의 질병들은 스스로 낫습니다. 그 외 질병들 대다수가 사람을 죽이죠. 의사들이 있는데도 그렇습니다. 의사들은 생명을 한 주나 두 주 혹은 한두 해 정도 연장해 줄지 모르지만 결국에는 질병이 사람을 이길 겁니다."

병, 진단, 치료법, 치유 사이의 '적합 관계의 느슨함'은 의사들의 담론에서도 인식되고 있다. 1976년에 미국의 사회학자 마르시아 밀먼은 의사들이 각각의 증례는 고유하다, 즉 법칙성이 적용되지 않는 특수한 사례라고 주장하면서 서로가 저지른 실수를 정당화한다고 쓴 바 있다. 사회학자 찰스 보스크는 1979년에 미국의 병원들에 대한 연구에서 흥미로운 결론을 이끌어 냈다. 의료 실행은 불확실성으로 가득 차 있기 때문에, 의사들의 도덕률을 어긴 과오가 의학 실력에서 비롯된 과오보다 더 심하게 처벌을 받는다는 것이다(미국 의료 전문직을 둘러싼 소송 건수가 증가함에 따라 상황이 바뀌었을 수도 있지만 말이다.). 좀 더 최근의 저작들도 동일한 주제를 다루고 있다. 1995년에 매릴린 로젠탈은 영국과 스웨덴 의사들과의 인터뷰를 통해 미확정성과 불확실성이라는 주제를 탐구한 논문을 발표했다. 그녀는 의사들이 자신의 일과 관련해 '실수'나 '잘못'이라는 용어를 쓰는 것을 좋아하지 않으며, '피할 수 있는' 사고와 '불가피한' 사고에 대해 생각하는 편을 선호한다는 사실을 밝혔다.

결정적으로 중요한 것은 훈련된 의사들조차도 처음에는 극히 다양한 배경에서 출발하며 현장 경험이 거의 없는 상태에서 의료 전문직으로 진입한다는 사실이다. 그 결과, 간호 전문직과 다른 의사들로 구성된 지원 팀은 처음에 무능함이 드러나더라도 별로 놀라지 않으며 기꺼이 도움을 제공한다. 이 팀은 지원을 해 주고 작은 실수는 못 본 체 넘어가며 큰 실수는 바로잡아 주면서, 새로운 동료를 완전히 준비된 의사가 아닌 견습생으로 다룬다. 그래서 한 전문의는 간호사들에 대해 이렇게 말했다. "하급 직원들(의사들)은 별로 하는 일이 없어요. …… 사고 담당 간호사가 거의 다 하죠. …… 하급 의사가 무능하다고 간호사가 판단하면 그녀는 붕대를 감거나 종기를 절개하거나 하는 등의 일들을 도와줍니다."

지원 팀은 훈련이 안 된 의사를 만나면 신출내기라서 혹은 낯선 의료 체제에서 훈련받은 사람이라서 그럴 거라고 생각하기 쉽다. 그래서 오케스트라의 다른 '바이올린들'이 서투른 연주자의 몫을 채워 주는 것이다. 실수를 기꺼이 묵인해 줌으로써 얻어지는 시간적·공간적 여유와 의료 전문직에서 용인되는 실행의 넓은 범위 덕분에 유능한 가짜 의사는 직무 중 학습의 기회를 잡을 수 있다. 이런 식으로 가짜 의사는 다른 전문직 종사자들을 속일 수 있을 정도로 경험에 기반을 둔 능력을 발전시킬 수 있다. 가짜 의사들이 일하는 것을 목격했던 사람들과의 인터뷰는 이 점을 잘 보여 준다. 한 정형외과 전문의는 왜 의료상의 무능함을 보고도 해당 의사의 자격에 의문을 품지 않았냐는 물음에 대해 이렇게 설명했다. "이 일을 18년째 하고 있는데, 정형외과에 대해 아는 것이 정말 아무것도 없는 수련 외과의(house surgeon)를 받는데 익숙해졌어요. 그리고 그들 중 많은 수는 다른 것에 대해서도 제대로 아는 내용이 별로 없습니다."

또한 베일리의 이전 동료 중 한 사람은 우리에게 이렇게 말했다.

그(베일리)는 같은 부서의 다른 의사들에게 와서는 "문제가 있는데 좀 도와주시겠어요?"라고 말하는 걸 참 잘했습니다. 그런 말을 자주 했지요. 환자를 봐 달라고 부탁하면서 "여기 오셔서 이 여자애를 좀 보실 수 있겠어요? 뭐가 잘못되었는지 확신이 서질 않아서 이야기를 해 봤으면 싶어요." 그리고 당신이 가서 "내가 보기에는 맹장염 같은데요."라는 이야기를 하면 그 친구가 "아 그래요, 나도 그렇게 생각했는데 당신이 한번 봐 주었으면 했어요."라고 말을 하곤 했죠. 그는 일 처리를 그런 식으로 상당히 많이 했지요.

도널드에 대해서는 이런 말이 있었다.

시간이 흐르면서 그는 자신보다 경험이 많은 사람들이 좀 더 정교한 방법들을 사용하는 걸 봤을 겁니다. 그리고는 그 사람들에게로 가서 "내가 그 걸 한번 해 봐도 될까요?"라거나 "어떻게 했는지 좀 보여 주시겠어요?" 하는 식으로 말을 했겠지요. 그러면 대부분의 사람들은 기분이 으쓱해져서

"따라와요, 어떻게 하는지 보여 줄게요."라고 말했을 겁니다. 만약 그가 가장 간단한 일부터 시작하면서 자기가 감당하지 못할 것 같은 일에는 빠지는 식으로 해 왔다면 실력이 향상되지 못했을 이유가 없지요. 결국 우리 모두는 대체로 모방을 통해 일을 배우는 거니까요. 내 말은 의대에서 배운 것들이 실제 병동 생활을 시작하면 상대적으로 별로 쓸모가 없다는 겁니다. 그리고 당신이 그중 마취과를 시작했다면, 당신은 실제로는 할 수 없는 아주 많은 것들을 배우게 될 겁니다. 왜냐하면 그걸 할 수 있는 유일한 방법은 누군가가 당신의 손을 잡아 준 상태에서 그걸 실제로 해 보고 그 뒤에 혼자서도 할 수 있겠다는 확신이 들 때까지 계속 해 보는 것뿐이니까요.

역시 도널드 사례에 대해 이야기하면서 다른 전문의는 자기 과에서 책임을 맡은 하급 의사들에 적용했던 학습 과정을 설명해 주었다. "그건 언제나 일종의 누진적 학습 과정이었습니다. 먼저 무언가를 해서 그들에게 보여 주고, 그것에 대해 설명해 주고, 왜 그런지, 언제 그걸 하면 안 되는지, 또 어떻게 하면 안 되는지를 말해 준 다음에 곁에서 지켜보면서 그들이 직접 해 보도록 합니다. 그리고는 문 밖에 나가서 지켜보다가 잘못될 기미가 조금이라도 있으면 들어가서 일을 대신하는 게 내 방식이었지요. 그(도널드)는 빨리 배우는 편이었지만 가르침도 잘 받았다고 할 수 있습니다."

그리고 '닥터 도널드' 자신도 이렇게 말했다.

실제 수련 외과의나 선임 수련 외과의(senior house surgeon)가 처음 병원에 오면 거의 하는 일이 없습니다. 나중에 내가 마취 의사였을 때 유심히 관찰해 보고는 깜짝 놀랐습니다. 아마 18세 된 고등학생을 데려다가 이 일을 맡기고 1주일쯤 가르치면 5년 동안 훈련을 받은 수련 외과의만큼 조수 역할을 잘 할 겁니다. 하지만 물론 이것은 하나의 단계에 불과하지요. 더 많은 지식을 얻기 위한 중간 단계 말입니다.

여기서의 인용문들은 이 책의 주제들 중 하나와 연관되어 있다. 환자들이 어느 정도까지 자신을 전문가로 변화시킬 수 있는가, 그래서 권위 있는 조언을 단순히 액면 그대로 받아들이는 대신 자신의 질병에 대해 의료 전문직 종사자들과 동등한 수준에서 논의할 수 있는 지위에 오를 수 있는가 하는 문제이다. 여기서 주목할 점은 심지어 수년이 걸리는 정규 의학 교육을 받은 후에도 하급 의사는 여전히 신출내기라는 사실이다. 따라서 환자들은 설사 책을 통한 학습을 폭넓게 했더라도 이를 진짜 전문성으로 혼동하지 말아야 할 것이다.

지원 팀이 신출내기 의사를 도와줄 것이고 이를 통해 직무 중 학습을 촉진할 것이라는 사실을 감안한다면, 의료상의 실수 때문에 발각되는 가짜 의사들이 거의 없다는 사실은 덜 놀라운 일이 된다. 의료 전문성 부족의 결과로 발각된 두 영국 사례들은 경험 많은 의사들과의 일대일 상호 작용과 같은 매우 부담스러운 상황에서 밝혀졌다. 그렇긴 하지만 심지어 퍼거슨 사례에서도 실수는 미세한 것이었다. 결정적인 문제는 의료에서의 상호 작용에서 어떻게 처신해야 하는가를 배우지 못한 데 있었고 그가 시행한 실제 처치가 문제가 있었던 것은 아니었다. 그는 항상 심각한 심리적 공황 상태에 빠져 있었고 의료의 언어를 습득하지 못했던 것이다. 그를 잡아낸 전문의가 말했듯이, 그는 적절한 전문 용어를 사용하는 대신 '부러진 팔뚝'이라고 진료 기록에 써넣곤 했다.

가짜 의사들은 많은 상이한 의료 전문 분야에서 살아남을 수 있지만(예컨대 가짜 외과 의사도 사례가 알려져 있다.) 위험도는 천차만별이다. 일반의(GP)들은 종종 혼자서 일하며 다른 의사들과의 상호 작용은 별로 없다. GP의 환자들은 대부분 흔히 볼 수 있는 만성 질환자이며, 이는 의료 지식을 뛰어넘는 의사의 공감, 이해, 그리고 환자의 자기 진단을 이끌어 내는 능력을 요구한다(편도염을 다룬 3장을 보라). 이는 가짜 의사들이 때때로 환자들의 특별한 지지를 받는 이유를 설명해 줄 수 있다.[10] 심지어 병원 환경에서도 정기적인 인사이동으로 인해 가짜 의사의 적응에 필요한 처음 몇 달의 결정적인 기간 동안 어느 정도의 익명성이 허용된다. 이는 지원 팀이 간극을 메울 수 있는 여지와 가짜 의사가 학습할 수 있는 시간을 준다. 심지어 가짜 의사가 다른 전문가와의 일대일 관계에서 정체가 드러나는 경우에도 꼭 게임이 끝나는 것은 아니다. 일반적으로 전문 분야와 부대 상황을 막론하고, 가짜 의사가 의료 환경 속에서 더 많은 시간을 보내면 보낼수록 가짜 의사와 자격 있는 의사 사이의 차이는 표면적인 행동에서나 직무를 수행하는 능력에서나 점점 덜 분명해진다. 요컨대 경험 많은 가짜 의사가 의대를 막 나온 신출내기보다 더 나은 의사일 것은 거의 확실하다.

모든 전문직에는 능력의 스펙트럼이 있어서 탁월함에서 무능함까지 펼쳐져 있다. 모든 가짜 의사들은 자격 있는 의사들보다는 능력 면에서 분명 떨어질 거라고 생각하고 싶은 유혹이 일지만, 우리의 분석은 겹치는 부분이 상당히 크게 나타날 수 있음을 보여 준다. 전문직의 최상위에는 탁월한 의사들이 분명 눈에 띌 것이다. 그러나 전문직의 최하위에는 정규 훈련은 받았지만 무능한 의사와 경험이 거의 없는 신출내기가 있다.

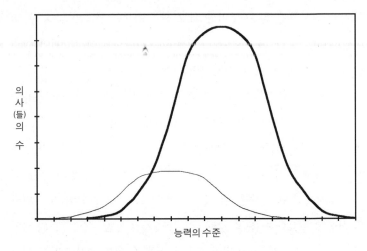

그림 3 정규 훈련을 받은 의사들과 비교한 가짜 의사들의 가설적인 능력

그림 3은 방금 말한 내용을 그래프 형태로 다시 표현한 것이다. 굵은 선은 자격 있는 의사들의 능력을 나타내며, 가는 선은 가짜 의사를 나타낸다(여기서 가짜 의사의 절대 숫자는 상당히 과장되게 그려졌다.). 우리의 주장은 직무 중 학습을 한 중간 범위의 가짜 의사들은 낮은 범위의 자격 있는 의사들보다 더 유능하며, 그 중간 범위에는 현재에도 나무랄 데 없는 방식으로 의료 행위를 하면서 결코 발각되지 않은 사람들이 있을 거라는 것이다.

가짜 의사, 개인, 공동체

이제 환자가 가짜 의사의 정체가 드러난 이후까지도 그에게 치료를 계속 맡기는 경우를 상상하는 것이 덜 이상하게 보일 것이다. 예를 들어 어떤 환자는 생판 모르는 자격 있는 의사들의 손에 자신의 복지를 맡기는 위험을 무릅쓰기보다 닥터 앳킨스 같은 사람에게 계속 치료를 받는 쪽을 선호할지도 모른다. 앳킨스는 여러 해 동안 열심히 일해 왔고, 병상에서의 태도도 믿음을 주는 일반의였으며, 확고하게 자리를 잡은 지역 공동체의 일원이었다. 그가 당신의 가족들을 수십 년 동안 성공적으로 치료해 왔다면 무엇 때문에 바꾸겠는가?

이는 우리에게 골치 아픈 문제를 제기한다. 전반적으로 보아 직무 중 학습에 열심인 경험 많은 가짜 의사들은 상당히 유능해 보인다. 그렇다면 그들의 정체가 드러났다고 해서 우리가 충격을 받을 이유가 무엇이 있겠는가? 결국 의료에서는 누구나 이런저런 실수를 저지르지 않는가? 이에 대한 냉소적인 답변은 이 모두가 의료 전문직의 자기 이해관계, 즉 높은 보수를 받는 자신들의 전문직에 진입하는 것을 통제하려는 데에서 비롯되었다고 말하는 것이다.[11] 그러나 좀 덜 이기적인 답변을 찾으려면 개인과 공동체 사이의 긴장이라는 문제로 다시 돌아가야 한다.

만약 문제의 진실을 숫자로 표현할 수 있다면, 다양한 의료적 처치에 걸쳐 가짜 의사와 자격 있는 의사의 수행 능력을 비교하는 무작위 대조군 시험은 자격 있는 의사들이 평균적으로 가짜 의사들보다는 조금 낫다는 사실을 보여 줄 것이다. 이는 곧 집단 통계만으로 결론을 내려야 하는 한, 우리는 언제나 자격 있는 의사를 처방해야 한다는 것을 의미한다. 하지만 이런 식의 집단 평균 분석은 특정 사례들에서 일어나는 일을 감추어 버린다. 때로는 경험 많은 가짜 의사가 자격 있는 의사만큼 혹은 그보다 더 잘 할 수 있다는 것이다. 우리의 분석에 따르면 가짜 의사가 적어도 자격 있는 의사만큼 잘한 사례는 상당히 많다.

가짜 의사들이 진짜 문제를 일으킬 정도로 심각한 의료상의 실수를 저지르는 일은 드물게 발생한다.

이러한 주장의 논리는 우리가 1장에서 골절에 대한 치료를 무작위 대조군 시험과 비교할 때 사용했던 것과 유사하다. 집단 평균들은 개별 환자(혹은 개별 환자-의사 관계)와 관련된 인과적 연쇄에 대한 정보가 부족할 때에만 사용되어야 한다. 골절의 경우 우리는 집단 평균들에 대해서 잊어버릴 수 있을 정도로 충분한 정보를 가지고 있었다. 그러나 가짜 의사들의 경우는 대체로 그렇지 못하다.[12] 따라서 우리는 대체로 평균치만 가지고 결론을 내려야 하기 때문에 무자격 의사보다는 자격 있는 의사를 선호하는 것이 옳다.

두 번째 이유 역시 개인-공동체 축에 의존하고 있다. 만약 누구나 길거리로 나가서 아무런 의료 훈련도 받지 않은 채 효과적으로 의사 일을 할 수 있다는 것이 받아들여진다면, 의학이 건강에 주변적인 기여 이상을 한다고 주장하기가 어려워진다. 이 사실이 사람들에게 알려진다면 장기적으로 보아 의료는 민간의 실행으로 되돌아갈 것이다.

그렇다면 우리는 단기적이고 개인적인 고려, 즉 가짜 의사가 줄 수 있는 편익의 비용 효과성과 장기적이고 공동체적인 고려가 서로 다른 방향을 가리키고 있음을 볼 수 있다. 즉 평균적으로 보아 가짜 의사들은 자격 있는 의사들만큼 잘하지 못하며, 가짜 의사라고 하는 관념만으로도 우리 사회의 건강에 대한 지배적 접근법으로서의 의학이라는 관념과 긴장을 빚고 있다는 것이다.

진짜 문제는 의료 무자격자들의 숙련 부족이 아니라는 주장은 의료의 변방 혹은 그 인근에 다른 무자격 집단들이 존재한다는 사실에 의해서 강화된다. 대형 사고나 자연재해 발생 시에, 전쟁터에서, 그리고 개별 응급 상황(심폐 소생술을 다룬 6장을 보라.)에서는 훈련받은 사람들과 그렇지 않은 사람들 사이의 경계가 흐려진다. 뿐만 아니라 요즘에는 자격이 덜 갖춰진 집단들의 의료 능력이 인정되면서 불가능이 현실로 바뀌고 있다. 이제 간호사들은 더 많은 책임을 맡는 것처럼 보이도록 허용되고 있고, '준의료인'이라는 새로운 범주는 완전한 의료 지식이 없이도 얼마나 많은 일을 할 수 있는지를 인정하고 있다. 그러한 집단들이 공식적인 장벽으로 분리되어 있기만 하다면, 그들은 (지난 수십 년 동안 간호사들이 암암리에 그래 왔듯이) 의사의 역할 중 점점 더 많은 것들을 사실상 넘겨받을 수 있을 것이다. 의료 전문직의 장기적인 기술적 미래를 의문에 빠뜨리지 않으면서 말이다. 우리 사회는 현재 준의료인을 인정하고 있긴 하지만, 경험 많은 가짜 의사에게 공식 지위를 부여할 준비는 안 되어 있다. 우리 생활에서 어떤 형태의 속임수도 원치 않기 때문이다. 그러나 냉정하게 생각하면, 이런 판단에서 작용하는 원칙은 의료 행위의 효과성을 보호하는 것이 아니라 사회적으로 정의된 역할에 대한 신뢰를 유지하는 것과 더 관련이 있다.

결론

가짜 의사들에 대한 고찰은 몇 가지 교훈을 남겨 준다. 그중 일부는 별로 놀랄 만한 것이 아니고 일부는 아주 분명하게 드러나지 않는다. 별로 놀랍지 않은 교훈부터 시작하자면, 가짜 의사들은 의료 실행에 얼마나 큰 불확실성과 편차가 존재하는지를 보여 준다. 의료 실행은 국가들 **사이에** 커다란 편차가 있어서 가짜 의사가 직무에 임할 때 처음 몇 달 간의 어려운 훈련 기간을 쉽게 통과할 수 있도록 해 준다. 적어도 실수를 중 일부는 신출내기 의사가 훈련을 받은 다른 나라에서의 접근법 차이에서 유래한 것으로 보아 넘길 수 있는 것이다. 그리고 한 국가의 의료 체제 **내에서** 수용 가능한 치료법으로 간주되는 것들에도 커다란 편차가 존재하는데, 이는 가짜 의사들이 사후적으로 보았을 때 괴상하게 보이는 판단(셀선 처방)을 내리는 경우에도 살아남을 수 있도록 해 준다.

다음으로, 아주 분명하지는 않지만 이 책에서 다루는 주제와 연관해 동등한 중요성을 가진 교훈도 가짜 의사들의 이력에서 경험을 쌓기 이전의 초기 기간에서 얻을 수 있다. 주변의 지원 팀은 가짜 의사의 실수를 보아 넘기는데, 그 이유는 설사 고된 의대 과정을 성공적으로 마친 의사라 할지라도 실제 의료가 실행되는 현장에 오게 되면 무지한 초보자가 되어 버림을 그들이 당연하게 받아들이기 때문이다. 가짜 의사의 사례는 질병을 이해하는 데에서 책을 통한 학습이 상대적으로 얼마나 중요하지 않은가를 보여 준다. 이는 우리가 책이나 다른 문서 자료들에서 충분한 정보를 얻어 의료 전문직에 도전하려 하기 전에 잠시 멈추어 생각을 해 볼 기회를 제공한다.

마지막 교훈은 이 책의 중심 주장을 확인시킨다. 우리가 가짜 의사들에 반응하는 방식을 이해하기 위해서는, 우리가 집단 전체에 대해 생각하는 방식을 개인들과 개별적 처치들에 대해 생각하는 방식과 세심하게 분리해야 한다는 것이다.

3장

편도 절제 수술 — 진단과 불확실성에 대처하기

많은 사람들은 편도(혹은 아데노이드) 절제 수술을 받을 때 외과 의사의 메스를 처음으로 만난다. 그리고 평생 수술은 그것으로 끝인 사람들이 많다. 편도 절제 수술은 최초의 표준화된 수술들 중 하나였으며, 20세기 초에 등장한 새로운 생산 라인식 외과 수술의 대표 주자 격이었다. 편도 절제 수술은 목구멍 통증을 감소시키고 때때로 그에 수반하는 치명적인 감염을 막는 것으로 생각되었다. 이에 따라 20세기 내내 엄청나게 많은 편도 절제 수술이 행해졌다.

오늘날 목구멍 통증은 사라지지 않았고 편도 절제 수술은 여전히 대규모로 이뤄지고 있다. 영국에서는 연평균 8만 건의 편도 절제 수술이 시행되고 있는데 대부분은 어린아이들을 대상으로 하고 있다. 미국에서는 국가 자료가 존재하는 가장 최근 연도인 1996년에 15세 미만 아동 28만 7000명이 편도 절제 수술을 받았고 이 중 일부는 아데노이드 절제 수술도 같이 받았다.

편도 절제 수술은 그리 매혹적인 대상이 아니며 기사거리가 되는 일도 거의 없다. 아이가 수술 때문에 사망한 경우 의료적 무능함을 따지는 소송이 간혹 진행되긴 한다. 그러나 편도 절제 수술은 죽느냐 사느냐 하는 극적인 상황과는 대체로 무관하다. 편도 이식을 희망하거나 이를 위해 대기하고 있는 환자가 있는 것도 아니다. 편도는 거의 쓸모가 없어 보인다. 최근 편도, 정확하게는 편도 절제가 영국에서 새로운 중요성을 갖게 되었다. 매년 절제된 수천수만 개의 편도가 인간 광우병으로 더 잘 알려진 변종 크로이츠펠트야코프병의 감염 여부에 대한 좋은 잣대라는 사실이 밝혀졌다. 영국에서는 2003년 편도 조직을 수집, 저장하는 국가 보관소가 발족했고, 앞으로 편도 절제 수술에서 나온 10만 쌍의 편도를 수집할 계획으로 있다. 수술 후 폐기된 편도에서 프리온(prion)으로 알려진 이상하게 접힌 단백질의 유무를 검사해 봄으로써 이 치명적인 질병의 확산 과정에 대한 증거를 찾을 수 있다.

편도 절제 수술의 효과에 대해서는 논란이 많았고 소아과 의사들 사이에서 오랫동안 논쟁이 되어 왔다. 시간이 흐르면서 의사들은 이 수술이 가져다준다고 하는 이익에 대해서 점점 더 회의적인 태도를 취하게 되었다. 항생제의 발전으로 인해서 호흡기 감염은 덜 과감한 방법으로 치료하고 해결할 수 있게 되었다. 그러나 이 수술은 감소세를 보이고 있긴 하지만 여전히 미국에서 아이들에게 시행되는 가장 흔한 수술이다. 편도 절제를 둘러싼 논쟁은 전문가들 사이에서 계속 진행 중이지만 좀 더 폭넓은 관심으로 이어지고 있지는 못하다. 특히 편도 절제 수술을 다른 종류의 의료 개입과 비교해 보면 그렇다. 가령 제왕 절개 수술의 지속적인 증가와 자연 분만의 감소는 출산의 '과잉 의료화'에 대한 우려를 다시금 불러일으키고 있는데, 의료 소송의 압박 증가 혹은 의사의 시간표가 산모의 시간표를 대체한 것이 그 원인으로 지목되고 있다. 이와 같은 대중 논쟁이나 언론의 주목이 편도 절제 수술에 대해서는 결여되어 있다는 것이 바로 우리가 이 사례에 관심을 갖게 된 이유이다. 우리는 이 장에서 이처럼 극히 일상화된 진단과 수술에 내재해 있는 불확실성을 검토할 것이다.

우리가 서론에서 이야기했던 의료의 불확실성은 별로 새로운 이야기가 아니다. 우리는 병을 진단하고 병의 진행을 예측하며 효과적인 치료법을 처방하는 완벽한 지식을 가진 것이 결코 아니다. 현대의 진단 도구들이 도움을 줄 수는 있지만 어떤 경우에는 이것들이 새로운 불확실성을 끌어들인다. 유전자 검사나 유방암 진단을 위한 유방 조영술 같은 새로운 진단 도구들이 전형적인 예이다. 이러한 검사들은 어떤 행동의 길잡이로 삼기에는 악명 높을 정도로 신뢰도가 떨어진다. 이유는 간단하다. 암에 걸릴 통계적 가능성이 있다는 말이 곧 암에 반드시 걸린다는 의미는 아니기 때문이다. 이럴 때 조기에 과감한 조치를 취해야 하는가, 아니면 기다려 봐야 하는가? 선택의 어려움은 물론이고 개개인에 대한 예측에 만연한 불확실성은, 검사와 결과 해석 과정의 오류 가능성으로 인해 더욱 확대된다. 잘못된 긍정 결과*는 결코 먼 가능성이 아닌 것이다. 자신들이 개발한 검사법에 대한 공세적 판촉 활동을 벌이는 생명 공학 회사들과 공중 보건 로비스트들, 페미니스트 운동가들, 환자 활동가 집단들도 논쟁에 포진하고 있다.

편도 문제로 돌아가면, 앞으로 살펴볼 바와 같이 편도 절제의 필요성과 절제 수술의 효과에도 불확실성이 수반된다. 그러나 이 사례에서 우리는 상업적 관심이나 언론의 관심, 정치의 영역으로부터 비켜나 있는, 가공되지 않은 불확실성을 만나게 될 것이다. 우리는 우리가 지닌 지식과 숙련의 한계를 의사들과 환자들 자신이 일상 업무 속에서,

* _____ 병이 없는데 검사 결과 병이 있다고 나오는 것. —옮긴이

매일매일의 의료 생활 속에서 경험하는 그대로 만날 것이다. 목구멍 통증, 어린아이들, 그리고 목구멍 속에 있는 이상하고 때로는 고통을 주는 융기들이 우리의 길잡이가 될 것이다.

우리는 자료를 두 부분으로 나누었다. 먼저 우리는 편도 절제 수술의 사례를 구체적으로 들여다보고 이어 환자와 의사가 의료 상담에 가지고 들어오는 서로 다른 종류의 전문성을 살펴볼 것이다. 우리는 서로 다른 전문성의 형태들을 상세하게 묘사함으로써 왜 일상적인 의료 상담이 불확실한 결과들을 낳을 수 있는지를 보여 주려 한다. 마지막으로 우리는 편도 절제 수술로 돌아가 우리가 어떤 교훈을 배워야 하는가 하는 물음을 던질 것이다.

편도는 무슨 일을 하는가?

편도는 목구멍 속 양옆에 위치한 작은 분비샘이다. 편도, 그리고 이와 밀접하게 연관된 아데노이드(비강 뒤편에 위치한 보통 눈에 보이지 않는 조직 덩어리)는 우리 면역계의 일부이다. 이 말랑말랑한 분비샘들은 감염에 맞서 싸우는 것을 돕는 조기 경보 시스템의 일부를 형성한다. 이들은 호흡 경로의 입구 가까이 위치해 우리가 호흡하는 공기로부터 몸속으로 스며들 수 있는 바이러스나 세균 들을 조기에 감지할 수 있다. 세균과 바이러스가 편도나 아데노이드와 접촉하게 되면 면역계가 작동해 감염에 맞서 싸우는 것을 돕는 항체를 생산한다.

편도와 아데노이드는 (3세 미만의) 어린아이들이 질병과 맞서 싸우는 데 적극적인 역할을 하는 것으로 생각된다. 출생 후 처음 6개월 동안에는 심지어 결정적인 역할을 하는 것 같기도 하다. 반면 좀 더 나이를 먹은 아이나 어른들의 경우 편도와 아데노이드가 어떤 일을 하는지는 덜 분명하다. 항공기의 안전 필수 시스템처럼 사람의 몸은 여분(redundancy)을 내장하고 있다. 핏속을 순환하고 있는 T-세포와 같은 우리 몸의 다른 부분들 역시 면역계를 효과적으로 작동시킬 수 있고, 아데노이드는 10대 아이들에게서 자연적으로 없어져 버리기까지 한다. 많은 사람들(이 책의 저자들 중의 하나도 포함해서)은 어린 시절에 아데노이드나 편도, 혹은 둘 모두를 절제하는 수술을 받았고 그로 인해 아무런 영향도 받지 않은 것으로 보인다.

그러나 편도는 문제를 일으킬 수 있다. 많은 사람들은 감기에 걸리거나 목구멍 통증을 느낄 때 편도가 붓는 것을 경험한다. 때로는 여기에 통증이 수반되며 편도가 빨갛게 부어오르고 흰 반점이 나타나는데, 이런 증상을 편도염이라고 한다. 어떤 아이들은 이런 증상이 반복해서 나타나 숨을 쉬고 음식을 삼키는 데 만성적인 어려움을 겪을 수 있으며, 아울러 감염이 귀, 코, 목구멍, 폐까지 확산될 수도 있다. 연쇄상 구균 감염은 특히 위험한데, 치료를 받지 않을 경우 류마티스 열과 같이 생명을 위협하는 질병으로 이어질 수 있기 때문이다. 부어오른 편도는 기도를 막을 수 있어 위험하고 정상적인 수면에 방해가 될 수 있다. 편도 절제는 아프고 부어오를 수 있는 기관이 하나 줄고 그와 연관해 문제가 생길 가능성도 줄어드는 것을 의미한다. 따라서 논리는 간단하다. 일부 아이들은 병에 걸리고 고통스러우며 곧잘 부어오르지만 분명히 하는 일은 없는 편도를 제거하면 이득을 볼 거라는 것이다. 편도를 잘라내는 것은 쉬운 일이고, 그것을 제거했을 때 몸에 딱히 나쁜 영향을 주는 것도 아니다.

편도 절제의 짧은 역사

　편도 절제는 적어도 기원후 1세기에 이미 시작되었다. 로마의 유명한 의사 켈수스가 편도 절제 수술 기법을 묘사한 기록이 남아 있다. 초기의 수술 절차들은 위험했고 고통스러웠으며, 칼로 편도를 직접 잘라 내거나 부드러운 철사로 편도를 동여매어 끊어 내는 식이었다. 이절차는 12시간까지 소요될 수 있었고, 그동안 환자는 고통 속에서 아무것도 삼키지 못한 채 침을 흘리며 앉아 있었다. 1832년에 필라델피아의 의사 필립 피직이 편도 절제 칼(tonsilotome)을 발명해 수술의 고통을 경감시켰다. 피직은 17세기 이후 노르웨이에서 목젖을 절제할 때 사용해 온 기존의 도구인 목젖 절제 칼(uvulotome)을 응용해 만들었다. 편도 절제 칼은 둥그런 고리로 이뤄져 있고 그 뒤에 왁스칠을 한 린넨 천 조각이 있어 편도를 제자리에 붙잡아 놓는다. 단두대처럼 넣었다 뺐다 할 수 있는 칼날이 편도를 깔끔하게 잘라 낼 수 있도록 하기 위해서다. 오늘날 대부분의 수술은 절개에 의해 혹은 여러 가지 형태의 단두대식 편도 절제 수술에 의해 시행된다.

　편도와 아데노이드를 제거하는 의료 실행이 본격적으로 시작되어 외과 수술 그 자체의 성장과 보조를 같이하게 된 것은 20세기 초의 일이었다. 편도 절제 수술은 빠른 속도로 가장 흔한 수술 중 하나로 자리를 잡았다. 의학사가들은 초기의 병원들에서 시행된 수술의 종류를 연구해 왔다. 가령 미국의 펜실베이니아 병원(1751년에 설립된 미국에서 가장 오래된 병원 중 하나)에서 1895년에 가장 자주 시행된 수술은 목에 염증이 생긴 림프선을 제거하는 경부 림프선염 절제 수술로 25회가 시행되었다. 반면 30년이 지난 1925년에 같은 병원에서 가장 흔한 수술은 편도 절제 수술과 아데노이드 절제 수술이었고, 1,000번이 넘게 이뤄졌다. (다음으로 많은 수술은 맹장 수술로 그해에 234회가 시행되었다.) 1893년에 처음 발간된 『미 육군 의무감실 색인 목록(*Surgeon General's Index Catalog*)』[*]의 첫 번째 시리즈에는 편도 수술에 관한 언급이 3쪽 분량도 안 되었지만, 1913년에 보강된 두 번째 시리즈에서는 편도 수술에만 18쪽을 할애했다.[1]

아데노이드 절제 수술은 좀 더 최근에 들어 시작되었다. 19세기 후반 코펜하겐의 빌헬름 마이어는 아데노이드의 증식이 코에 나타나는 증상과 청력 손실의 원인이라는 주장을 펼쳤다. 이에 따라 한동안 수술에 편도 절제나 아데노이드 절제만 포함시켜야 하는지 아니면 이 둘이 함께 이루어져야 하는지에 대해서 의견이 분분했다. 대체로 보아 편도 절제는 목구멍의 증상에, 아데노이드 절제는 중이(中耳) 질환에 효과가 있다고 생각되었다. 실제 의료 실행에서 종종 외과 의사들은 환자가 이왕 병원에 입원해 마취가 되어 있을 때 두 수술을 한 번에 하는 것을 선호했다.

19세기 후반에 편도 절제 수술과 아데노이드 절제 수술이 그렇게 많이 시행된 이유는 당시 유행한 '병소(病巢) 감염 이론'에서 찾을 수 있다. 이런 생각은 1870년대에 질병의 병원균 이론에 의해 촉발된 미생물학 혁명의 일부였고, (1895년에 발명된) 엑스선과 같은 신기술, 즉 이

---

[*]_____감독 의무관(Surgeon General)은 1893년에는 현재 보건부 장관에 해당하는 국가 의료 행정의 수장이었다. 오늘날 미국 공중 보건국(Public Health Service)은 해군 병원국(Marine Hospital Service)이 1870년에 전국적인 병원 체계로 재조직되면서 발전한 것인데, 당시 해군 병원국의 행정 책임을 맡고 있던 감독 의무관에게 'Surgeon General'이라는 직함이 붙었다. 따라서 미국 보건부의 보건 백서와 같은 선구적인 정부 공식 문서들이 당시 의무감실에서 발간되었다. —옮긴이

전까지는 숨겨져 있어서 볼 수 없었던 인체 내부를 의사들이 들여다 볼 수 있게 해 준 기술이 등장과도 연결되어 있었다.[2] 만약 미생물이 병을 일으킨다면 미생물이 서식하는 어떤 장소도 관절염에서 신장염에 이르는 질병들의 원천이 될 수 있었다. 당시의 이해 방식에 따르면 편도는 "미생물의 성장에 이상적인 둥지를 형성한다. 그곳에는 온기, 습기, 부패하고 있는 분비물이 있고, 미생물을 몰아낼 수 있는 공기의 흐름이나 체액의 마찰로부터도 격리"(Howell, 60)된 것이었다.

편도 절제 수술의 증가에는 물론 편도를 떼어 낼 것을 권고하는 진단의 증가가 수반되었다. 편도 절제 수술이 점점 더 흔한 수술이 되어 감에 따라, 편도라는 기관의 존재 그 자체가 사실상 편도 절제 수술의 필요성을 보여 주는 것으로 간주되었다. 1930년대 일류 의사의 회고에 따르면, "거의 모든 아이들이 생명과 건강에 위협이 되는 병든 편도를 가지고 있었다." 진단은 두 가지 근거, 즉 생리적 근거와 병리적 근거에 따라 이뤄졌다. 생리적 근거는 편도와 연결 지을 수 있는 특정한 유형의 손상이었다. 가령 "아이의 목소리가 불쾌하게 들린"다거나 귀에 심한 통증이 있고 청력이 손상된다거나 "신체 메커니즘이 약간 쇠약해져서 저항력이 부족해지거나 분명치는 않지만 일반적으로 **표준 이하**를 나타내 보이는 것" 등이 여기 속했다. 병리적 근거는 다른 곳이 감염되었다는 증거나 그냥 예방 조치(소위 "편도가 거기 있으니 떼어 내야만 한다.")에 따른 것이었다. 바꿔 말해 거의 모든 아이들의 편도 절제 수술을 정당화해 주는 근거는 오직 의학적 증거에서 찾았다.

편도 절제 수술의 급격한 증가는 그 자체로 병원 외과 수술의 발전에 큰 자극이 되었다. 병원에 수용할 수 있는 것보다 더 많은 수의 아이들이 수술이 필요한 것처럼 보였다. 1920년에 뉴욕 시의 아이들을 대상으로 한 조사는 10~20퍼센트의 아이들이 편도가 부어 있거나 호흡에 곤란을 겪고 있음을 보여 주었는데, 이는 그들에게 편도 절제 수술이 필요하다는 확실한 징후였다. 당시 몇몇 의료계 지도자들은 더 많은 수술을 시행하려면 소아과 인턴처럼 경험이 적은 의사들에게도 편도 절제 수술을 할 수 있도록 허용해야 한다고 생각하기도 했다. 20세기 초에 편도 절제 수술은 외과 수술의 힘과 성공을 가장 설득력 있게 보여 주는 사례로 생각되었다. 한 역사가가 말했듯이, "편도 절제 수술은 외과의 다른 어떤 수술보다도 수술의 성공률이 높았다." (Howell, 61). 아울러 외과 의사의 은행 계좌를 두둑하게 만들어 준 점에서도 편도 절제 수술보다 더 만족스러운 결과를 낸 수술은 없었다는 사실을 기억해 둘 만하다. 외과 의사들은 편도 덕분에 부자가 될 수 있었다. 최근의 연구는 실제 시행된 수술의 수에 비례해 조정되지 않는 선지불 보험 프로그램*인 집단 외과 시술(group surgical practices)에서는 편도 절제 수술의 빈도가 더 낮다는 것을 보여 준다.

역학적 수수께끼

그럼 어떤 사람들이 편도 절제 수술을 받았는가? 역학자들은 얼른 이해하기 어려운 경향들을 찾아냈다. 특정한 아이들 집단에서 편도 절제 수술을 받는 경향이 더 높게 나타나는 것처럼 보였다. 초기의 한

---

*　　　　정해진 보험료를 내고 미리 계약한 조건 안에서 진료를 받는 미국의 대표적인 민간 건강 보험 방식이다. 회원(가입자)은 원칙적으로 건강 관리 기구(Health Maintenance Organization, HMO)가 지정하는 의사와 기관에서만, 그리고 일정한 진료 체계를 거쳐서만 진료를 받을 수 있다. ―옮긴이

연구는 1930년대 영국에서 무료 학교 보건 서비스의 지원을 받아 시행된 편도 절제 수술을 다루었는데, 이 연구의 저자에 따르면 "1931년에 서로 다른 지역의 수술 비율을 비교해 보면 …… 유사한 환경을 가진 것으로 보이는 지역들에서 놀라울 정도로 차이가 크게 나타났다. 그해에 마게이트의 수술 비율은 램즈게이트보다 8배 높았고(둘 다 비슷한 해변 휴양지다.), 엔필드는 우드그린의 6배, 핀츨리의 4배였다(모두 런던에 있는 비슷한 지역들이다.). 바스의 수술 비율은 (인접한) 브리스톨보다 5배 높았고, 길포드는 (인근에 있는) 레이게이트의 4배, 솔즈베리는 (지근거리인) 윈체스터의 3배였다."(Bloor, 44에서 인용).

환자들의 계층적 배경에 대한 연구는 흥미로운 결과를 보여 준다. 예를 들어 1939년에 영국 명문 사립학교 이튼의 신입생 중 83퍼센트는 이미 편도 절제 수술을 받은 상태였다. 다른 수술과 비교를 해 보아도 골치 아픈 데이터가 나타난다. 1950년에 실시된 한 조사는 캐나다에서 맹장 수술을 받은 아이들이 그렇지 않은 아이들보다 편도 절제 수술을 받았을 확률이 2배나 높다는 사실을 발견했다. 아마 가장 괴상한 발견은 1960년에 밀러와 그 동료 연구자들이 실시한 연구일 것이다. 그들은 뉴캐슬에서 대규모의 아이들 표본을 뽑았는데, 4세 이하의 남자아이의 경우 포경 수술을 받은 아이들은 그렇지 않은 아이들보다 편도 절제 수술을 받았을 확률이 7배나 더 높았다.

이렇게 놀라운 편차들을 어떻게 설명해야 할까? 연구들은 수술이 정말 필요한지 여부를 결정하는 과정에 초점을 맞추기 시작했다. 제2차 세계 대전 이전에 미국에서 수행된 한 권위 있는 연구는 뉴욕 시에서 학교를 다니는 아이들 1,000명을 대상으로 했다. 이들 중 61퍼센트는 이미 편도 절제 수술을 받고 학교에 들어왔고, 나머지 39퍼센트는 학교 의사들의 검사를 받았는데 의사들은 이 중 45퍼센트가 추가로 수술을 받아야 한다고 권고했다. 여기서 '퇴짜를 맞은' 아이들은 다시 두 번째 모둠의 의사들에게 보내졌고 그중 46퍼센트가 수술 권고를 받았다. 남은 아이들(편도 절제 수술에서 두 번 퇴짜를 맞은 아이들)은 세 번째 모둠의 의사들에게 보내져 다시 44퍼센트가 수술 권고를 받았다. 이 시점에 이르자 애초 1,000명의 아이들 중 수술을 받지 않았거나 수술 권고를 받지 않은 아이는 65명밖에 남지 않게 되었다.

편도 절제와 아데노이드 절제 수술 사례에서 검진 결과가 이처럼 다르게 나타나는 현상은 서로 다른 의사들 **사이에서**뿐만 아니라 **같은** 의사가 시간을 두고 다시 검진하는 경우에도 발견되었다. 영국의 한 연구에서 아이들의 편도를 찍은 9장의 컬러 슬라이드를 41명의 이비인후과 전문의, 소아과 전문의, 그리고 일반의 들에게 보여 주었다. 이때 의사들에게는 말해 주지 않고 두 슬라이드는 두 번씩 보여 주었는데, 의사들이 두 번 보여 준 슬라이드에 대해 동일한 평가를 내리는 능력의 평균치는 우연에 맡겼을 때보다 약간 더 높은 정도에 불과했다.

의료 검진 꼼꼼히 들여다보기

앞서 논의했던 연구들을 통해 서로 다른 의사들이 편도 절제 수술의 필요성에 대해 놀라울 정도로 다른 평가를 내린다는 사실이 분명해졌다. 이에 대해서는 의사들이 사용하는 진단의 기준이 매우 다양하다는 것이 한 가지 설명이 될 수 있다. 그러나 이는 사실과 다른 것으로 드러났다. 의사들이 언급하는 지표들은 그 본질에서 하나의 표준을 따르고 있다. 비록 서로 다른 권위자들이 이 지표들에 상이한 가중치를 주긴 하지만 말이다. 의사들이 어떻게 서로 다른 결론에 도달하는지 알아보기 위해 의사들이 실제로 어떻게 진단을 내리는지를 다룬 구체적인 사회학 연구를 살펴보기로 하자. 이 연구는 1970년대 영국에서 의료 사회학자 마이클 블루어가 수행했다. 블루어는 영국의 여러 병원에서 이비인후과 외래 환자들을 보는 11명의 다른 전문의들을 관찰했다. 영국 내에서 이러한 전문의들은 통상의 가정의와는 분리된 단계에서 일한다. 보통은 일반의(GP)가 아이를 먼저 보고 필요할 경우 그 아이를 (대개 지역 병원에 있는) 이비인후과 전문의에게 위탁한다. 최종 결정을 내리고 필요할 경우 수술을 집도하는 사람이 바로 이비인후과 전문의들이다. 전문의의 임무는 각각의 환자 사례를 평가해 편도 절제 수술이 정말로 적절한지 여부를 결정하는 것이다.

전문의의 관점에서 보면 이러한 평가는 일상적인 일이라는 사실을 인식하는 게 중요하다. 그들은 여러 해 동안 목구멍 통증이 있는 아이들을 거의 매일같이 검진하게 된다. 아이들은 언제나 상당히 제한된 범위의 이환율* 내에서 여러 가지 증상들을 보인다. 환자들의 통증 호소는 익숙한 것이고, 의사들은 익숙한 조사 절차를 따라 익숙한 형태의 치료 개입을 지시하는 익숙한 예후를 내놓을 수 있다. 바꿔 말해 진단은 엄청난 제약 조건들 하에서 일어나는 생명을 위협하는 증상과는 상관이 없으며 수술 자체도 일상적으로 반복되는 것이다. 이 사례가 의료에서의 의사 결정이라는 측면에서 잘 보여 주는 것은 바로 그러한 과정의 일상적인 성격이다.

---

* _____ 병에 걸리는 정도를 표시하는 통계적 지표. —옮긴이

블루어는 모든 전문의들이 아이들을 검진하기 시작할 때 세 가지의 중요한 임상적 지표를 찾는다는 사실을 알게 되었다. (1) 목의 림프선 비대(림프선이 부어오르면 귀 아래쪽 목의 표면에서 만질 수 있다.), (2) 편도에 나타나는 곰보 같은 자국, (3) 인두 내 편도 옆에 있는 전구개궁이 붉은색으로 보이는 것이 그것이다. 그러나 전문의들은 이러한 신호들 중 어떤 것을 평가와 관련이 있는 것으로 간주할 것인가를 놓고 서로 견해가 달랐다. 어떤 의사들은 신호들을 좀 더 폭넓게 찾는 반면 다른 의사들은 협소하게 찾았다. 예를 들어 어떤 의사는 위의 세 가지 주요 신호들 중 어느 하나만 있어도 편도 감염의 증거가 나타난 것으로 보고 편도 절제 수술이 필요하다고 판단했다. 반면 다른 의사는 목의 림프선 여러 개가 부었거나 2개의 림프선이 부어올라 목의 표면에 뚜렷이 보이는가 하는 단 하나의 기준만으로 판단을 내렸다.

좀 더 두드러진 차이는 어떤 임상적 징후를 찾을 것인가가 아니라 이 징후들이 특정 환자의 병력(病歷)과 관련해 어떤 중요성을 갖는가에 있다. 여기서 우리는 의료 검진에서 직면하는 과제의 복잡성이 지닌 전모를 처음으로 보게 된다. 환자의 병력을 구성하는 것은 간단한 문제가 아닌데도 많은 의료 진단과 검진이 결정적으로 그것에 의존한다. 우리가 이 책의 서론에서 지적했듯이 전문직으로서의 의료는 19세기 후반과 20세기 초반에 급격한 발전을 이루었는데, 사후 검시와 청진기 같은 새로운 의료 기술을 사용함으로써 다양한 질병과 증상에 대한 환자 자신의 평가에 덜 의지하면서 진단을 내릴 수 있게 된 것이 그 계기였다. 그러나 편도 절제 수술 권고는 (목구멍 통증, 부어오른 편도 등에 대한) 환자 자신의 보고와 의사가 직접 눈으로 볼 수 있는 임상적 증거 양쪽 모두에 여전히 의지하는 것으로 나타났다. 뿐만 아니라 블루어가 관찰한 사례들에서는 의료 전문직의 서로 다른 두 층위(환자를 처음 대면하는 일반의의 수술을 집도해야 하는 외과의)에서 증거를 평가했다. 앞으로 보겠지만 이것은 문제를 더욱 더 복잡하게 만든다.

블루어는 서로 다른 검진 의사들이 환자들의 병력을 다루기 위해 서로 다른 전략을 사용한다는 것을 알아냈다. 블루어의 표본에 들어 있는 한 의사는 3가지 주요한 임상적 징후들 중에 2가지가 나타나면 결정적이라고 생각했고 이 징후들을 편도 절제 수술의 필요성을 진단하는 **독자적 근거**로 간주했다. 바꿔 말해 환자의 병력은 중요하지 않았다. 이 의사는 자신이 맡은 환자들 대다수가 2가지 이상의 임상적 신호를 나타낸다는 사실을 알게 되었다. "내가 본 환자들, 아시다시피 편도 절제 수술 관계로 위탁받은 환자들 중 80퍼센트, 즉 5명 중 4명은 이런 범주에 속한다고 생각합니다."(Bloor, 48). 만약 편도 감염을 나타내는 직접적인 임상적 신호들이 없다면 당장 수술을 할 필요는 없다는 것이 이 의사의 견해였다.

하지만 다른 한 의사는 거의 정반대의 전략을 취했다. 이 의사는 편도나 목의 림프선에 대한 검진 결과에는 아무런 중요성도 부여하지 않았다. 어떤 경우에는 (가령 아이가 병원에 와서 불안해하거나 겁에 질려 있으면) 아예 검진을 시도조차 하지 않고 순전히 아이의 병력(대부분 부모가 제공해준다.)에 근거해서 결정을 내렸다. 또 다른 의사도 목구멍 통증의 병력이 갖는 중요성을 강조했다. "내 생각에는 거의 모든 경우에 검진보다 병력이 더 중요합니다. 누군가가 언젠가 이런 말을 했다고 하더군요. 아이의 목구멍을 들여다봐야 하는 유일한 이유는 편도가 **아직도** 거기 남아 있는지, 당신보다 먼저 그걸 떼어 낸 사람이 아무도 없었는지를 확인해 보기 위해서라고 말입니다! 물론 이것은 과장 섞인 이야기지만 핵심은 잘 지적하고 있습니다."(Bloor, 49).

물론 병력의 구성도 중립적이라고 보기는 어렵다. 심지어 목구멍 통증에 관한 간단한 병력을 이야기하는 것도 많은 다른 종류의 가정들을 포함할 수 있다. 예를 들어 환자에게 들은 이야기로 병력을 재구성하려면 어느 정도의 세부 사항까지 의사가 알아야 하는가? 블루어에 따르면, 어떤 의사는 아이가 목구멍 통증으로 인해서 크게 괴로워했는지를 부모에게 물어봐서 그렇다는 답을 듣는 정도만으로 만족감을 표시했다.

<u>의사</u> 아이가 편도 때문에 엄청나게 고통스러워했나요?
<u>엄마</u> 예.

반면 다른 일부 의사들은 증상의 지속 기간과 재발 빈도에 관해 폭넓게 부모들에게 질문을 던졌다.

<u>의사</u> 아이에게 목구멍 통증이 있나요?
<u>엄마</u> 예.
<u>의사</u> 이런 증상이 얼마나 오래 되었죠?
<u>엄마</u> 2년 동안 겨울에요.
<u>의사</u> 병원에는 1년에 몇 번이나 가셨나요?
<u>엄마</u> 서너 번 정도요.

일부 의사들은 이런 병력과 관련해 더 넓은 범위의 증상에 대한 질문을 던졌다. 아래 사례에서는 통증의 정도와 귀 쪽에 다른 증상이 없

는지에 대한 질문이 나온다.

(일반의가 "재발성" 목구멍 통증과 귀앓이 병력 기록을 첨부해 10세 여자아이를 전문의에게 위탁했다. 일반의는 편도가 붓고 "건강하지 못하다."라고 하면서 편도 절제 수술이 필요할지 모르겠다고 썼다.)

의사 목구멍 통증이 얼마나 자주 있었나요?

엄마 요 근래에는 자주 그랬어요.

의사 한 번 아프면 얼마나 오래 갔죠?

엄마 매번 1주일 정도 아팠던 것 같아요.

의사 이런 증상이 얼마나 오래 되었나요? 지난 2~3년 정도?

엄마 예.

의사 1년에 몇 번 정도 아팠나요?

엄마 서너 번 정도요.

의사 페니실린을 맞아야 했나요?

엄마 예.

의사 학교에 결석 많이 했겠네요?

엄마 상당히 많이 빠졌죠.

의사 귀는 아프지 않았나요?

엄마 예, 지난번에는 귀도 아프다고 하더군요.

의사 아픈 것이 보통 겨울이었던가요?

엄마 예.

의사 (아이를 검진한다.) 귀는 괜찮아 보이네요. 나이가 몇이죠? 9살?

엄마 10살이에요.

(의사는 편도의 감염, 부어오른 아데노이드를 확인했지만, 코와 귀에는 별다른 문

제를 발견하지 못했다. 그는 이 어린이를 T명단과 A명단(각각 편도 절제 수술과 아데노이드 절제 수술 대상)에 올렸다.)

일부 의사들은 좀 더 구체적인 정보를 요구함으로써 환자나 일반의 (GP)의 평가와는 독립적으로 증상에 대한 평가를 내릴 수 있었다. 이 의사는 통증의 빈도에 관해 물어봄으로써 부모의 보고에 의지하긴 하지만 부모 스스로 내린 증상에 대한 평가와는 상당히 다를 수 있는 평가에 도달할 수 있었다. 뿐만 아니라 과거에 항생제가 처방되었는지 여부와 같은 지표들을 찾음으로써 이 전문의는 다시 한 번 부모가 내린 평가와 독립적인 기준을 찾을 수 있었다. 비록 이런 사례에서는 전문의가 증상의 정도에 대해 일반의가 이전에 내렸던 평가에 더 많이 의존하게 되지만 말이다. 한 사례에서는 블루어가 환자 상담이 끝난 후 전문의에게 아이가 편도염에 걸렸는지를 묻자 전문의가 "예, 그렇게 생각합니다. 그냥 감기에 걸렸다고 일반의가 항생제를 투여하지는 않았을 겁니다."라고 답했다(Bloor, 51).

아이들이 일반의의 의뢰 때문에 전문의에게 왔다는 바로 그 사실은 환자 병력의 서로 다른 부분을 다른 방식으로 강조하는 결과로 이어졌다. 어떤 의사에게는 의뢰 사실 자체가 감염이 여러 차례 재발한 병력을 가리키는 지표가 되었고, 일부만 잘라 낸 병력 기록과 검진에서 나온 증거는 이를 단순히 확인시켜 주기 위한 것이다. 반면 일부 의사들은 의뢰 사실 그 자체가 뭔가를 의미하는 것으로 받아들이지 않고 좀 더 정교한 증거들을 더 많이 찾으려 한다.

우리는 이제 서로 다른 의사들이 왜 다른 결론에 도달하는지를 알 수 있게 되었다. 이것은 일부 의사들이 다른 의사들보다 진단 능력이 떨어지거나(실제로 이런 경우일 수도 있긴 하지만) 의사들이 제각기 다른 지표나 승상들을 찾아보기 때문이 아니다. 의사들은 일반적인 종류의 증상들이나 수술의 필요성을 나타내는 지표들에 대해 추상적으로는 동의하는 것처럼 보이지만, 의사들이 이러한 일반적 조건들을 사용하고 일상화하는 특정한 방식들은 크게 차이를 보일 수 있다. 모든 사람들이 편도 절제 수술의 적절한 지표라는 데 동의하는 일련의 증상들은 전문의들의 매일매일의 실행 속에서 서로 다른 방식으로 해석된다.

편도선 수술을 위한 검진을 곤란하게 만드는 마지막 요소는 이 검진이 아이들을 대상으로 한다는 것이다. 앞서 언급한 사례들에서 볼 수 있듯, 종종 의사들은 어떤 증상들이 언제 나타나서 어떤 경로를 밟았고 어떤 치료가 이뤄졌는지 등에 관해 부모들의 설명을 듣는 데서 만족하는 것처럼 보인다. 이는 복잡성에 또 하나의 층을 더하게 된다. 왜냐하면 이는 부모가 아이의 증상에 대한 신뢰할 만한 증인이자 해석자일 것을 요구하기 때문이다. 물론 의사들은 성인 환자를 대할 때에도 환자 자신의 주관적인 마음 상태에 직접 접근할 수는 없으며, 환자의 자기 보고와 의사가 직접 관찰한 결과의 혼합물에 의지해야 한다. 예를 들어 환자는 "통증 때문에 죽을 거 같아요."라고 말할 수 있고, 의사는 환자가 진찰실에 들어와 앉을 때 저도 모르게 몸을 움찔하는 걸 보고 이를 확인할 수 있다. 그러나 아이들을 대할 때에는 이러한 두 가지 정보원으로부터 추론을 끌어내는 것이 기예(技藝)의 형태를 더 많이 갖게 된다. 아이들은 알고 있는 어휘의 수도 제한적이고 충실한 묘사가 어떤 것을 의미하는지에 대한 감각도 덜 발달되어 있다. 예를 들어 이 책의 저자들 중 한 사람의 딸(4세)이 다리 통증을 호소한 적이 있었는데 정확히 어디가 아픈지는 말을 하려 들지 않았다. 그러자 소아과 전문의는 진찰실 안에서 다양한 방식으로 아이를 걷게 하는 방식으로 검진을 했다. 여기서의 기예는 어디에 통증이 있는지에 관해 다리가 '스스로 말하도록' 하는 것이었다.

블루어는 아이의 나이가 의사들이 서로 다른 진단 절차를 선택하는 데 종종 결정적인 요인이 된다는 사실을 발견했다. 한 전문의는 평상시에는 통증의 정도와 지속 기간에 대해 부모의 평가에 의존했지만 아주 어린 아이들에 대해서는 훨씬 더 구체적인 질문을 던졌다. 다른 의사들은 아주 어린 아이들을 대할 때 감염이 아이의 일반적 건강 상태에 미친 영향을 평가하려 했다. 다시 말해 전문의들의 행동에서 예상해 볼 수 있듯이 증상과 신호들이 서로 다른 연령의 아이들에게 나타날 때에는 서로 다른 의미를 갖게 된다는 것이다. 몇 살까지를 '더 어린 아이'로 간주할 것인가 하는 판단도 제각각이었다. 2명의 전문의들은 2세와 3세 아이들에게 특별한 진단 절차를 사용했다. 다른 전문의는 7세 이하 아이들에게 매우 다른 결정 규칙들을 적용했다. 한 전문의는 가장 정교한 연령 관련 분류 틀을 갖고 있었는데, 연령대를 셋으로 나누었다. 3세 이하 아이들은 수술 허용 기준이 가장 엄격했고 4세부터 6세까지는 기준이 조금 덜 엄격했으며, 7세 이상은 가장 덜 엄격했다.

우리는 이 연구의 대상이 된 전문의들이 모두 유능하고 검진 경험이 대단히 많은 의사들이었음을 다시금 강조하고자 한다. 그들이 내렸던 서로 다른 결정들은 훈련에서의 차이에서 빚어진 것은 아닌 것 같다. 그들은 관련이 있는 기준의 종류들에 대해서는 모두 동의했다. 이보다는 불확실성이 의료 진단 과정 그 자체에 널리 퍼져 있는 것이 원인으로 보인다.

진단을 진단하기

의료 검진과 진단에 왜 그렇게 많은 불확실성이 존재하는지를 이해하기 위해서는 편도 문제를 잠시 접어 두고 의사와의 진료 상담을 거기 관여하는 다양한 종류의 숙련과 전문성이라는 측면에서 살펴볼 필요가 있다. 모든 진단은 다양한 임상적 정보의 단편들과 함께 환자로부터 얻은 정보를 통해 구성한 환자의 병력을 검토해 내려진다. 때로는 그런 정보를 부모와 같은 환자의 다른 대변인들이나 환자를 의뢰한 일반의와 같은 다른 전문가들로부터 얻기도 한다. 따라서 최종 진단을 내리는 것은 서로 다른 많은 종류의 숙련과 전문성에 의존한다.

환자의 관점에서 시작해 보자면, 우리는 먼저 자기 자신의 증상들을 알아차리고, 분류하고, 진단하는 환자 자신의 기술 내지 전문성을 접하게 된다. 이러한 자기 진단은 의사를 찾아가기 전에 이미 내려지는 것이 보통이다. 여기서는 간단한 관찰과 기억의 기술이 쓰인다. 어떤 사람들은 다른 사람들보다 자신의 몸을 관찰하고 모니터해 일정한 기간에 걸친 자신의 건강 상태를 알아채는 데 좀 더 능숙하다. 관찰에서 자기 진단으로 넘어가는 기술에는 뭔가가 잘못되었을 때, 즉 정상이고 별 일 아닐 때와 비교해 증상이 비정상이고 심각할 때가 언제인지를 아는 것이 포함된다. 아이들은 이러한 기술을 배워야 하며, 좋은 부모가 된다는 것에는 당신의 아이가 정말 아프다고 말해 주는 미묘한 단서들을 읽는 법을 배우는 것(그리고 그러한 지식을 아이들에게 나눠 주어 아이들이 스스로 그 방법을 익힐 수 있게 하는 것)이 포함된다. 자기 진단은 개인의 병력, 변이성, 그리고 많은 비(非)특이 증상들이 일상의 일부라는 사실 때문에 복잡해진다. 속이 불편한 것은 살다 보면 으레 겪게 되는 일상의 일부이며, 두통처럼 낮은 수준의 통증 역시 마찬가지다. 자신의 병력과 변이성을 충분히 숙지해 뭔가가 잘못되었을 때 이를 알아차리는 것은 만족스러운 자기 진단을 내리기 위한 필수 요소인 것 같다.

자기 진단 기술의 요소 중 하나는 물리적 증상들이 실재하는 것인지 아니면 심신 상관적 요소가 있는지를 평가하는 문제다. 이 구분 자체는 물론 항상 분명하게 이뤄질 수 있는 것은 아니며, 심신 상관적 요소가 있음을 인식한다고 해도 여전히 그 증상은 주의를 요하는 것일 수 있다. 내가 오늘 전반적으로 기분이 별로인데 근육통이 있는 걸 알게 되었다고 하자. 하지만 만약 내가 매일같이 기분이 우울하다면 근육통은 기분의 영향을 받은 것이 아니라 나름의 이유가 있는 것으로 여겨질 것이다. 반대로 내 몸에 진짜 통증이 있어서 기분이 우울해지고 이것이 통증을 더욱 악화시킬 수도 있다. 우리가 1장에서 지적했듯이 심신 상호 작용은 의료 과학에서 엄청나게 넓은 불확실성의 영역이다. 이는 자기 자신의 기분 상태나 감정의 기복을 잘 아는 개별 환자들이 필연적으로 덜 직접적일 수밖에 없는 의사들의 지식을 대체할 수 있는 몇 안 되는 영역 중 하나이다. 그러나 (여피 독감을 다룬 5장에서 좀 더 상세하게 지적하고 논의하겠지만) 환자들이 이러한 심신 상관적 증상을 새롭고 의심스러운 질병의 일부로 오진할 위험도 존재한다. 개개인들이 자신의 증상이 어떤 정해진 유형을 따르는지, 또 진단상의 범주에 들어맞는지 여부를 능숙하게 모니터할 수도 있지만, 바로 그 질병의 범주는 주의 깊은 역학 연구와 같은 의료 과학에 의해서만 확립될 수 있다. 환사 개개인은 이를 최종적으로 판단할 수 있는 위치에 있지 못하다.

환자가 어느 정도까지 자기 진단을 넘어 사실상의 의료 과학자가 될 수 있는가 하는 문제는 5장에서 다시 다루도록 하겠다.

마지막으로 자기 진단은 의사들 자신이 진단에서 사용하는 것과 동일한 해석 기술을 많이 사용하는 과정이라는 점을 지적해 둘 필요가 있다. 예를 들어 자기 진단은 의료 기구들에서 얻은 결과들을 관찰하고 해석하는 것을 포함한다. 환자들은 자기 진단의 일부로 그런 기구들에 점점 더 크게 의존하고 있다. 예전부터 쓰던 간단한 온도계를 비롯해 혈압계, 혈당 측정기, 심장 모니터기, 최대 호기량 측정기* 등이 그런 기구들이다. 의료 기술은 더 이상 전문직 종사자의 전유물이 아니며, 환자들은 한때 잃어버렸던 힘의 일부를 되찾아 가고 있다. 환자는 의사와 마찬가지로 이러한 기구들로부터 읽어 낸 결과를 모종의 객관적이며 보고 가능한 데이터로 만들어야 한다. 마찬가지로 환자들은 약에서 심장 박동기에 이르는 다양한 의료 개입들이 자신의 몸에 미치는 효과를 모니터해야 한다. 증상들을 알아차리고, 범주화하고, 분류해서 어떤 질병이나 만성 질환이라는 맥락에서 해석해야 하는 것이다. 환자들은 자신의 질병 증상의 원인이 되는 요소들을 파악하는 데 능숙해질 수 있다. 이는 특히 천식과 같은 만성 질환에서 그렇다. 환자가 어떤 종류의 알레르기 유발 물질을 피해야 하는지를 일상적으로 배우기 때문이다. 따라서 환자가 얼마나 유능하게 자기 진단을 수행하는가는 수많은 요인들에 달려 있다. 환자 자신의 관찰 능력, 환자가 받

---

* 얼마나 빠른 속도로 숨을 내쉴 수 있는지 측정하는 장치. 기도가 얼마나 좁아졌는지 판단해 천식 환자의 상태를 알아보는 데 주로 쓰인다. ─옮긴이

은 훈련(일부 환자들은 의사, 간호사, 방문 보건관*으로부터 의료 기구의 사용법과 가정에서 의료 처치를 하는 법을 배우기도 한다.), **환자가 의료 지식과 실행을 접한 정도**(여기서는 의료 관련 도서들, 건강 지침서, 인터넷을 접한 정도가 상당한 영향을 미칠 수 있다.) 등이 그런 요인들이다.

자기 진단의 능력은 아마도 문화권에 따라 차이를 보일 것이다. 예를 들어 우리는 의사에 대한 선택권이 거의 없고 의사를 신뢰하는 일반적인 분위기가 존재하는 영국의 의료 체계에서 의학적 소양이 (심지어 교육받은 계층에서도) 미국에 견줘 얼마나 낮은가를 보고 깜짝 놀란다. 미국에서는 사람들이 좀 더 자유롭게 의사들을 선택하며, 자신들의 다양한 질병과 치료 과정을 설명할 때 좀 더 풍부한 의료 용어들에 익숙한 것처럼 보인다.

추측컨대 의사 자신이 환자인 경우에는 자기 진단에 상당히 능숙할 것이다. 마찬가지로 같은 증상으로 의사를 50번 찾은 사람은 의사에게 처음 찾아간 사람보다 아마 더 나을 것이다. 그리고 텔레비전 메디컬 드라마를 보는 사람은 텔레비전의 게임 쇼를 보는 사람보다 아마 더 나을 것이다. 체온을 재거나 혈당치를 모니터하거나 주사를 놓거나 자신이 걸린 질병의 진행을 이해하는 등의 모든 일에서 우리는 시간이 가면서 더 숙달될 것이다. 여러 가지 의미에서 환자는 빠른 속도로 자신의 질병과 그것의 진행에 대한 전문가로 탈바꿈한다. 그러나 이처럼 오랜 경험으로부터 생겨난 국지적 전문성을 의료 일반에서의 전문성

---

* _____ 영국 국가 보건청(NHS)에 존재하는 의료 직책의 하나. 자격을 갖추고 등록된 간호사나 산파가 이 역할을 담당하며, 지역 사회를 돌아다니면서 1차 의료 팀의 일원으로 활동한다. 젊은 산모나 만성 질환 환자, 상애인 등에 조력을 제공하는 것이 주요 업무이다. ─옮긴이

과는 혼동해서는 안 된다.

'자기 신단'은 많은 경우 잘못 붙여진 명칭이다. 자기 진단은 협동 노력(광범한 전문성을 한데 모으는 것)을 포함할 수 있으며 종종 실제로도 이를 포함한다. 이는 아이들과 노인들처럼 자신의 증상을 인지하기 위해 다른 사람들에게 의존하는 경우에 가장 분명하다. 그러나 많은 사람들은 우리의 증상과 '우리가 걸리게 된 것'에 관해 가족, 친구, 동료들과 논의한다. 인터넷, 온라인 대화방, 리스트서브(listserv)는 추가적인 협동 노력의 원천을 제공할 수 있다. 특히 드물거나 새로운 질병들의 경우에 말이다.

우리가 의사를 찾아갈 때에는 자기 진단의 전문성에 의사도 참여하는 새로운 형태의 전문성이 동반되어야 한다. 그것은 당신 스스로 내린 자기 진단, 당신의 증상, 당신의 병력을 의사가 진단을 내릴 때 활용할 수 있는 뭔가로 **번역하는** 기술이다. 물론 여기서 핵심적인 요소는 당신, 즉 환자와 상호 작용하는 의사의 기술이다. 의료 사회학자들은 의사-환자 간 상호 작용을 매우 상세하게 분석해 왔다. 이는 역할 놀이, 언어 기술, 계층적 배경, 감정 이입이나 공감, 관계를 끌어내는 능력(종종 '환자 다루는 솜씨'라고 불리는 것), 의료 검진에서 몸을 어떻게 내보여야 하는가, 환자와 의사의 적절한 시선 처리 등과 같은 미묘한 상호 작용 요인들이 포함될 수 있는 복잡한 문제이다.

이러한 상호 작용을 환자와 의사 모두가 소유하는 형태의 전문성으로 취급하는 것은 새로운 질문들을 야기한다. 예를 들어 환자로서 당신은 선택을 해야 한다. 자신의 증상에 대해 스스로 분석한 결과를 의사에게 제공할 것인가, 아니면 그냥 묘사만 할 것인가, 그도 아니면 둘 다 조금씩 할 것인가? 관찰의 이론 의존성 문제는 어떻게 다룰 것인가? 발진을 발진이라고 할 것인가, 아니면 성홍열 발진(성홍열에 걸렸을 때 알레르기 반응으로 난 발진)이라고 할 것인가? 당신이 관찰했던 딸기 혀 (strawberry tongue) 이야기를 할 것인가, 아니면 의사가 스스로 찾아내 도록 내버려 둘 것인가? 당신이 이미 자기 진단을 내놓은 경우라면 무 엇을 찾아야 할지를 알고 있을 것이고, 이는 편견 없는 검진에 영향을 미칠 수도 있다. 그러나 다른 한편으로 당신이 어떤 병에 걸렸는지를 알고 있다고 확신한다면(물론 당신이 틀렸을 수도 있다.) 당신의 목표는 의사 를 최대한 빨리 설득해 당신의 견해에 동의하게 만든 후에 '정확한' 진 단과 처방을 받아서 그곳을 빠져나오는 것이 될 것이다. 그러면 어떻게 의사가 주목할 수 있도록 증상들을 설득력 있는 방식으로 묘사하고 제시할 수 있을까? 우리 모두는 의사를 만날 때의 긴장감 때문에 실제 로 더 나아진 것처럼 느끼는, 이상하고 역전된 심신 상관 효과를 경험 해 본 적이 있다(이 효과는 교육, 연기, 텔레비전 인터뷰 같은 다른 영역에서도 잘 알려 져 있는데, 업무 수행의 긴장감 때문에 평상시보다 신체 기능에 대한 통제가 더 잘 이뤄진 다는 것이다. 가령 연극배우들은 무대에서 공연할 때 재채기를 하거나 방귀를 뀌는 것과 같 이 통제 불가능한 신체적 분사를 거의 하지 않는다.). 기억, 수사(修辭), 유머로 상호 작용하는 능력 등도 모두 결과에 영향을 미칠 수 있고, 상호 작용에 따 른 부수적인 효과도 항상 존재한다. 가령 의사들은 자신의 증상과 진 단을 제시하는 기술이 떨어지는 환자를 알아보고 적응하는 훈련을 받았을 수 있기 때문에, 환자가 강력한 수사적 주장을 폈을 때, 말하자 면 과장되어 보이는 연기를 했을 때 오히려 주장의 설득력이 떨어져 보 일 수 있다는 것이다. 의료 진단은 이러한 요인들로부터 독립적인 뭔가 가 아니며(물론 의사들은 그러한 요인들을 인식하고 필요한 경우 최소화하는 훈련을 받 았을 수 있다.), 환자의 병력 구성은 공동의 노력으로 얻어 낸 성과물인 것이다. 의사 역시 환자의 설명을 이끌어 내는 대인(對人) 전문성을 갖추어야 하고, 의사기 갖추는 전문성에는 환자의 설명이 지닌 진실성, 일관성, 개연성을 평가하는 전문성도 포함되어 있어야 한다. 편도 절제 수술에서 본 것처럼 다른 일반의의 환자 의뢰나 처방된 약품 증거 등과 같은 독립적인 유형의 증거 또한 이용할 수 있는 정보의 일부를 구성하며 환자의 설명을 평가하는 기준점으로 이용할 수 있다.[3]

결론: 진단 불확실성의 스펙트럼

결국에 가서는 진단이 내려지고 권고가 주어질 것이다. 편도 절제 수술 사례는 의사들이 유사한 종류의 지표들에 근거해 서로 다른 결론에 도달하는 것이 어떻게 가능한지를 보여 준다. 만약 여기 관여하는 모든 상이한 종류의 전문성들이 표준화된다면 아마도 진단과 권고의 결과에서 더 많은 균일성을 기대할 수 있을 거라고 생각할지 모르지만, 불행히도 실제로는 그렇지가 않다. 아마도 의료 훈련은 가장 표준화된 형태의 전문성 가운데 하나일 것이다. 의사들은 비슷한 방식으로 훈련을 받는다(물론 훈련의 형태가 의과 대학에 따라, 또 서로 다른 국가적 맥락에 따라 차이를 보일 수는 있다. 가령 영국의 의사들은 심장의 상태를 상세하게 모니터하기 위해 청진기를 사용하도록 훈련을 받지만 미국에서는 그렇지 않다.). 이처럼 공통된 의료 훈련의 역할은 편도 절제 수술 사례에서 분명하게 드러난다. 거의 모든 영국의 의사들은 편도 절제 수술 결정과 연관된 증상의 종류에 대해 의견의 일치를 보고 있다. 그러나 설사 공통된 훈련을 받았다 하더라도 의사들은 서로 다른 정도의 경험을 가지고 있다. 좀 더 결정적인 것으로, 편도 절제 수술의 사례처럼 만성적인 질환을 일정한 기간에 걸쳐 평가하는 경우에는 항상 환자로부터 정보를 얻어야 하는데 환자들은 표준적인 방식으로 훈련이 안 되어 있다. 환자들이 지닌 자기 모니터링과 진단의 전문성은 개인에 따라 엄청난 편차를 나타낼 수 있다.

진단을 둘러싼 불확실성은 개별 증례에 따라서뿐만 아니라 좀 더 중요한 것으로 질병에 따라서도 차이를 보인다. 이제 진단에서의 불확실성을 개인 대 공동체라는 주제와 관련해 어떻게 사고해야 할지가 분명해졌다. 어떤 질병들은 (특정 진단은 사례별로 다를 수 있지만) 개별 진단의 신뢰성이 매우 높을 정도로 충분히 잘 이해되어 있다. 1장에서 언급했듯이, 한쪽 극단에는 팔다리 골절과 같이 원인이 잘 이해되어 있어서 무작위 대조군 시험에서 쓰이는 것과 같은 통계학적 사고를 적용하는 것이 우스꽝스러운 사례가 있다. 편도 절제 수술의 필요성을 진단하는 것은 스펙트럼의 반대쪽 극단 가까이 위치해 있다. 이는 식생활이 심장병이나 암과 상관관계가 있느냐에 대한 답을 찾는 것과 비슷하다. 이상적으로 우리에게 필요한 것은 역학 연구에서 제공하는 것과 같은 통계적 증거이다. 물론 편도 절제 수술은 심장병이나 암과 같은 질병이 아니다. 편도 절제 수술은 하나의 절차이고 따라서 치료에 더 가깝다. 이 장의 전반부에서 우리는 역학적 증거를 통해 편도 절제 수술이 우리가 보통 무관한 것으로 생각하는 교육, 포경 수술, 국적 등 사회 문화적 변수들과 어떤 상관관계가 있는지를 알 수 있었다. 이는 편도 절제 수술의 효과성을 의문시하는 간접적인 결과를 낳는다. 그러나 편도 절제 수술의 효과성을 평가하는 좀 더 직접적인 통계적 방법도 있다. 즉 아픈 아이들 집단에 대해 '편도 절제 수술'이라는 치료를 시행한 후 이를 아무런 치료도 하지 않은 대조 집단과 비교하는 무작위 대조군 시험을 시행하는 것이다(이런 시험은 대조군 집단에 대해 플라시보를 투여하는 엄격한 방식으로 어떻게 할 수 있을지는 상상하기 어려운데, 대규모 인구 집단을 대상으로 가짜 수술을 할 수는 없기 때문이다.). 그런 증거는 편도 절제 수술이 어떤 개별 사례에서 효과가 있었는지 여부를 직접 말해 줄 수는 없겠지만(편도 절제 수술과는 완전히 무관한 이유로 환자가 나을 수도 있기 때문에), 집단 전체에 대해서는 편도 절제 수술이 더 좋은 의료 개입인지 그 반대인지를 판정해 줄 수 있다. 최근에 피츠버그에서 그러한 시험이 실제로 일군의 아이들을 대상으로 시행되었다. 한 연구는 심한 목구멍 통증이 재발하는 아이들을 대상으로 했다(이 아이들은 편도 절제 수술을 처방받는 표준적인 기준보다 더 엄격한 기준을 충족시켰다.). 결과는 '아무런 치료도 받지 않은' 아이들이 종종 저절로 더 잘 나았지만, 목구멍 통증의 재발 감소라는 측면에서는 편도 절제 수술이 더 많은 이득을 가져다주었음을 보여 주었다. 그러나 (2002년에 보고된) 후속 연구는 편도 절제 수술을 처방받는 데 덜 엄격한 기준(표준적인 기준보다는 여전히 더 엄격하지만)을 충족시킨 아이들을 대상으로 했는데, 여기서는 수술에서 얻는 이득이 미미한 것으로 나타났다. 논문의 저자들은 결론 내렸다. "목구멍 감염의 재발이 덜한 아이들에게는 편도 절제 수술과 아데노이드 절제 수술이 제공하는 이득이 그리 크지 않고, 따라서 수술에 내재한 위험이나 이환율, 비용을 정당화해 주지 못하는 것으로 보인다."[4] 우리가 이 연구 결과를 받아들인다면, 이는 재발성이지만 심각하지 않은 목구멍 통증에는 편도 절제 수술이나 아데노이드 절제 수술을 권고하지 말아야 한다는 의미를 갖게 된다.[5]

의료에서의 불확실성은 널리 퍼져 있는 특성이다. 그러나 우리가 불확실성의 스펙트럼에서 어디쯤 서 있는지를 아는 것은 매우 중요하다. 이 불확실성의 스펙트럼은 개인 수준에서의 의료 개입이 잘 이해되어 있는 사례들(팔다리 골절의 치료)에서부터 암을 수술로 제거하는 대부분의 사례들에서처럼 우리가 통계적인 데이터만 가지고 있는 훨씬 더 불확실한 의료 개입까지 펼쳐져 있다. (복합 골절이어서 복잡한 수술 절차가 필요한 경우를 제외한다면) 팔다리 골절에 대해 다른 의사에게 가서 소견을 듣는 것은 상당히 드문 일이지만, 만약 유방암 진단을 받았다면 다른 의사의 소견을 들어 보는 편이 좋을 것이다. 편도 절제 수술의 사례에서 이상한 점은 우리가 이 사례를 불확실성의 스펙트럼에서 팔다리 골절 쪽에 가까운 것으로 간주하는 경향이 있다는 것이다. 예를 들어 편도 절제 수술에 대해 다른 의사의 소견을 듣는 것은 다소 별난 일이다. 아마도 이 수술의 일상적인 성격과 일견 저렴해 보이는 비용 및 안전성이 우리를 속이고 있는 것 같다. 일반적인 인식은 편도 절제 수술을 받는 것이 그리 큰일이 아니라는 것이다. 그러나 편도 절제 수술은 큰일이 될 수도 있으며 특히 수술 과정에서 뭔가 잘못될 때 간혹 그런 일이 생기기도 한다(출혈이 가장 큰 문제다.). 편도 절제 수술처럼 마취를 하는 모든 수술은 위험을 수반한다. 1만 4000명 중 1명꼴로(연령을 고려하지 않은 확률값이다.) 마취에 대한 부작용이 사망으로 이어질 수 있다. 수술 그 자체가 원인이 된 사망 사례는 드물지만 이 역시 간혹 일어난다. 불행히도 편도 절제 수술의 경우 대규모 환자 집단에서의 정확한 사망률 통계치는 존재하지 않는다. 1970년 이래 보고된 치사율은 1,000명당 1명에서 2만 7000명당 1명 사이를 왔다 갔다 하고 있다.[6] 사망 위험은 작은 듯 보이지만, 수치만 놓고 보면 유아 돌연사와 동일한 정도의 위험이다. 유아 돌연사는 언론의 관심을 끌고 연구비 지원을 받는다. 필시 유아 돌연사의 갑작스러움과 의외성이 큰 역할을 했을 것이고, 이런 식으로 아기를 잃는 것이 우리가 경험할 수 있는 가장 끔찍하고 지독한 사건이라는 것은 두말할 나위가 없다. 반면 편도 절제 수술에 의한 사망은 진부한 것으로 취급된다. 이처럼 일견 일상적인 수술에서 사람이 죽은 것은 스캔들도 아니고 대중의 분노가 터져 나오지도 않는다. 자동차 사고로 인한 사망 역시 일상적이다. 자동차 사고로 미국에서 매일 115명이라는 엄청난 숫자가 사망하지만, 우리는 비행기 추락이나 테러 공격, 백신 접종에 대해 더 많이 걱정한다. 이 장은 일상적인 불확실성과 일상적인 죽음들이야말로 일상적으로 무시되는 것임을 우리에게 상기시킨다.

4장

비타민 C와 암 — 대체 의료의 소비자

에어컨이 달린 현대식 관광버스가 발라톤 호 연안의 티하니에 있는 헝가리 환경 연구소의 학술 대회장을 막 떠나려는 참이었다. 이 버스에는 이 책의 저자들 중 한 사람(핀치)이 타고 있었고, 버스의 다른 승객들은 '해석학과 과학'을 주제로 열린 나흘간의 국제 회의에 참석했던 사람들이었다. 그들은 부다페스트로 돌아가 국제선 비행기로 갈아타려 하고 있었다. 그때 학술 대회 주관자이자 학술 대회에서 수리 철학에 관한 논문을 발표했던 젊은 헝가리 여성이 한 일본인 참가자의 부인과 함께 버스에서 내리면서 승객들 사이에 갑작스러운 소란이 일었다. 그녀는 라이터를 달라고 부탁했다. 일본 여성은 헝가리 여성의 목과 손 위에 조그만 금속 패드를 놓고 그 위에 향이 나는 작은 향초*를 올려놓은 후 불을 붙였다. 향초는 천천히 타들어 갔다. 핀치는 버스에서 내려 대체 무슨 일이 일어나고 있는지를 지켜보았다.

　그것은 일본식의 대체 의료였다. 헝가리 여성이 두통을 호소했는데, 일본 여성이 휴대용 뜸 기구로 고쳐 주겠다고 제안한 것이다(그림

---

*＿＿＿＿＿ 한방에서 쓰는 뜸. —옮긴이

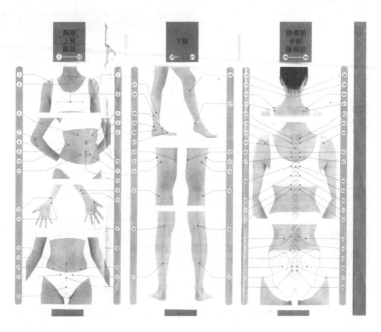

그림 4 일본식 휴대용 뜸자리 설명서

4를 보라). 호기심이 발동한 핀치는 헝가리 여성에게 왜 그냥 아스피린을 먹지 않았냐고 물어보았다. 그녀는 "뭔가 색다른 것"을 해 보고 싶었다고 답했다. 나중에 핀치는 그녀에게 이메일을 보내 치료가 효과가 있었는지 물어보았다. 그녀는 "한동안" 효과가 있었다는 답장을 보내 왔다.

위에서 설명한 사건과 그 불확실한 결과는 결코 드물게 볼 수 있는 사례가 아니다. 오늘날 해외 여행, 세계화, 보건 의료에 대한 선택 기회의 증가와 함께, 한때 드물고 이국적이었던 대체 의료(때로는 '보완 의료(complementary medicine)'로 불리는)는 이제 클릭 한 번이면 접할 수 있는 것이 되었다. 대체 요법의 범위는 그야말로 엄청난데, 여기에는 정골 요법[*], 침술, 향기 요법, 알렉산더 기법, 동종 요법, 안마, 지압, 홍채 진단, 척추 교정, 약초 요법, 명상, 전일론적 반사 요법, 운동 요법, 최면술, 그리고 온갖 종류의 비타민 요법이 포함된다. 이 치료법들 중 많은 것들은 약국, 건강 식품점, 인터넷 등에서 의사의 처방 없이 구입할 수 있는 약물을 제공한다는 점에서 표준 의료와 어깨를 나란히 한다. 동네 건강 식품점에 가 보면 우울증을 치료하는 성 요한의 맥아즙부터 동종 요법 알약에 이르기까지 당황스러울 정도로 다양한 요법들을 볼 수 있다. 표준적인 과학적 견해에 따르면, 이 약물들의 유효 성분은 통틀어도 거의 없다시피 한데 말이다.

민간 요법과 돌팔이 치료가 역사를 통틀어 줄곧 치료 활동의 일부였다는 점은 두말할 나위가 없다. 사실 고통받는 많은 환자들에게는 그것이 받을 수 있는 치료의 전부였다(전 세계의 많은 지역들에서 여전히 그렇다.). 민간 요법 중 일부는 여전히 널리 쓰이고 있지만, 이제 정통 의료의 범주 아래로 포섭되었다. 역사상 가장 오래전에 진단이 이루어진 질병 가운데 하나는 흔히 통풍(痛風)이라고 불리는 만성 관절염이다(적어도 그리스 시대에는 이미 알려져 있었다.). 가을 크로커스에서 뽑아낸 약물인 콜히친(colchicine)은 통풍에 대한 몇 안 되는 치료약 중 하나로 수세기 동안 쓰였으며, 지금까지도 통풍 환자들에게는 가장 우수한 약물이다(흥미롭게도 현대 의료 과학은 아직까지 콜히친의 효능을 설명하지 못하고 있다.). 현대 의료 과학이 멈출 수 없는 발전을 계속하면서 20세기 중반이 되면 민

*———정골 요법은 인체에 대한 근골격계와 다른 장기의 기능 사이의 상호 작용을 중요시 한다. 인체의 질병은 근골격계의 이상에서 유래한다고 보고, 손이나 물리 치료기를 이용해 근육과 뼈의 구조를 '정상화'시킴으로써 인체 내부의 자연 치유력을 극대화하는 것을 목표로 한다. ―옮긴이

간 요법들은 정통 의료 속으로 포섭되거나 '대체 의료'라는 꼬리표를 달고 주변부로 밀려났다.

최근 대체 의료가 크게 성장한 것은 1960년대 반문화(counterculture)의 부산물로 보인다. 당시 반문화는 동양의 종교, 지구 전체와 몸 전체, 그리고 자본주의와 그 산물에 대한 의심 등에 초점을 맞추었다. 그런데 1960년대 이전에는 미국에서는 대체 의료가 우익과 연관되는 경우가 많았고, 실제로 미국에서 손꼽히는 대체 의료 시술자 중 많은 사람들은 우익이자 반유대 성향의 대중 영합주의자(populist)였다.[1] 그들은 자신들에 대한 공격을 주도한 미국 의사 협회(American Medical Association, AMA)가 공산주의자와 유대 인에 놀아나고 있다고 비난했다. 영국에서는 국가 보건청(NHS)이 설립된 1948년경이 되면 대체 의료는 거의 사라졌고, 의학사가 로이 포터의 말에 따르면 "주변부에 위치한 소수의 약초 치료사, 영매, 신앙 치료사, 강신술사 들"만을 남겨 놓았다(Porter, *Greatest Benefit*, 688). 그러나 포터는 1981년에 이르면 대체 의료 시술자(3만 373명)가 일반의(GP)(3만 180명)보다 **더 많은** 것으로 추정되는 상황이 되었다고 썼다. 미국에서는 이런 성장이 조금 늦게 나타난 것으로 보인다. 그러나 1999년 스탠포드 질병 예방 연구 센터는 한 여론 조사에서 응답자의 69퍼센트가 모종의 대체 의료를 이용한다는 결과가 나왔다고 보고했다. AMA에 따르면 1990년에서 1997년 사이에 대체 의료 시술자를 찾는 방문 건수는 47퍼센트 증가했다. 미국에서는 대체 의료 박람회에 가 보면 우익과 자유주의자 간의 이상한 동맹을 볼 수 있다. 그런 자리는 뉴에이지 열성 신봉자와 전투적인 반정부 활동가를 동시에 끌어들이곤 한다. 국립 보건원(NIH)은 영향력 있는 공화당, 민주당 의원들이 포함된 의회의 압력을 받아 대체 의료국(Office of Alternative Medicine)을 설립했고, 이는 1998년에 이름을 국립 보완 대체 의료 센터(National Center for Complementary and Alternative Medicine, NCCAM)로 바꾸었다. 연간 9000만 달러의 예산을 집행하는 NCCAM은 연구자들이 주류 의료에 의해 무시된 비정통적 치료법을 평가해 보도록 장려한다. 꽃가루 보조 식품, 전기 화학적 전류, 치유 중 보 기도*, 비정통적 암 치료법 등이 여기 포함된다.

미국 의사 협회나 자매 조직인 영국 의사 협회(British Medical Association, BMA) 같은 주류 의료 단체들은 전통적으로 대체 의료에 맞서 투쟁해 왔다. 영국에서는 1980년대까지만 해도 BMA의 의료 윤리 지침서에 정골 요법이나 그와 비슷한 치료법을 취급하는 의사는 징계 절차에 회부될 거라고 위협하는 내용이 실려 있었다. 그러나 1990년대 들어 BMA는 좀 더 유화적인 자세를 취하게 되었다. 이것은 부분적으로 회장인 웨일스 공**의 요구에 따른 것이다(영국 왕실은 오랫동안 동종 요법을 지지해 왔다.). 오늘날에는 많은 보완 요법들을 국가 보건청 제도 하에서 이용할 수 있으며(일반의가 임상에 대한 통제권은 여전히 갖고 있지만), 1998년에는 일반의 5명 중 2명이 보완 요법 시술자에게 환자를 의뢰하는 것으로 나타났다. 대체 의료는 네덜란드나 프랑스 같은 다른 유럽 국가들에서도 마찬가지로 큰 폭으로 성장하고 있다. 1990년에 미국인들은 1차 의료 기관의 의사들을 3억 8800만 번 방문한 데 반해 비정통적 치료사는 4억 2500만 번 방문했다.

* _____ 기도자가 다른 사람을 위해 기도하는 것. 이 경우에는 다른 사람이 병에서 쾌유하도록 기도하는 것을 가리킨다. ─옮긴이

** _____ 찰스 왕세자를 가리키는 공식 용어 ─옮긴이

환자의 요구는 점점 커지고 있다. 정통 의료가 해 줄 수 있는 일이 아무것도 남지 않은, 병세가 절망적인 사람들은 어느 곳에서건 구원을 찾으려 할 것이다. 그러나 이들 대체 요법 시술자들에게 '생계 수단'을 제공하는 것은 잘 낫지 않는 (천식 같은) 고질병과 (등의 통증 같은) 증세가 덜한 병이다. 생명을 위협할 정도는 아니지만 그럼에도 고통스럽고 몸을 쇠약하게 하는 증세일 경우, '돌팔이'를 찾아가는 것의 잠재적 이득은 종종 위험을 능가하는 것처럼 보인다. 정통 의료가 줄 수 있는 것이 너무나 적고, 근본 원인을 치료하기보다 기껏해야 증상을 완화시켜 주는 정도일 뿐이라면, 대체 의료를 한번 받아 본다고 해서 손해 볼 것이 뭐가 있겠는가?

분명 이 책의 많은 독자들은 저자들과 마찬가지로 약초 요법, 척추 교정, 동종 요법, 침술 등을 시험 삼아 한번 해 보려 할 것이다. 그런 대체 요법들은 오늘날 건강 보험에도 종종 포함되어 있고, 일부 국가들 (가령 스위스)의 의료적 맥락에서는 동종 요법 의사와 상담하는 것이 '보통' 의사와의 상담만큼 일상적으로 이뤄진다. 환자들은 서로서로 정보를 전달한다. '읍내에서 제일가는 척추 교정사', '내 등의 통증을 더 악화시킨' 누구, '내 아들의 피부병을 고쳐 준' 뉴욕 시의 중국인 약초 치료사 누구 하는 식이다. 하지만 대체 의료는 과연 어느 정도 효과가 있는가?

어떤 의료 개입의 형태가 성공했는지 여부를 평가하는 것은 극히 어렵다. 뒤에 나오는 심폐 소생술의 사례(6장)에서 보겠지만, 심지어 널리 쓰이는 정통 기법의 성공 여부조차도 평가하기가 쉽지 않으며, 전혀 다른 세계관과 실행에 근거한 기법의 경우에는 평가가 더욱 더 어렵다. 뿐만 아니라 대체 의료 시술자들은 종종 정통 의료의 환원주의적 질병 분류를 받아들이기를 거부한다. 예를 들어 나바호 족은 '밤의 방식(Night way)'이라고 불리는 치료 의식이 있는데, 이는 우리가 보기에 다양한 뇌의 질병들, 즉 두통, 시력 감퇴, 악몽 등을 한꺼번에 치료하기 위한 것이다. 대체 요법들은 때때로 정통 의료의 범주에 속할 법한 요소들(밤의 방식에 쓰이는 "땀내기[發汗]' 같은 것)을 포함하기도 한다. 그리고 잘 정의된 '증상'이 아니라 '전인(全人)'을 대상으로 하는 치료법에는 흔히 쓰이는 통계 개념들의 적용이 어려울 수 있다. 그러한 치료법들은 평가하기도 어려울 뿐더러, 대체 의료 병원은 종종 환자 기록이 불완전한 것으로도 악명이 높다.

대부분의 경우 의료 개입의 유효성을 평가하는 과학적으로 가장 엄밀한 수단은 무작위 임상 시험(randomized clinical trial, RCT)이다. 많은 나라들은 이를 법적으로 의무화하고 있다. 그러나 위에서 말한 이유들 때문에 이런 방법이 대체 의료에 적용되는 일은 거의 없다. 스티븐 스트라우스 박사가 2000년에 NCCAM의 소장으로 임명되었을 때 해결하려던 문제가 바로 이것이었다. 스트라우스는 무작위 이중 맹검 시험의 사용을 포함해 "통상적인 의료의 최종 연구에서 쓰이는 것과 동일한 시험 설계"를 대체 의료에 적용하겠다는 뜻을 밝혔다. 그는 "대체 의료가 널리 받아들여지게 하는 것이 목표이므로, 연구가 훌륭하게 수행되었고 그로부터 나온 결론이 가능한 수준 내에서 최종적이라는 점을 의사, 과학자, 약사 들에게 이해시키는 것이 중요하다."라고 말했다(Juhnke, 152에서 재인용). 이 장에서 우리는 이와 같이 수고스러운 방식으로 평가를 받은 대체 요법의 한 가지 사례, 즉 비타민 C의 대량 투여가 암을 치료할 수 있다는 주장에 초점을 맞출 것이다.

라이너스 폴링과 비타민 C-암 논쟁

만약 비타민 C의 대량 투여가 암을 치료할 수 있다는 주장이 라이너스 폴링의 이름과 연관되지 않았다면, 우리는 아마도 그런 주장에 대해 결코 들어 보지 못했을 것이다. 세계에서 가장 저명한 과학자들 중 한 사람인 폴링(1994년에 사망했다.)은 화학 결합의 본질에 관한 기초 연구로 1954년에 노벨 화학상을 받았고, 정력적인 반전 활동의 공로를 인정받아 1962년에 노벨 평화상을 수상했다. 폴링은 자신의 이름으로 많은 발견들을 해냈지만, DNA 구조를 밝혀내기 위한 경주에서 왓슨과 크릭에게 패배한 것으로도 잘 알려져 있다. 1970년대에 폴링이 비타민 C 치료법을 옹호한 것은 과학자로서 그의 경력이 쇠락하기 시작했음을 말해 주는 신호로 흔히 간주되어 왔다. 그러나 이는 폴링을 부당하게 대우하는 것이다. 이 분야에서 그의 연구는 분자 생물학의 환원주의적 교의와 실험적 방법을 계속 따랐으며, 역설적이게도 그의 비타민 C 치료법은 전일론적 의료*가 비난해 마지않는 의료의 '마법 탄환' 같은 냄새를 풍겼다.

폴링이 비타민 C를 옹호하게 된 배경은 그의 이전 연구로 거슬러 올라간다. 그는 겸상 적혈구 빈혈증이라는 유전병이 부모에게 물려받은 분자적 결함 때문에 생긴다는 사실을 발견해 갈채를 받은 바 있

---

*⎯⎯⎯⎯holistic medicine, 서구 정통 의료에서는 인체를 일종의 기계로, 또 인체의 장기들을 기계의 부속품으로 파악하고, 질병의 원인을 국부적인 조직이나 장기의 '고장'에서 찾는다. 하지만 전일론의 입장을 취하는 의사들은 특정 증상이나 장기를 다루기보다 환자를 '전인'으로 다룬다. 이는 인체의 모든 부분이 서로 연결되어 있으며 서로 영향을 주고받기 때문에, 이들 간의 균형을 찾아주는 것이 중요하다는 생각에 근거하고 있다. —옮긴이

었다. 그는 모든 사람들이 비타민 C 부족혈증(hypoascorbemia)이라는 또 다른 유전병을 갖고 있다고 추론했다. 그가 생각하기에 인류는 진화 과정의 어떤 단계에서 DNA 변이가 일어나 이 필수 영양소를 합성하는 능력을 잃어버렸음이 분명했다. 1968년에 폴링은 질병과 그 원인에 대한 이러한 급진적 접근을 일반화시켜 그가 분자 교정 의학(orthomolecular medicine, orthomolecular는 말 그대로 하면 '올바른 분자'라는 뜻이다.)이라 부른 새로운 분야를 제안했다. 폴링은 분자 교정 의학을 "인체 내에서 정상적으로 존재하는 분자들의 농도를 조절함으로써 좋은 건강을 성취, 보전하고 질병을 예방 및 치료하는 것"으로 정의하면서 "중요한 분자 교정 물질에는 비타민, 그중에서도 특히 비타민 C가 있다."라고 했다(Richards, 37에서 재인용).

의사가 아닌 사람이 이처럼 의료 영역에 침입한 것에 대해 의료 전문직 내에서 공분이 일었음은 두말할 나위도 없다. 폴링의 아이디어는 정신과 의사, 내과 의사, 영양학자들로부터 비과학적이며 근거 없는 주장으로 공격받았다. 폴링은 수세에 몰렸고, 심지어 스탠포드 의대에 있는 동료들조차도 이 새로운 의료 영역을 위한 폴링의 연구 계획에 관심을 보이지 않았다. 1973년에 그는 스탠포드 대학교에서 사직하고 분자 교정학 연구를 위해 자신의 독립 연구소를 설립했다. 주변부 과학(fringe science)에 대한 사회학적 연구는 과학자들이 정통 과학 내에서 자원 기반을 잃음에 따라 점점 더 변방에 위치한 기관으로 밀려나게 되는 과정을 잘 보여 준다.[2] 폴링은 이내 자신이 국립 과학 재단(NSF)이나 국립 보건원(NIH) 같은 표준적 자금원(源)으로부터 대규모 연구 지원을 받을 수 없음을 알게 되었고, 그가 관계 맺기를 싫어했던 바로 그 전일론자들이나 대체 의료 집단 쪽으로부터 자금을 얻을 수

밖에 없게 되었다. 이를 통해 폴링은 정체를 숨긴 전일론자이며 대체 의료 신봉자라는 비판자들의 의심이 더욱 공고해진 것은 그리 놀랄 일이 아니다.

처음에 폴링은 비타민 C를 감기에 대한 치료법으로 내세웠다. 1970년에 낸 책『비타민 C와 감기(*Vitamin C and the Common Cold*)』에서 그는 비타민 C가 암을 예방하거나 치료할 수도 있을 거라고 짧게 언급했다(이 아이디어는 비타민 C의 열성 신봉자이자 공업 화학자인 어윈 스톤으로부터 얻었다.). 당시 닉슨 대통령이 발족시킨 유명한 '암과의 전쟁(War on Cancer)'이 막 시작되려는 참이었고, 암은 미국 내에서 가장 심각한 공중 보건 문제가 되어 있었다. 암은 미국인의 사망 원인 중 두 번째로(첫 번째는 심장 질환이었다.) 사망자 5명 중 1명이 암으로 사망했고, 매년 100만 명 이상의 암 환자가 새로 생겼다.

이완 캐머런 박사

비타민 C와 암에 관한 연구를 실제로 수행한 사람은 폴링의 협력자였던 스코틀랜드의 외과 의사 이완 캐머런 박사였다. 그는 1966년에 내어 좋은 평판을 얻었던 책『히알루로니다제와 암(*Hyaluronidase and Cancer*)』에서 암 세포를 죽이는 대신 그것의 침투성을 억제한다는 생각에 근거한 새로운 접근법을 제안했다. 캐머런은 암 세포가 히알루로니다제라는 이름의 효소를 내어 '기질(ground substance, 모든 세포가 그 속에 잠겨 있는 젤리 같은 물질)'을 변화시킨다고 주장했다. 그러면 악성 세포들은 증식해 기질을 뚫고 들어간 후 이웃한 조직들에 침입할 수 있다. 그는 건강한 세포에서는 이러한 침입이 생리적 히알루로니다제 억제제(physiological hyaluronidase inhibitor, PHI)의 존재 때문에 억제된다고 주장했다. 악성 세포들과 그 딸세포들은 히알루로니다제를 지속적으로 생성했고 이 효소의 과잉이 반대편에서 균형을 유지하는 PHI의 작용을 압도했다. 캐머런은 PHI라는 아이디어로 암의 진행이 보여 주는 많은 특징들을 설명할 수 있었다. 뿐만 아니라 만약 PHI를 확인할 수 있다면 암 세포의 악성 잠재력을 중화하는 치료에 사용할 수도 있을 터였다.

캐머런의 장기적 목표는 대형 제약 회사를 설득해 PHI 물질을 분리, 정의하고 이를 임상에서 사용하기에 적합한 형태로 마련하는 것이었다. 암과의 전쟁이라는 새로운 추동력에 자극받은 미국의 연구자들은 캐머런의 새로운 접근법에 관심을 보이기 시작했다. 캐머런 자신은 호르몬 혼합물로 말기 암 환자들을 치료하기 시작했는데, 한 미국 연구자(폴링이 아니다.)의 제안에 따라 그는 여기에 비타민 C의 대량 투여를 추가했다. 그는 약물을 써서 환자의 기질이 악성 세포의 침입에 대해 좀 더 강한 저항성을 갖도록 만듦으로써 결국 암을 억제하는 데 도움을 줄 수 있다는 희망을 품고 있었다. 캐머런이 초기 연구 결과를 가지고 폴링에게 처음 편지를 보낸 것은 1971년이었다. 그는 자신의 연구 결과가 "실로 매우 고무적"이라고 썼다(Richards, 77). 그는 비타민 C의 효능이 너무나 우수해 "호르몬 요법을 통째로 생략하고 아스코르브산만 사용하는 적당한 치료 프로그램을 고안하려 애쓰고 있다."라고 썼다(Richards, 77-78). 심지어 캐머런은 PHI의 구조가 실제로 아스코르브산 분자를 포함하고 있는 것은 아닌가 하는 생각까지 했다. 만약 이것이 사실이라면, 충분한 양의 비타민 C(아스코르브산)을 투여했을 때 사람의 몸은 스스로 PHI를 합성할 수 있을 터였다.

캐머런은 자신의 이론과 초기 연구 결과를 확신하고 있었기 때문에 폴링에게 "우리는 곧 암을 치료할 수 있을 것"이라고 써 보내기도 했다(Richards, 79). 그는 자신의 접근 방법이 논쟁을 불러일으킬 것임을 알고 있었다. 이는 암 치료법이 그동안 길가의 약국이나 지역의 건강식품점처럼 바로 전문가들의 코앞에 있었는데도 그들이 이걸 보지 못했다고 말하는 꼴이 되기 때문이었다. 나중에 그는 자신의 발견을 영국의 의학 학술지인 《랜싯》*에 발표할 계획을 세우고, 폴링에게 이론을 공표하고 이를 '건전한 과학적 기반' 위에 올려놓는 일을 도와달라고 요청했다. 당시 아직 스탠포드 대학교에 몸담고 있으면서 비타민 C를 암 환자들에게 시험해 보라고 동료들을 설득하고 있었던 폴링은 캐머런이 이미 거둔 성과에 흥분을 감추지 못했고 새로운 치료법의 성공에 깊은 인상을 받았다.

베일 오브 레벤 연구

이때까지 캐머런은 11명의 환자들에 대해 겨우 7주치의 데이터만 가지고 있었다. 그는 매일 5그램의 비타민 C를 5일에서 7일간 정맥 주사한 후 매일 2그램씩을 경구 투여했다. 환자가 이 정도 투여량에 별다른 해를 입지 않음을 일단 확인하자 그는 투여량을 늘려 1주일간 매

---

*⸻영미 의학계에서 최고의 의학 학술지를 꼽는다면 영국계의 《랜싯(The Lancet)》과 미국계의 《뉴잉글랜드 의학보(New England Journal of Medicine)》를 언급한다. 과학 기술계의 《네이처(Nature)》와 《사이언스(Science)》에 해당한다. —옮긴이

일 10그램을 정맥 주사하고 이어 매일 8그램을 경구 투여했다. 캐머런이 이처럼 대량의 비타민 C를 투여해 얻어 내려 했던 결과는 무엇이었을까? 그는 자신의 기대가 암을 치료하는 것이 아니라 이를 억제하는 데 있다고 반복해서 강조했다. 바꿔 말해 암 세포를 무력화하고 더 퍼지지 못하게 막을 수는 있어도 그것을 죽일 수는 없다는 이야기였다. 따라서 설사 치료가 성공한다 해도 악성 세포 덩어리는 그대로 남아 있겠지만, 추가적인 성장은 억세될 것으로 기대되었다. 기존의 종양은 양성으로 변하거나 고립될 것이고, 통증, 체중 감소, 출혈 등과 같은 암의 2차 증상들을 억제할 수 있을 것이었다. 그의 연구 결과는 이미 비타민 C의 대량 투여가 아무런 부작용을 일으키지 않으며 말기 암 환자들에게서 나타나는 가장 고통스런 증상들 중 일부를 완화시킬 수 있음을 나타내고 있었다. 한 환자에서 그는 종양이 약화되는 증거를 포착했다고 생각했다. 비록 불완전한 결과이긴 했지만 이는 새로운 치료법이 전도유망한 것임을 보여 주었다.

폴링은 캐머런이 근무하던 베일 오브 레벤(Vale of Leven) 병원에서 좀 더 규모가 크고 체계적인 연구를 시작하도록 캐머런을 독려했고, (매일 최대 50그램까지) 투여량을 좀 더 늘려 볼 것을 제안했다. 캐머런이 더 큰 규모의 연구를 시작할지 여부를 숙고하고 있을 즈음에 그는 임상에서의 실패를 맛보았다. 그동안 상태가 좋았던 최초 환자 집단 가운데 세 명의 환자가 갑자기 사망한 것이다. 그는 이러한 실패에도 불구하고 새로운 치료법이 그들의 병을 가볍게 하는 데 도움을 주었다는 고무적인 조짐을 감지했다. 그는 비타민 C 치료법을 지지하는 이론적 논거가 치료 효과에 대한 평가를 정당화해 주기 때문에 연구를 계속해야 한다고 생각했다. 캐머런은 스코틀랜드 가정 보건부로부터 모두

4,000파운드를 지원받고 베일 오브 레벤 병원에서 1,000파운드를 받아 1973년 초에 대규모의 예비 연구에 착수했다.

예상했던 대로《랜싯》은 그의 초기 연구 결과를 담은 논문 세재를 거절했다. 그러자 캐머런은 폴링에게 자신의 연구를 미국 내에서 대중적으로 알리는 일을 도와 달라고 요청했고, 폴링은 선뜻 승낙했다. 폴링은 자신이 미국 과학 아카데미 회원으로서 갖는 특권적 지위를 이용해, 비타민 C를 대량 투여해 암을 치료할 수 있다는 이론적 주장을 담은 캐머런과의 공저 논문을《미국 과학 아카데미 회보(*Proceedings of the National Academy of Science*, PNAS)》에 발표하려 했다. 폴링은 자신이 이 학술지에 논문을 실을 권리를 보증받고 있다고 생각했다. 그러나 조금은 놀랍게도, PNAS 측은 논문 게재를 거절했다. 자신들은 암과 같이 고도로 감성에 호소하는 분야에서 추측에 근거한 치료 제안을 싣지 않는다는 이유였다(회원 논문의 거절은 아카데미의 자체 논문 게재 규칙을 어긴 것이었다.). 폴링은 이에 항의했고, 이 사실이 널리 알려지면서 암 연구 분야의 국제 학술지인《종양학(*Oncology*)》의 편집자(그 자신도 비타민 C 치료의 지지자였다.)가 논문을 보지 않은 상태에서 이를 싣는 데 동의했다.[3]

한편 캐머런과 동료들은 예비 연구를 계속 진행했고, 투여 방식을 최종 결정했다. 먼저 최대 열흘간 매일 10그램을 정맥 주사하고 이어 매일 10그램을 무기한 경구 투여하는 방식이었다. 캐머런은 이것이 "대다수의 말기 암 환자들에게 가치 있는 치료법"이라는 확신을 갖고 있었다(Richards, 92). 그는 많은 환자들에서 종양의 억제와 수명 연장을 이루고 있었고, 아마도 가장 중요한 것으로, 그들의 삶의 질을 향상시키고 있다고 느꼈다.

캐머런은 말기 암 환자들에게서 나타나는 '일반적인 반응'을 폴링에게 이렇게 설명했다. 그들은 종양의 계속된 진행으로 죽어 가고 있었고, 대개 많은 양의 진정제를 투여받고 체중이 계속 줄어드는 상태에서 치료를 시작했다. 비타민 C를 투여하면 처음에 그들은 아무런 차도가 없었고 사실 때때로 증상이 악화되기도 했는데, 캐머런의 입장에서 이는 플라시보 효과의 가능성을 배제하는 증거였다. 치료 시작 후 1주일쯤 지나면 환자들은 행복한 느낌을 갖기 시작했고, 식욕을 회복하고 체중이 늘기 시작했다. 골 전이로 인한 뼈의 통증이 완화되어, 종종 환자들은 많은 양의 진정제 처방에서 벗어날 수 있을 정도까지 호전되었다. 많이 진행된 암에서 나타나는 다른 합병증, 가령 악성 삼출물, 호흡기 질환, 황달 같은 증상들도 완화되거나 그쳤다. 그는 악성 활동을 나타내는 표준적인 생화학적 지표들이 계속해서 상승하는 대신 안정된 상태로 유지되었고 많은 환자들에서 점차로 떨어졌다고 보고했다. 이러한 '휴지(休止)' 상태가 지속되는 기간은 제각각이었다. 일부 환자들에서는 이것이 일시적이었던 반면, 다른 환자들에서는 환자가 갑자기 사망에 이르기 전까지 수 주 내지 수 개월간 지속되었다. 캐머런이 경험한 바로는 환자가 사망하는 방식 또한 특이했다. 이런 경우에 흔히 볼 수 있는 것처럼 오랫동안 서서히 몸이 쇠약해지는 대신, 환자들은 '회오리바람처럼 빨리' 암이 재발해 보통 며칠 내로 숨을 거두었다.

이러한 발견들은 매우 고무적이었기 때문에 캐머런은 환자 50명의 병력을 상세하게 담은 논문을 준비하기 시작했다. 그는 시종일관 연구의 윤리적 측면을 염려했다. 비타민 C는 배석한 의사들 중 적어도 다른 1명 이상이 가망이 없다는 소견을 내린 환자들에게만 처방되었다. 캐머런은 비타민 C가 삶의 질의 측면에서 환자들에게 이득을 가져다준다는 데 더욱 확신을 갖게 되었고, 이 사실 하나만으로도 비타민 C의 저빙은 '훌륭한 의료'라고 생각했다. 그가 지닌 견해는 1973년에 미국을 처음 방문한 이후 더욱 강화되었다(그가 폴링을 처음 만난 것도 이곳에서였다.). 미국에서 그는 외과 수술, 방사선 요법, 화학 요법 같은 공격적 치료법들이 쉴 틈 없이 행해지는 것을 목도했다. 당시 이는 암에 대한 표준적인 치료법이었다. 그는 폴링에게 이렇게 썼다. "그 사람들이 어떤 종류의 '결과'를 얻어 내고 있는지는 모르겠지만, 그들이 이 과정 내내 사람들을 불구로 만들거나 고통에 신음하게 한 것은 분명합니다." (Richards, 95).

폴링은 캐머런의 논문 초고와 비타민 C 외에 아무런 치료도 받지 않은 한 55세 남성에서 종양의 약화와 뼈의 성장이 나타났음을 보여 주는 엑스선 사진 묶음을 가지고, 스탠포드 대학교의 동료들을 설득해 비타민 C의 임상 시험을 시작하려 했다. 그들을 설득하는 데 실패한 그는 이중 맹검 대조군 시험을 주선해 줄지 모른다는 희망을 품고 국립 암 연구소(National Cancer Institute, NCI)의 소장을 만났다. 여기서도 그는 '거의 완벽하게 실패'했는데, NCI 관리들의 답변은 사람을 대상으로 임상 시험을 하려면 먼저 동물 실험에서 설득력 있는 증거가 나와야 한다는 것이었다. 폴링과 캐머런은 동물 실험이 불필요하다고 생각했다. 그들은 사람이 아무런 부작용 없이 다량의 비타민 C를 흡수할 수 있음을 이미 보였기 때문이다. 또한 대부분의 동물들은 체내에서 아스코르브산을 합성하기 때문에, 동물 실험은 결과가 어떻게 나오건 그릇된 인상만 남기게 될 것이었다. 결국 캐머런과 폴링은, 만약 암이 덜 진전된 환자들을 대상으로 좀 더 유리한 환경에서 대규모 임상 시험을 시작하려면 동물을 대상으로 먼저 시험을 해 보아야 한다는 점을 인정했다.

캐머런과 폴링의 노력에 힘입어 암 전문가가 아닌 광범한 생의학 공동체가 그들의 연구에 서서히 관심을 보이기 시작했다. 그들은 널리 퍼진 적대감을 감안해 PHI에 관한 이론적 주장을 낮추고 대신 비타민 C를 보조적인 암 이론으로 강조했다. 즉 암의 치료가 아니라 억제에 도움을 줄 수 있다는 것이다. 그들은 몇 편의 논문을 발표했고(하지만 모두 의학 학술지가 아닌 과학 학술지에 실렸다.), 1974년 3월에는 유명한 슬로언케터링 암 연구소에 초청되어 자신들의 연구 성과를 발표했다. 이 연구소는 당시 논쟁적인 암 치료약 래트릴(살구 씨에서 추출한 물질)에 대한 임상 시험을 수행 중이었다. 다양한 암 치료법을 이용할 수 있게 해 달라는 대중적 압력을 점점 더 많이 받고 있었던 슬로언케터링 암 연구소는 비타민 C에 대한 초기 관찰을 일부 시행하겠다는 데 동의했다.

캐머런은 자신의 이론을 뒷받침하는 극적인 사례를 하나 가지고 있었다. 다른 병원에서 그물 세포 육종(reticulum cell sarcoma)이라는 이름의 림프 암 진단을 받은 45세의 트럭 운전수의 사례였다. 행정적 지연 때문에 이 환자는 방사선 요법이나 화학 요법을 받지 못했고 대신 거의 임시변통으로 비타민 C 정맥 주사를 투여받았다. 그런데 놀랍게도 이 환자는 2주 만에 임상적 차도를 보여 직장으로 돌아갈 수 있게 되었고, 이는 치료를 담당하던 의사들을 경악시켰다. 그러고 나서 그는 자신이 나았다고 생각하고 비타민 C 투약을 끊었다. 이 사례가 더욱 설득력이 있었던 것은, 그 후 이 남성의 암이 재발해 다시 비타민 C만으로 치료를 시작했는데 또다시 약이 잘 들어서 치료가 되었다는 점 때문이었다(그는 당시에도 계속 많은 양의 비타민 C를 매일 먹고 있었다.). 물론 암의 증례들 중에는 저절로 증세가 완화되는 경우도 있었지만, 이 사례에서는 증세 완화가 정확히 비타민 C 치료와 시기적으로 일치했다. 그리고 캐머런은 이런 유형의 암 환자가 두 번이나 저절로 증세가 완화된 사례를 의학 문헌에서 본 적이 없었다. 그는 이것이 매우 주목할 만한 사례라고 여겼고, 이 사례 하나만 가지고 논문을 발표하기도 했다.

슬로언케터링 연구

1975년 1월에 슬로언케터링 암 연구소에서 비타민 C로 치료한 16명의 환자들에 대해 최초 관찰 보고서가 나왔다. 병력 기록에서는 아무런 차도도 나타나지 않았다. 실험의 재연(再演)이 계속 문제가 되었다. 캐머런과 폴링은 슬로언케터링 암 연구소에서 자신들의 시험 결과를 재연하지 못한 것은 제대로 된 환자 집단을 선택하지 않았고 비타민 C 치료를 충분히 일찍 시작하지 않았기 때문이라고 믿었다. 슬로언케터링 암 연구소의 환자들은 암이 극도로 진행되어 이미 방사선 요법과 화학 요법을 광범위하게 시행한 사람들이었다. 『골렘』시리즈의 이전 책들을 본 독자라면 이것이 논쟁적인 실험 결과를 둘러싼 일명 '실험자의 회귀'의 고전적 사례임을 눈치 챘을 것이다. 설명하자면 이렇다. 비타민 C가 암을 치료할 수 있는지를 어떻게 판단할 것인가? 이에 대한 답은 실험을 해 봐야 한다는 것이다. 그러나 비타민 C가 암 치료법으로 효과가 있는지 여부는 치료를 시행하고 결과를 평가하는 의사들의 숙련에 달려 있다. 바꿔 말해 이러한 새로운 암 치료법을 가지고 '실험'하는 그들의 숙련에 달려 있다는 말이다. 만약 비타민 C가 실제로 암을 치료한다면, 캐머런은 필요한 숙련을 갖고 있고 슬로언케터링 암 연구소는 그렇지 못한 것이 된다. 반면 비타민 C가 암을 치료하지 못한다면 슬로언케터링 암 연구소가 숙련된 실행가들이 된다. 그렇다면 어느 쪽이 필요한 숙련을 갖고 있는지를 어떻게 알 수 있는가? 이에 대한 답은 비타민 C가 암을 치료할 수 있는지 여부를 확인하는 실험을 해 봐야 한다는 것이다. 이런 식으로 숙련의 정도에 대한 독립적인 판단 기준이 없기 때문에 결정적인 결과는 얻을 수가 없고 우리는 무한 회귀 속에 빠져 들게 된다.

후향적 대조군 병치

폴링은 베일 오브 레벤 연구 결과의 신뢰도를 높이기 위해 이중 맹검 대조군 연구를 해 볼 것을 캐머런에게 권유했다. 당시 이런 연구는 미국에서는 흔했지만, 영국에서는 의심의 눈초리를 받고 있었다. 연구에서 대조군에 들어가는 환자들에게 치료를 거부하는 것은 비윤리적으로 여겨졌기 때문이다(나중에 미국에서 에이즈 환자들에게 핵심적인 관심사로 부각된 것도 바로 이 문제였다. 7장을 보라.). 그 대신 캐머런은 베일 오브 레벤 병원의 기록을 뒤져 병치가 될 만한 환자 대조군을 찾는 작업에 착수했다. 즉 비슷한 유형의 암에 걸렸고 비슷한 병력을 가진 환자들 중 비타민 C를 쓰지 않고 통상적 치료를 받은 이들을 찾아 나선 것이다. 이 기법은 정식 임상 시험에서 쓰이는 전향적 대조군 병치(prospective control matching)가 아닌 '후향적 대조군 병치(historical control matching)'라는 이름으로 알려졌다. 여기 쓰인 무작위 선별 절차가 적절한지 여부를 둘러싼 기술적 논쟁을 한참 거친 후에(대조군 병치의 경우에도 여전히 연구에 포함되는 환자를 무작위로 선별하는 것이 바람직한데, 이 사례에서는 환자들 중 일부를 게머런이 뽑았기 때문에 제대로 된 맹검 연구가 아니었다), 캐머런은《미국 과학 아카데미 회보》1976년 10월호에 역시 폴링의 도움을 얻어 논문을 발표할 수 있었다. 이 논문은 병치 가능한 대조군보다 비타민 C를 투여받은 시험군에서 생존율이 4배 더 높았음을 보여 주었다.

이 논문은 상당한 유명세를 타게 되었고,《뉴 사이언티스트(New Scientist)》는 이 논문에 담긴 논쟁적 연구 결과를 포착했다. 며칠 후 BBC 보도가 있었다. 얼마 안 있어 영국의 신문들이 관련 기사를 실었고,《뉴욕 타임스》와《워싱턴 포스트》의 호의적인 기사들이 뒤를 이었다. 캐머런은 이 모든 유명세에 깜짝 놀랐다. 그는 이내 치명적인 말기 암 환자의 가족들로부터 엄청난 편지 세례를 받게 되었다. 사건의 전개 과정에는 개인적인 이야기도 끼어들었다. 폴링의 부인 애바가 막 위암 진단을 받고 수술을 받은 참이었다. 그녀는 수술을 보완하는 방사선 요법이나 화학 요법을 거부하고 매일 10그램의 많은 비타민 C를 투여받는 것으로 알려졌다.

캐머런과 폴링은 이제 자신들이 한 고비를 넘었다고 느꼈다. 일류 암 저널인《암 연구(Cancer Research)》가 그들에게 리뷰 논문의 집필을 의뢰해 왔고, 다른 암 연구자들도 서서히 그들의 연구에 주목하기 시작했다. 폴링과 캐머런은 동물 연구를 포함해 무작위 대조군 연구를 좀 더 해 보기 위해 국립 암 연구소(NCI)에 대규모 연구비 신청을 냈다. 폴링은 전력을 기울여 로비를 했고, 당시 보건 교육 복지부 차관이던 시어도어 쿠퍼의 성명에서 도움을 받았다. 쿠퍼는 비타민 C의 대량 투여가 감기와 악성 질병들 모두를 억제하는 데 유용하다는 자신의 소견을 밝혔고, 자신도 많은 양의 비타민 C를 복용하고 있었다. 그러나 좋은 소식만 있었던 것은 아니었다. 슬로언케터링 암 연구소는 23명의 환자들을 치료해 보고 분명한 차도가 나타나지 않자 비타민 C의 임상 시험을 중단하기로 결정했다. 폴링은 슬로언케터링 암 연구소의 치료와 베일 오브 레벤 병원의 치료 사이의 차이점을 다시 한 번 지적했다. 또 캐머런과 폴링은 부정적인 결과가 나온 데 대해 새로운 해석을 제시했다. 그들은 환자들이 이른바 '반동 효과(rebound effect)'를 경험하고 있다고 생각했다. 이는 비타민 C의 대량 투여를 중단할 때 (트럭 운전수의 사례에서 나타났던 것처럼) 암 세포의 성장이 갑자기 다시 활성화되는 것을 지칭한 표현이었다. 슬로언케터링 암 연구소는 이미 래트릴 연구로 악명을 떨치고 있었기 때문에 이참에 논쟁적인 암 치료법에서 아예 손을 떼겠다는 결정을 내린 것이었다. 그러나 슬로언케터링 암 연구소와의 논쟁은 메이오 병원이 끼어들면서 뒤이어 벌어진 훨씬 날선 논쟁의 전주곡일 뿐이었다.

NCI에 대한 폴링의 연구비 신청은 결국 기각되었다. 심사 위원들은 베일 오브 레벤 연구가 제대로 된 무작위 연구가 아니라고 주장했다 (이 연구에 대해 앞서 제기되었던 비판들과 동일했다.). 그러나 폴링의 항의와 공개적 비판이 계속되자 NCI의 암 치료 부장인 빈센트 드비타 박사는 제대로 된 이중 맹검 대조군 임상 시험을 위해 암 연구의 최고 권위자 중 한 사람인 메이오 병원의 찰스 뫼르텔 박사를 접촉해 보기로 했다. 그런 임상 시험 분야의 전문가였던 뫼르텔 박사는 이에 동의했다.

메이오 병원은 미네소타 주 로체스터 외곽에 위치하고 있으며, 민간 재단의 지원을 받는 엄청나게 유명한 병원이었다. 1880년대에 메이오 형제가 세운 이 병원은 최고 수준의 과학적 의료와 사실상 동의어였다. 뫼르텔은 손꼽히는 암 연구자였고, 래트릴에 관한 논쟁을 공식적으로 종식시킨 NCI 지원 연구 팀을 이끌었던 인물도 바로 그였다. 비타민 C에 관한 그의 판정은 이와 유사하게 결정적인 역할을 할 것으로 생각되었다.

첫 번째 메이오 임상 시험

폴링은 임상 시험에 들어가기에 앞서 뫼르텔에게 편지를 써서, 이전에 방사선 요법이나 화학 요법을 시행해 면역계가 손상된 환자를 쓰지 않는 것이 중요하다고 강조했다. 그는 또한 장기간에 걸쳐 지속적으로 비타민 C를 투여할 필요가 있다는 점도 강조했는데, 이는 비타민 C 치료를 일찍 종료해 암이 재발한 트럭 운전수의 유명한 사례에 근거한 것이었다. 뫼르텔은 답장에서 캐머런의 임상 시험에 있었던 조건들을 그대로 복제하기 위해 모든 노력을 기울이겠다고 약속했다. 그러나 캐머런과 폴링은 이내 미국과 스코틀랜드에서 암 환자를 치료하는 방식의 차이가 메이오 임상 시험의 결과를 편향시킬 수 있다는 우려를 갖게 되었다. 베일 오브 레벤 병원에서는 화학 요법이 필요한 환자들을 다른 병원에 소개해 주고 연구에서 제외했다. 반면 초기에 드러난 메이오 연구의 프로토콜에 따르면 환자 선택에서 화학 요법에 대한 언급은 없었다. 이런 우려에 대해 뫼르텔은 미국에서 이전에 화학 요법을 받지 않은 환자를 찾는 건 거의 불가능하다고 답했다. 이에 더해 그는 만약 비타민 C가 면역계를 활성화시키는 방식으로 작동한다면 화학 요법으로 면역계가 억제된 환자들이 오히려 가장 큰 이득을 볼 수 있을 터이므로 이는 결정적인 문제가 아니라고 설득력 있게 주장했다. 그러나 폴링은 이런 설명을 받아들이지 않았고, 메이오 연구는 환자들이 이미 정통 의료에 입각한 치료를 받았기 때문에 베일 오브 레벤 연구에 대한 제대로 된 재연이 아니라고 생각하기 시작했다.

1978년 8월에 메이오 연구의 결과가 공개되었다. 결과는 부정적이었다. 이 연구에서는 60명의 환자들에게 매일 10그램의 비타민 C를 경구 투여해 플라시보를 투여한 63명의 환자들과 비교했는데, 두 환자군 사이에는 통계적으로 의미 있는 차이가 나타나지 않았다. 그러나 이 환자들 중 절대 다수는 이전에 화학 요법이나 방사선 요법(혹은 둘 모두)을 받은 적이 있었다. 처음에 폴링은 발표된 결과를 보고 그다지 동요하지 않았다. 그런 결과가 나오리라고 어느 정도 예상하고 있었기 때문이다. 그러나 연구 결과가 폴링과 캐머런의 주장을 논박한 것으로 간주되기 시작하자 논쟁이 불붙었다. 폴링은 (캐머런의 연구와는 달리) 모든 메이오 병원의 환자들이 이런저런 형태의 화학 요법이나 방사선 요법을 이미 받은 사람들이었다는 사실을 더 크게 강조하지 않은 뫼르텔의 처신이 부적절했다고 생각했다. 뿐만 아니라 「말기 암 환자에 대한 비타민 C(아스코르브산) 대량 투여 요법의 실패」라는 제목으로 《뉴잉글랜드 의학보》에 실릴 예정이던 뫼르텔의 논문은 베일 오브 레벤 병원의 환자들 중 50퍼센트가 사실 화학 요법을 받은 사람들이었다고 잘못 기술하고 있었다. 실제 수치는 4퍼센트에 불과했다. 폴링과 캐머런은 사전 인쇄본을 읽어 보고 즉시 뫼르텔에게 연락해 50퍼센트라는 수치를 정정해 줄 것을 요구했다. 뫼르텔은 이에 동의했지만, 그가 다시 《뉴잉글랜드 의학보》에 연락을 취했을 때에는 논문의 인쇄 과정이 너무 많이 진행되어 고칠 수가 없었다. 그는 가능한 빠른 시일 내에 정정된 내용을 싣기 위해 모든 노력을 다하겠다고 폴링을 안심시켰지만,

이미 엎질러진 물이었다. 언론은 메이오 병원이 결정적으로 폴링을 논 박했다고 믿게 되었다. 심지어 정정된 내용을 싣는 것도 쉽지 않음이 드러났다.《뉴잉글랜드 의학보》의 정책에 따르면, 그러한 정정은 폴링이 학술지에 보내는 서한 형식으로만 이루어질 수 있었다. 이제 완전히 전투 분위기로 들어간 폴링은 실수를 저지른 것은 뫼르텔이므로 그것을 정정할 의무도 그에게 있다며 딱 잘라 거절했다. 어떻게 오류를 정정할 것인지를 둘러싼 분쟁은 결국 뫼르텔이《뉴잉글랜드 의학보》에 서한을 보내 자신이 오류를 바로잡은 폴링의 편지를 받았다는 내용을 싣는 방식에 합의함으로써 종결되었다. 그러나 뫼르텔은 이 서한에서 그 오류가 과학적으로 대수롭지 않은 거였다고 기술해 더더욱 폴링을 분노하게 했다. 폴링이 보기에 그 오류는 메이오 연구가 캐머런의 초기 연구를 재연하지 못했음을 말해 주는 결정적인 것이었다. 캐머런은 메이오 병원의 논문과 그에 뒤따른 부정적 언론 보도를 보고 매우 심난해 했다. 그에게 이는 언론 보도를 본 환자들이 비타민 C의 복용을 중단할지도 모른다는 사실을 의미했기 때문이다.

그때까지 예의바르고 정중했던 뫼르텔과 폴링의 관계는 이제 완전히 깨어졌다. 폴링은 로체스터의 한 지역 신문이 "메이오 연구, 비타민 C의 암 치료 가능성에 관해 폴링이 틀렸다"라는 제목의 기사를 내보내자 신문사를 상대로 소송을 걸겠다고 위협했다. 이 신문은 소송을 피하기 위해 폴링이 보내온 서한을 싣는 데 동의했다. 폴링은 서한에서 뫼르텔이 메이오 연구를 어떻게 운영할지에 관해 자신에게 자문을 구해 왔지만, 정작 화학 요법을 받은 환자를 쓰지 말라는 자신의 조언은 무시했다고 썼다. 신문과 과학 학술지의 지면을 통해 성난 편지를 주고받으면서 두 과학자는 상대방이 윤리적 부정을 저질렀다며 서로를 공격하기에 이르렀다. 폴링은 뫼르텔이 베일 오브 레벤 연구를 계속해서 거짓으로 전달해 왔고 이는 직업윤리 위반에 해당한다고 여긴 반면, 뫼르텔은 폴링이 증명되지 않은 암 치료법을 옹호하고 있다고 생각했다. 이 싸움은 뫼르텔이 《온콜로지 타임스(Oncology Times)》에 실은 글에서 "스코틀랜드의 베일 오브 레벤에 있는 조그만 병원에서 수행된 무작위 표본 추출이 안 된 연구"라고 썼을 때 치졸함의 극치에 달했다. 이에 대한 폴링의 답변은 베일 오브 레벤 병원이 "440개의 병상을 갖춘 큰 병원"으로 매년 500명의 신규 암 환자를 받는 반면, 미국에서 손꼽히는 병원 중 하나인 스탠포드 대학 병원은 병상이 겨우 420개밖에 안 된다는 것이었다! 폴링은 베일 오브 레벤 병원에 대한 뫼르텔의 묘사가 "이를 깎아 내리기 위한 목적으로" 쓰였다고 생각한다고 경고했다.

두 번째 메이오 임상 시험

  메이오 병원의 연구 결과가 발표도 되기 전부터 폴링은 미국 국립암 연구소(NCI)가 베일 오브 레벤 병원에서 얻어진 조건을 정확하게 재연하는 두 번째 연구를 후원하도록 압력을 넣고 있었다. 폴링은 저명한 과학자로서 의회에 힘센 동맹군들이 있었고 다름 아닌 카터 대통령을 등에 업고 있었다. 이 시기쯤에 NCI는 식사와 암 사이의 연관에 관한 연구를 시작하도록 상원 영양학 소위원회로부터 상당한 압박을 받고 있었고, 이 때문에 정치적 비판에 취약했다. 1980년 3월에 NCI는 뫼르텔과 메이오 병원이 NCI의 지원을 받아 비타민 C 임상 시험을 한 번 더 수행할 거라고 발표했다. 캐머런은 두 번째 임상 시험에 관해 별로 열의를 보이지 않았고, 뫼르텔은 '신뢰할 만한 독립 연구자'가 아니라 '기성 암 산업'의 보호자라고 확신하게 되었다. 캐머런은 메이오 연구에 심각한 방법론상의 문제점이 있을 것으로 예견했다. 환자의 불응이 그것이었다. 그는 대조군에 속한 말기 암 환자들이 의사의 감독을 피해 비타민 C를 섭취할 것이며 따라서 시험군과 대조군 사이의 비교를 흐려 놓을 거라고 주장했다. 첫 번째 연구에서 뫼르텔은 환자들 중 일부를 무작위로 뽑아 소변에 든 아스코르브산 농도를 측정해 봄으로써 환자들의 불응 여부를 검사했지만, 캐머런은 혈액 검사가 좀 더 정확한 방법이라고 생각했다. 캐머런은 두 번째 메이오 연구를 위한 프로토콜 마련을 도와주겠다고 제안했으나 메이오 팀은 그를 의도적으로 무시했다.

그동안 비타민 C의 대량 투여를 계속해 오면서 상당히 좋은 건강 상태를 유지해 왔던 폴링의 부인 애바는 결국 77세 되던 1981년 12월 5일에 암으로 사망했다. 암 진단을 받고 나서 5년이 지난 후였다. NCI의 통계에 따르면 그녀가 5년간 살아남을 확률은 13퍼센트였다. 폴링은 부인의 죽음에 망연자실했지만, 그녀가 오직 비타민 C만 사용해 암에 성공적으로 대응했다고 판단하고서 계속해서 싸워 나가겠다는 결심을 더욱 굳혔다.

두 번째 메이오 임상 시험의 결과는 1985년 1월 《뉴잉글랜드 의학보》에 발표되었다. 결과는 다시 한 번 부정적이었고, 이는 비타민 C의 대량 투여를 통한 대안적 암 치료법을 사실상 사장시킨 셈이 되었다. 메이오 팀은 말기 결장암 환자를 연구 대상으로 정했다. 캐머런의 베일 오브 레벤 연구에서 가장 흔했던 암 유형이 결장암이었기 때문이다. 결장암에는 효과가 있는 화학 요법이 알려져 있지 않았기 때문에 메이오 팀은 화학 요법을 먼저 시행하지 않는 것이 윤리적으로 정당화될 수 있다고 느꼈다. 환자들이 임상 시험 프로토콜에 따르는지 여부를 확인하기 위해 환자들의 소변에 대한 무작위 검사가 병행되었다. 결과는 "비타민 C가 속임 약에 견줘 더 나은 점이 없었다. 환자들 중 종양이 측정 가능한 정도로 줄어든 사람은 아무도 없었고, 악성 질병은 비타민 C를 복용한 환자들이나 플라시보를 복용한 환자들에서 똑같은 속도로 진행되었으며, 설탕 알약을 먹은 환자도 비타민 C를 대량 투여받은 환자만큼 오래 살았다. 놀랍게도, 아마도 우연이겠지만 비타민 C를 복용한 환자들보다 플라시보를 복용한 환자들 중에서 장기간 생존자가 더 많았다."(Richards, 144).

연구 결과를 담은 논문과 함께 NCI의 암 평가 프로그램(Cancer Evaluation Program)의 부책임자인 로버트 위츠 박사가 쓴 초빙 논설(guest editorial)이 나란히 실렸다(논쟁적이거나 중요한 발견의 경우 그러한 초빙 논설을 싣는 것이 일반적인 관행이었다.). 위츠는 임상 시험이 결정적인 증거를 제공했다고 칭찬하면서 "이 연구의 설계나 실행에서 결함을 찾기란 쉽지 않다. 아스코르브산은 캐머런과 폴링이 옹호한 것과 똑같은 일일 투여량과 똑같은 경로를 따라 투여되었다."라고 주장했다(Richards, 142). 위츠는 베일 오브 레벤 병원에서 이전에 긍정적인 결과가 나왔던 것은 사례 선별에서의 편향 때문에 빚어진 결과일 거라고 덧붙임으로써 부아를 더욱 돋우었다.

폴링은 논문이 발표되기 전에 이를 볼 수 있게 해 주는 통상의 친절을 베풀어 줄 것을 뫼르텔에게 요청했다. 그러나 그가 논문을 볼 수 있었던 것은 뫼르텔이 이미 모든 주요 텔레비전 방송사들과의 인터뷰를 통해 비타민 C는 암 치료법으로 아무런 가치도 없고 폴링-캐머런 연구는 "편향되었다."라며 비난을 퍼부은 다음이었다. 뫼르텔의 주장이 언론에 크게 보도되면서 이에 대한 답변을 급히 마련해야 했던 폴링은 수세에 몰리게 되었다. 그는 이 논쟁에 매우 많은 것이 걸려 있음을 직감했던 것 같다. 폴링은 성명을 내어 메이오 병원이 "거짓되고 듣는 이를 오도하는 주장"을 했다고 비난했고 《뉴잉글랜드 의학보》와 NCI에 대해서도 "사기" 연구를 묵인했다며 공격의 화살을 돌렸다. 폴링은 세 기관 모두에 대해 소송을 고려하고 있는 것으로 알려졌다.

두 번째 메이오 연구에 대해 캐머런과 폴링이 제기한 비판의 요지는 그들이 예전에 슬로언케터링 암 연구소의 시범적 임상 시험과 첫 번째 메이오 임상 시험에 대해 비판했던 논점을 반복하는 것이었다. 그들은 대조군이 부적절했다고 주장했다(이는 캐머런이 주되게 비판했던 점이다.). 임상 시험에 참여한 100명의 환자들 중 무작위 소변 검사가 이뤄진 것은 11명에 불과했고, 이들 중 플라시보를 복용한 사람은 6명뿐이었다. 메이오 연구 보고서에 따르면 6명 중에서 1명은 24시간 동안 550밀리그램이 넘는 비타민 C를 배설했고, 나머지 5명은 "무시할 만한" 550밀리그램 혹은 그 이하의 양을 배설했다. 캐머런은 즉시 550밀리그램이라는 수치에 문제를 제기하고 나섰다. 암 환자가 통상 하루에 배설하는 비타민 C의 양은 0~10밀리그램에 불과하기 때문이었다(건강한 사람들은 보통 30밀리그램 정도를 배설한다.). 따라서 6명의 대조군 중에서 적어도 2명은 통상 수치보다 100배 이상 많은 비타민 C를 배설한 셈이었다. 캐머런과 폴링이 보기에 이는 대조군에 속한 환자들이 하루에 1그램 이상의 비타민 C를 섭취하고 있었을 가능성을 의미했고 그렇다면 연구는 무효였다.

연구에 대해 폴링이 즉각적으로 제기한 비판은 환자들에게 비타민 C를 '무기한' 복용시키지 않았다는 점에 맞추어져 있었다. 실제 임상 시험에서는 종양의 진전이 일단 확인되자 비타민 C 투여를 중단했고 뒤이어 환자들에게 매우 유독한 화학 요법이 시행되었다. 비타민 C는 겨우 2개월 반 동안 투여했을 뿐이었다. 반면 베일 오브 레벤 연구에서는 실험 시작부터 사망 시까지(드물게 있던 장기 생존자의 경우에는 현재까지) 비타민 C를 투여했다. 따라서 메이오 연구에서 제시된 환자들의 생존 기간 데이터는 의심스러웠다. 메이오 연구에서는 비타민 C가 초기의 짧은 기간 동안 종양의 성장에 미친 영향을 측정했을 뿐이었고, 따라서 환자들의 생존 기간에 미친 영향도 그만큼의 기여로 제한될 수밖에 없었다.

폴링과 캐머런이 메이오 연구의 새로운 데이터에 제기한 세 번째이자 마지막 비판은 아마도 가장 약한 비판이었을 것이다. 이는 '반동 효과'라는 것에 의지하고 있었는데, 메이오 연구자들은 아예 이런 것이 존재한다고 생각지도 않았기 때문이다. 이는 캐머런이 1973년에 처음 지적한 효과로, 대량의 비타민 C를 투여하다가 갑자기 중단하면 환자의 혈류 속에 있는 아스코르브산염(鹽)의 농도가 정상치보다 훨씬 아래로 떨어져 종양의 성장을 가속시킬 수 있다는 것이었다. 이는 그들이 예전에 슬로언케터링 연구에 대해 가했던 것과 동일한 비판이었다. 캐머런과 폴링은 비타민 C의 투여를 갑자기 중단한 후 매우 유독한 화학 요법을 시행함으로써 두 번째 메이오 연구에 참여한 환자들의 수명이 단축되었을 수도 있다고 믿었다.

폴링이 두 번째 메이오 연구의 세부 사항을 면밀하게 검토하자 더 많은 차이점들이 드러났다. 가령 캐머런은 병원에서 연구를 했고 따라서 비타민 C를 투여했을 때 나타나는 초기의 증상 호전을 상세하게 관찰할 수 있었다. 반면 메이오 연구의 환자들은 통원 치료를 했고, 비타민 C를 투여받은 후 처음 1개월 동안은 검사를 받지 않았다. 따라서 캐머런이 그토록 꼼꼼하게 기록했던 초기의 증상 호전이 전혀 주목을 받지 못했다.

폴링과 캐머런의 비판에는 자신들의 접근법이 지닌 본뜻을 메이오 연구자들이 제대로 이해하지 못했다는 핵심 전제가 깔려 있었다. 즉 폴링과 캐머런이 의도한 것은 암의 억제이며, 그들은 (운이 좋은 극소수의 환자들을 제외하면) 단 한 번도 종양의 진전을 **중단시킬** 수 있다고 주장한 적이 없다는 것이었다. 그들의 주장은 종양의 진전을 늦추고, 삶의 질을 향상시키며, 생존 기간을 다소간, 하지만 상당한 정도로 연장할 수 있다는 것이었다. 반면 메이오 병원의 종양학자들은 비타민 C가 단기간 동안 투여하는 세포 파괴 치료제나 되는 것처럼, 그리고 그것의 치료 효과를 무엇보다 종양의 크기가 줄어든 정도로 측정할 수 있는 것처럼 간주하고 시험을 했다.

폴링은 특히 두 번째 메이오 임상 시험을 보고 화가 났고, 뫼르텔이 논문을 발표하기 전에 보여 주지 않은 것은 교활한 행동이었다고 생각했다. 그러나 명망 있는 대다수의 암 연구자, 언론, 일반 대중이 보기에 게임은 끝났다. 폴링은 NCI와 국가 암 자문 위원회(National Cancer Advisory Board), 그리고《뉴잉글랜드 의학보》의 편집자들에게 압력을 넣어 논문을 철회시키려 했으나 별다른 성공을 거두지 못했다. 그의 겁주기 전술과 소송 위협은 역효과를 내는 듯 보였다. 그는 자신에게 주어지는 연구비가, 과거에도 항상 아슬아슬했지만, 부정적 여론 탓에 위협을 받고 있음을 알 수 있었다. 폴링은 여전히 동료 과학자들을 자기편으로 끌어들이는 자신의 개인적 능력을 믿고 있었고, 심지어 메이오 병원을 방문해 비타민 C와 암에 관한 강연을 하겠다고 반쯤 장난삼아 제안을 하기도 했다. 이 제안은 메이오 병원 당국에 의해 정중하게 거절당했는데, 이유는 그에게 적합한 청중들을 찾을 수 없다는 것이었다.

폴링으로부터 과학 사기를 저질렀다는 공개 비난까지 받았던 뫼르텔은 이후 침묵을 지켰다. 메이오 연구가 적절하게 수행되었고, 병을 더욱 악화시키는 치료법을 계속하는 것은 윤리 원칙에 위배되는 행위라는 입장을 간혹 공개적으로 밝힌 것이 전부였다. 두 번째 메이오 연구를 지지하는 사설을 실었던 위츠와 폴링은 서신 교환을 계속했다. 위츠는 종양이 눈에 띄게 커지는 시점을 지나서도 비타민 C가 효능을 가질 수 있다는 생각이 전혀 말도 안 된다고 보았고, 자신의 주장을 뒷받침하기 위해 캐머런의 증례들을 들어 심지어 베일 오브 레벤 연구에서도 종양이 커지고 난 후에는 그처럼 병이 물러나는 일이 없었음을 지적했다. 위츠는 또한 반동 효과에 관한 폴링의 주장도 받아들이지 않았다. 이 논쟁은 결론을 내리지 못했고 위츠는 자신의 생각을 바꾸지 않았다.

폴링과 캐머런이 주류 암 학술지에 논문을 싣기 위해 악전고투하고 비판자들의 논문 철회를 이끌어 내지도 못하는 것을 보면서, 대다수의 사람들은 자연히 이 문제가 종결된 것으로 여기게 되었다. 최고로 저명한 암 연구소에 의해 수행된 두 차례의 임상 시험의 결과가 부정적으로 나왔고, 손꼽히는 암 연구자들이 하나같이 이 결과를 지지하고 있었다. 게다가 메이오 병원은 첫 번째 임상 시험에 대한 폴링과 캐머런의 비판에 답하기 위해 최선을 다하는 모습을 보였다(메이오 과학자들 자신은 비판의 지점이 "분명치 않다."라고 여겼는데도 말이다.). 논쟁은 종결되었고, 폴링과 캐머런은 패배했다. 많은 그러한 논쟁에서와 마찬가지로, 논쟁을 일으킨 장본인들은 순순히 물러나기를 거부했다. 그러나 1994년 폴링이 사망하면서 비타민 C를 암 치료법으로 옹호하는 지속적인 노력도 종말을 고했다.

결론

그렇다면 우리는 암에 대한 표준적이지 않은 접근법을 정통 의료의 최선의 수단을 써서 검증해 본 몇 안 되는 사례 중 하나인 이 일화로부터 어떤 교훈을 얻어 낼 수 있을까? 먼저 염두에 둘 필요가 있는 것은, 우리가 에이즈를 다룬 7장에서 언급하겠지만, 암에 대한 임상 시험 방법론이 변화를 겪어 왔다는 점이다. 캐머런이 메이오 연구에 대해 제기했던 바로 그런 종류의 비판 때문에 말이다. 에이즈 사례에서는 플라시보 임상 시험을 이중 맹검법으로 운영하기가 어려워졌다. 플라시보 대조군에 속하기를 원치 않았던 말기 환자들이 친구나 동료 에이즈 환자들과 약을 나눠 먹었기 때문이다. 에이즈 사례에서는 캐머런이 사용했던 것과 똑같은 종류의 후향적 대조군 병치가 수용되었다(그러나 그들은 여전히 비판받기 쉬운 위치에 있으며, 무작위 대조군 시험은 여전히 준거점으로 군림하고 있다.). 이는 무작위 추출 기법에 대한 캐머런의 비판이 지금에 와서는 더 큰 의미를 지닐 수 있음을 의미한다.

아울러 논쟁을 형성하고 특히 재연의 문제를 틀 짓는 데서 미국과 영국에서 작동하는 상이한 암 치료 체제가 중요했다는 점도 기억해 둘 만하다. 미국에서처럼 세포를 파괴하는 화학 요법을 실시하는 것은 스코틀랜드에서 표준적인 관행이 아니었다. 그리고 무작위 대조군 시험 대신 후향적 대조군 시험을 추진한 캐머런의 선택은 영국에서 지배적인 규범에 따라 영향을 받았다. 영국에서는 무작위 대조군 시험이 덜 흔하기 때문이다.

그렇다면 메이오 연구는 결정적이었는가? 우리가 이미 보았던 것과 같이, 이는 '실험자의 회귀'에 해당하는 사례이다. 그러나 논쟁은 결과적으로 정통 의료의 손을 들어 준 채 종결되었다. 실험만으로는 문제를 해결할 수 없었지만, 암에 대한 정통 의료의 이론과 실천 틀 내에서는 폴링과 캐머런의 주장이 받아들여지기 어려웠기 때문에 실험적 증거가 신뢰할 수 있는 반박의 근거가 되었다. 캐머런의 실험적 증거는 방법론적 결함이 있는 것으로 간주되었다. 캐머런과 폴링은 논문 발표에서 어려움을 겪었고, 논쟁의 모든 단계를 통틀어 자신들의 임상 결과를 단 한 차례도 정통 의학 학술지에 실을 수 없었다. 반면 메이오 병원에 있던 비판자들은 자신들의 연구 결과를 권위 있는 유력 학술지인《뉴잉글랜드 의학보》에 두 차례나 실었다.

이 장에서는 비타민 C가 암에 미치는 영향과 그것을 어떻게 평가해야 하는가를 두고 두 가지 버전의 설명이 제시되었다. 일류 암 연구자들이 지닌 지배적인 전문직의 관점은 비타민 C를 자신들의 표준적 방법론에 따라 평가하는 것이다. 의료 전문성에 관해 그들이 지닌 틀과 관점 내에서 볼 때 비타민 C는 아무런 효능도 없다. 그러나 비타민 C가 암을 치료하는 것이 아니라 억제하는 역할을 한다는 캐머런과 폴링의 주장이 논박된 것으로 보이지는 않는다. 하지만 메이오 연구가 폴링과 캐머런의 연구에 대한 관심을 사장시킴에 따라, 암 억제제로서 비타민 C를 이용하는 것을 뒷받침하는 증거가 축적되지도 못했다. 그들의 주장은 여전히 대체 의료라는 어중간한 세계에서 명맥을 이어 가고 있다. 폴링과 캐머런은 기성 의료 체제가 암 치료약의 평가 방식을 바꾸게 하는 데 성공하지 못했고, 이들이 비타민 C에 대해 내놓은 특정한 주장은 여전히 증명되지 못하고 있다.

폴링과 비판자들 사이의 어지러운 싸움은 이런 종류의 사례들에서 전형적인 것 같다. 논리적인 측면에서 따져 보면, 비타민 C 치료법이 암의 증상을 완화시키고 환자들의 삶을 풍요롭게 하며 아마 연장시켜 줄 수도 있을 거라는 주장이 결정적으로 반박된 적은 없다. 실험 결과들을 의미있는 것으로 간주한다고 할 때 현재까지 입증된 사실은 이미 화학 요법이나 방사선 요법을 받은 환자들은 혜택을 볼 수 없으며 비타민 C를 상대적으로 짧은 기간 동안만 투여한 환자도 마찬가지라는 것이다. 따라서 설사 비타민 C가 효능이 있다고 해도 (이 역시 결정적으로 입증된 적은 없다.) 그것의 효능은 제한적인 환자들에게만 적용될 수 있다.

전문성의 분열을 보여 주는 이러한 전형적 사례들에서는 '더 많은 연구가 필요하다.'라는 결론으로 성급하게 매듭 짓고 싶은 유혹이 존재한다. 이 사례에서는 아마도 이것이 맞는 결론일지 모르지만, 그렇지 않을지도 모른다. 우리는 (『골렘』과 『확대된 골렘』을 통해) **어떤** 과학 연구도 충분히 면밀하게 조사하여 준논리적(quasi-logical) 기준으로 따져 보면 이 사례에서와 똑같은 결함이 드러난다는 사실을 이미 알고 있다. 따라서 너그럽게 생각하면 모든 것에 대해 더 많은 연구가 해답이 될 터인데, 이는 자원 부족으로 시달리는 세계에서는 전혀 충고랄 만한 것이 되지 못한다. 더 많은 연구를 하기로 결정한 모든 선택은 모종의 다른 프로젝트를 기회비용으로 수반하기 때문이다.[4]

우리가 비타민 C 논쟁에 대한 설명의 대부분을 빌려온 연구의 저자인 이블린 리처즈는 대체 의료가 평가받는 방식을 네덜란드에서 쓰이는 접근법과 유사하게 변화시키자고 제안한다. 네덜란드에서는 의료 자원의 배분에서 소비자들의 선호에 더 큰 비중을 두는 체계를 제도화시켰다. 대체 의료에 대한 소비자들의 높은 수요를 감안하면, 이는 그러한 치료법들에 더 많은 돈이 투입됨을 의미할 것이다. 이는 또한 특정 치료법이 실제로 효능이 있다는 아무런 과학적 승거가 없거나 심지어 그런 치료법을 표준적인 과학적 검증에 노출시키는 것을 꺼리는 경우에도 국가의 지원을 받을 수 있음을 의미한다. 리처즈는 또한 소비자들은 증명되지 않은 치료법에 대한 선호를 표현하고 그에 따라 국가의 자원을 배분하는 데 영향을 미칠 권리가 있다고 믿는다. 우리는 이런 결론이 구원으로서의 의료에 온당한 것과 과학으로서의 의학에 온당한 것을 혼동한 소치라고 생각한다.[5] 죽느냐 사느냐의 문제가 닥치면 증명되지 않은 대안이라도 스스로 찾아 나설 권리가 개인들에게 있긴 하지만, 그렇다고 해서 과학으로서, 또 집단 책임으로서의 의료가 여론에 의해 좌지우지되어서는 안 된다.[6] "사람들에게 맡겨 두라."라고 말하는 것은 과학적 의료를 위한 우리의 장기적인 집단 책임을 방기할 위험을 안고 있다. 설사 아프거나 죽어 가는 개인들이 치료법을 시도해 보는 데서는 여전히 현명할 수 있다고 하더라도 말이다.

5장

만성 피로 증후군 ─ 존재하지 않는 질병의 침투

서른 살인데 벌써 여섯 자리 수 연봉. 이제 피로가 몰려온다!

— CDC가 내놓은 여피 독감 진단 척도에 대한 클리블랜드 애모리의 제언

아직 소아마비가 미국에서 창궐하던 1934년의 일이었다. 지난 3년 동안 발병자 수가 감소세를 보이던 캘리포니아 주에서 소아마비가 크게 유행했고, 로스앤젤레스 지역에서 보고된 환자만도 1,700명에 이르렀다. 학교에서는 조회와 전시회가 금지되었고 맥줏집에서는 위생 절차를 강제하도록 장려되었다. 가정주부들은 '먼지가 병균 매개체'이기 때문에 바닥을 청소할 때 '예전에 쓰던 빗자루 대신 진공 청소기를 사용해야' 한다는 경고를 들었다. 두려움이 대기 중에 떠다니고 있었다.

소아마비로 의심되는 환자들 대부분을 수용한 로스앤젤레스 카운티(LAC) 병원에서는 의사들이 지키고 서 있다가 입원하는 모든 환자들에게 질문을 던졌다. 감염 병동에서 일하는 직원들은 소아마비 증상을 나타내지 않는지 지속적으로 검사를 받았다. 그런데 이 해 5월이 되자 LAC 병원의 보건 의료 노동자들이 아프기 시작했다. 12월에는 198명의 직원들(전체의 4.4퍼센트)이 소아마비를 앓는 것으로 보고되었

다. 소아마비 유행을 근절하려는 노력의 일환으로 병원 직원들 모두에게 회복기 혈청이 처방되었다.

그러나 이때 발생한 소아마비는 이전과는 다른 특성을 지녔다. 환자들 중 어른들의 비율이 사상 유례가 없을 정도로 높았다. 또한 소아마비가 병원에서 유행했다는 것도 드문 일이었다. 이전까지 병원 같은 기관에서 질병이 대규모로 발생한 사례로 알려진 것은 단 한 건뿐이었다.

이내 LAC 병원에서 무슨 일이 일어났는지, 실제로 소아마비가 유행했는지에 대해 상세한 조사가 이루어졌다. 자신들의 질병에 대한 보상을 원한 보건 의료 노동자들이 조사를 추진하도록 압력을 행사했다. 그러나 미 연방 공중 보건청(Public Health Service)이 발표한 조사 결과는 당혹스러운 것이었다. 무작위로 뽑은 25명의 환자들에게서 분명한 마비나 척수액의 이상이 발견되지 않았다. 심지어 마비 환자와 비(非)마비 환자의 비율 같은 전통적인 소아마비 통계치를 계산하는 것도 불가능한 것으로 드러났다. 의료 기록에는 철저한 신경학적 검사를 거쳐야만 감지할 수 있는 미약한 운동 신경 손상만이 발견되었다. 하지만 환자들은 아프다고 느꼈고 통상적인 정형외과 치료를 받고자 했다. 저명한 소아마비 연구자이자 역사가인 존 폴은 유행병이 돌고 있는 동안 LAC 병원의 척수성 소아마비 병동은 "마치 재난 지역에서 심각한 정신적 외상을 입은 환자들이 들어찬 병동 같아 보였다. 그러나 실제로 환자들 중 마비 증상을 나타낸 사람은 극히 적었다."라고 썼다(Aronowitz, 19).

그렇다면 외관상 아픈 것처럼 보였던 이 사람들은 무슨 병에 걸렸던 것일까? 몇몇 사람들은 그들이 집단적 히스테리를 경험했던 거라고 주장해 왔다. 당시에 한 조사관은 이렇게 썼다. "나는 하루에 100〜

200명 정도의 소아마비 환자들을 보고 접촉했던 것 같다. 그러나 그들 중에 정말 아팠던 사람은 거의 기억나지 않는다. …… 이 병에 걸릴지 모른다는 두려움에 기인한 대중의 히스테리가 있었고, 의료 전문직 쪽에서도 이 병은 소아마비가 아니라고 용기를 내어 말하면서 아무짝에도 쓸모없는 보호용 혈청 사용을 거부하는 행동을 못하게 한 히스테리가 있었다."(Aronowitz, 23에서 재인용). LAC 병원 환자들 대다수는 완전히 회복되었지만, 일군의 간호사들을 포함한 일부 환자들은 증상들이 재발해 오랫동안 고통을 겪었다. 불만을 토로하며 영구 장애에 대한 보상을 받으려는 그들의 노력 때문에 이 유행병 사건은 이후 오랫동안 대중의 의식에 남아 있게 되었다.

1950년대에 LAC 병원 사례를 재검토한 연구자들은 이 사례가 소아마비와는 아무런 관련도 없는, 다른 장소, 다른 국가에서 일어났던 질병의 유행과 공통된 특성들을 지녔다고 결론지었다. 그들은 이 질병을 특정한 감염체가 고유하게 유발하는 일군의 특정 증상들이 없는 새로운 증후군으로 간주했다. 이 증후군은 '양성 근육통성 뇌척수염(benign myalgic encephalitis)'으로 재명명되었다. 이것이 '양성'인 이유는 아무도 죽지 않았기 때문이고, '근육통성'이 붙은 이유는 환자들이 몸의 여러 부위에 근육통을 경험했기 때문이고, '뇌척수염'이라고 한 것은 개인적인 증상들이 뇌의 감염과 염증으로부터 유발된 것으로 생각되었기 때문이다. 이 새로운 증후군은 그런 비슷한 증후군들 중 첫 번째였다. 이런 증후군들은 이후 역사 속에서 계속 논쟁거리를 제공해 왔다.

1980년대에 '여피 독감(yuppie flu)'이라는 비아냥거리는 별명을 얻게 된 만성 피로 증후군(chronic fatigue syndrome)은 그런 종류의 질병들 중 가장 잘 알려져 있다. 여피 독감이라고 불리게 된 이유는 처음 이 병에 걸린 사람들 중에 부유하고 젊은 캘리포니아 사람들이 많았고, 이것이 진짜 질병인지를 놓고 계속 의문이 제기되어 왔기 때문이다. 다른 사례로는 '빌딩 증후군(sick building disease)', '걸프전 증후군(Gulf War syndrome)', '반복 사용 긴장성 손상 증후군(repetitive strain injury, RSI)', '과민성 대장 증후군(irritable bowel syndrome)'을 들 수 있다. 이 목록에 합류한 최근의 예로는 '섬유 근육통(fibromyalgia)'이 있는데, 몸 전체에 지속적으로 나타나는 근육통을 가리키는 말이다. 섬유 근육통은 600만 명이 넘는 미국인들(이 중 90퍼센트가 여성이다.)을 괴롭히고 있는 것으로 알려져 있는데, 이는 한 해에 암에 걸리는 사람 수보다 4배나 더 많은 숫자이다.

이러한 질병들은 일군의 사람들이 공유하는 증상들의 집합으로 처음 모습을 드러낸다. 이 증상들은 이미 알려져 있는 물리적인 질병 원인의 관점에서는 설명하기 어렵다. 이러한 질병들은 그 수수께끼 같은 성격 때문에 종종 언론의 주목을 받는다. 많은 경우 이 질병에 대한 환자 권익 단체들이 형성되어 더 많은 의료 연구를 촉진하고 증상을 진짜 질병으로 인정받기 위한 로비를 하기도 한다. 실제로 양성 근육통성 뇌척수염에 대한 새로운 진단을 이끌어 내는 데 일조한 사람들은 바로 장애인으로서의 권리를 인정받기 위해 싸우던 LAC 병원의 고통받은 간호사들이었다. 이 질병이 의료 전문직에 의해 인정을 받은 경우에도 그것의 실재성 여부에 대한 의문은 계속 남는다. 그런 증상이 나타나는 원인을 심신 상관적 이유(psychosomatic cause)로 돌리는 것인데, 한마디로 "모든 것은 머릿속에 들어 있다."라는 인식이다. 증상들의 애매한 목록, 결정적인 검사의 결여, 물리적 원인 부재 때문에 이러한 질병들은 확인이 어렵다. 예컨대 사스(SARS), 패혈성 인후염(strep throat), 다리 골절과 같이 척 보면 병에 걸리거나 증상이 있는지 여부를 알 수 있고, 특정한 바이러스, 세균, 혹은 병리가 원인이라는 생각에 근거해 널리 받아들여지고 있는 진단 방법이 존재하는 경우와 다르다. 이런 경우에는 진단에 오류가 있을 수는 있어도 질병의 존재 그 자체가 의문시되지는 않는다.

앞서 언급했듯이 환자들은 이처럼 잘 정의되지 못한 질병들이 수용되는 과정에서 중요한 역할을 한다. 환자들은 권익의 옹호자가 되는 데서 그치지 않고 때로는 자신들이 의료 전문직 종사자들보다 더 많은 전문성을 가졌다고 주장하기도 한다. 환자 단체들은 강력하게 주장한다. RSI 사례에서 한 환자 권익 단체는 이렇게 선언했다. "우리가 전문가다. 의사나 건강 상담사, 물리 치료사들이 아니라 우리가 전문가인 것이다. 우리는 매일매일 반복 사용 RSI와 같이 살아야 하는 사람들이다. 그들이 RSI에 관해 알고자 하는 것이 있다면 물어보아야 할 대상은 바로 우리다."(Arksey, 2에서 재인용). 하지만 일반 시민들이 질병을 정의하고 이해하는 데서 쌓을 수 있는 전문성은 과연 어느 정도일까? 이것이야말로 이 장에서 우리가 전개할 논의에 깔린 질문이다.

만성 피로 증후군

'만성 피로 증후군'으로 알려지는 최초의 증상들이 보고된 것은 1980년대 초반의 일이었다. 의사들은 증상이 오랫동안 지속되면서 바이러스성으로 보이는 질환이 있는 환자들의 사례를 보고하기 시작했다. 겉으로 나타난 것은 피로감이나 대체로 보아 주관적인 여타의 증상들이었다. 처음에는 그 원인이 엡스타인바 바이러스(Epstein-Barr virus, EBV)라고 생각되었다. 이는 포신(疱疹) 바이러스의 일종으로 급성 감염 후에 몸속에 남아 있다가 증상을 재발시킬 수 있다. 그 이전까지 40년 동안 재발성 EBV 감염의 사례들이 간헐적으로 보고된 적이 있었다. 그러나 EBV가 만성 피로 증후군의 원인임을 증명하는 일은 어려운 문제였다. 일반 대중이 EBV에 광범하게 노출되어 있다는 사실 때문이었다. 아주 건강한 사람들 중에도 EBV에 대한 항체를 보유하고 있는 이들이 많았다.

1985년에 캘리포니아 주의 타호 호 인근에서 집단 발생한 100여 건의 사례가 마침내 연방 질병 통제 센터(CDC)의 주목을 끌었다. 지역의 의사들은 환자들에게서 많은 양의 EBV 항체를 발견했다. 이 유행은 "타호 호숫가의 미스터리 질병"이라는 제목으로 《사이언스》의 표지를 장식했다. 그러나 바로 처음부터 이 쟁점은 논란의 여지를 안고 있었고, 타호의 일부 의사들은 애초에 유행병 자체가 있었는지에 대해서부터 매우 회의적인 태도를 보였다. 한 의사의 말을 빌리면, "그들은 자신들이 뭔가를 알아냈다고 생각했고, 그때부터 온갖 장소에서 그것을 찾아내기 시작했습니다."(Aronowitz, 25에서 재인용). CDC의 조사관들은 표준적인 역학 조사 관행에 따라 사례 정의*를 작성한 후 타호의 환자 15명을 집중 모니터했다. 그들은 약간의 혈청 이상을 찾아내긴

---

*_____공공 보건 전문가들이 유행병 조사나 공공 보건 상황 점검에서 사례(증례)로 포함되는 사람이 누구인지를 '정의'하는 방법을 가리킨다. 시간, 사람, 장소라는 세 가지 기준에 따라 사례(증례)를 정의한다. ─옮긴이

했지만, 이는 대조군에서도 일부 나타나는 결과였고 혈청 증거는 다른 일련의 감염에서도 찾아볼 수 있는 것이었다. 그들은 보고된 증상들이 너무 모호해 적절한 사례 정의를 작성하기 어렵고 EBV 혈청 검사는 신뢰할 만한 질병의 지표로 삼을 수 있는 정도의 재현성을 갖추지 못했다고 결론지었다. 그들은 타호에서 실제로 질병이 유행했음을 확신할 수 있기 위해서는 그 전에 민감하면서도 구체적인 실험실 검사가 마련되어야 한다고 시적했다.

만성적인 EBV 감염으로 인해 자신이 고생하고 있다고 생각한 환자들은 CDC처럼 신중한 태도를 취하지 않았다. 그들은 이 증후군을 인정받기 위한 로비 활동을 시작했고, 1985년 4월 국립 보건원 소속 국립 알레르기 감염병 연구소(National Institute of Allergy and Infectious Diseases, NIAID)가 조직한 만성적 EBV 감염에 관한 합의 회의에 참가하였다. CDC와 다른 전문가들의 의학적 소견에서 회의적 태도가 표출되었음에도 불구하고, 당시 합의 회의는 이 질병이 세상에 알려지는 계기가 되었다. 소식은 의료계뿐만 아니라 일반인들의 세계에도 전달되었다. 대중 잡지들은 새로운 질병에 초점을 맞추었고, 민간 연구소에서는 EBV의 혈액 검사를 장려했으며, 환자들이 무더기로 몰려들기 시작했다. 한동안 이 질병은 기성 의료계에서 진짜인 것으로 간주되었다. 알레르기와 면역학 분야의 한 손꼽히는 학술지는 사설에서 "만성적인 엡스타인바 바이러스 증후군은 실재한다."라고 선언했다(Aronowitz, 25에서 재인용). 새로운 질병이 지닌 신뢰성과 정당성의 많은 부분은 EBV가 잘 이해되어 있는 병리 생물학적 메커니즘과 진단 검사(EBV 혈청 검사)를 가진 이미 알려진 질병이라는 사실에 근거를 두고 있었다.

그러나 1988년에 EBV 혈청 검사의 신뢰성에 대해서 의문이 제기되기 시작했다. 또 한 번의 합의 회의가 열렸다. 회의의 결과는 이 질병의 이름을 '만성 피로 증후군(CFS)'으로 다시 명명하고 새로운 증후군을 진단할 수 있는 새로운 방법을 제시한 것이었다. 전형적인 경우 환자는 어떤 다른 설명도 배제된 상태에서 최소 6개월 동안 만성적이고 무기력해지는 피로감을 느껴야 한다. 이제 EBV 혈청 검사는 더 이상 결정적인 것으로 간주되지 않았다. 대신 진단은 마치 '중국 음식점 메뉴'같은 형태를 갖게 되었고, 양성 진단을 받으려면 2가지 중요 기준에 더해 14가지 부차적 기준들 중 8가지 이상을 만족시켜야 했다. 증상들에는 두통, 근육통, 가슴 통증과 관절 통증 등이 포함되었다. 이러한 새로운 정의는 즉각 자의적인 기준이라는 비판을 받았지만, 이제는 이 질병 자체가 나름의 생명력을 가지게 되어 의사와 환자들이 할 수 있는 일이라곤 증상들의 체크 리스트를 적용하는 것뿐이었다.

오늘날까지도 CFS가 진짜 질병인지에 관한 의문이 남아 있다. 이 병의 근원은 심리적인 데 있음을 보여 주기 위한 연구들이 여러 차례 수행되었다. 그러나 이 연구들 역시 방법론적 근거의 측면에서 비판을 받았고 인과성의 방향을 돌려놓는 데서 어려움을 겪고 있다. 아직 진단 기준이 없는 질병같은 상태로 여러 해 동안 고통을 겪고 있는 사람은 실제로도 심리적 효과로 고통을 겪을 것이다. 한 연구는 포진 바이러스에 대해서 활성이 있는 것으로 알려진 항바이러스성 약물인 에이사이클로비어(acyclovir)로 환자들을 치료했을 때 나타나는 효과를 두고 무작위 이중 맹검 플라시보-대조군 시험을 실시함으로써 이 질병의 존재에 의문을 제기하려 했다. 연구 결과는 약물이 플라시보에 비해서 아무런 우위도 갖지 않음을 발견했다. 이 연구의 저자들은 이런 결과를 EBV 가설과 질병의 존재 그 자체에 반하는 증거로 간주했다. 그러나 이 연구는 규모가 너무 작고 방법론적으로 취약하다는 비판 (환자 권익 단체들로부터 나온 비판도 포함해서)을 받아 왔다. 피험자들이 CFS 를 앓는 대다수 환자들을 전형적으로 담아 내지 못했기 때문이다. 요 컨대 CFS에 초점을 맞춘 많은 연구가 진행되고 국제 회의도 여러 차례 열렸음에도 불구하고, 그것이 생물학적 원인과 병리 생물학적 메커니즘을 가진 물리적 질병으로 존재하는지 여부에 대해서는 아직도 합의가 이뤄지지 못한 상태이다. 의사들은 이 질병이 지닌 문제의 일부는 심리 사회 병리학적(psychosociopathological) 요소에 있음을 점차로 인식하는 것 같다. 다시 말해 환자들이 자신이 질병을 앓고 있다고 생각하기 때문에 질병을 가진 것처럼 행동하게 되고, 이에 따라 증상들을 마치 실제인 것처럼 경험하게 된다는 것이다. 이것은 우리가 플라시보 효과를 다룬 1장에서 논의했던 마음과 몸의 복잡한 상호 작용을 보여 주는 사례이다. 만약 CFS의 근원을 정말로 심리 사회 병리학적인 데서 찾을 수 있다면, 이는 '역(逆)플라시보 효과'로 생각할 수 있다. 이 경우에는 존재하지 않는 치료가 효능이 있다고 생각해 마음이 몸을 치료하는 것이 아니라, 존재하지 않는 질병이 진짜 질병이라고 생각해 마음이 몸에 해를 끼치는 것이다.[1]

섬유 근육통

만성 피로 증후군에 관한 논란은 섬유 근육통의 존재를 둘러싼 논란과 매우 흡사하다. 이 새로운 질병이 의학 용어집에 처음 모습을 드러낸 것은 1990년의 일이었다. 이 병의 이름 'fibromyalgia'는 그리스 이에서 통증을 의미하는 algia, 근육을 의미하는 myo와 라틴 어에서 건(腱)이나 인대의 연결 조직을 의미하는 fibro를 합쳐 만든 것이다. 이 병은 몸 전체에 지속적으로 근육통이 나타나는 상태를 가리키며, 종종 피로감, 불면증, 설사, 복부 팽만, 방광 자극, 두통과 같은 다른 증상들을 수반한다. 많은 사례들에서 수술, 바이러스 감염, 물리적 부상 혹은 정신적 충격 등과 같은 충격적인 사건이 있은 후에 발병하지만 알려진 원인이 없는 사례들도 있다. 캔자스 주 위치타 연구 센터 재단의 소장이었던 프레더릭 울프 박사가 이 새로운 질병을 처음으로 정의하는 데 도움을 준 의사들 중 한 사람이었다. 그는 1970년대 이후 몸의 여러 부위에 근육통이 있지만 염증이나 근육 병리상의 증거는 찾아 볼 수 없는 환자들을 점점 더 많이 만나게 되었다. 1987년에 울프는 유사한 증상들을 관찰해 온 20명의 캐나다와 미국 류마티스 학자들을 한데 모았고, 여기서 '섬유 근육통'이라는 새로운 질병이 탄생했다. 미국 류마티스 학회(American College of Rheumatology)의 승인 아래 간단한 진단 검사가 개발되었다. 이 검사는 의사가 근육과 건이 뼈에 부착되는 18개의 정해진 지점들을 강하게 눌러 보아서 이 중 11개 이상의 지점에서 통증을 느끼면 섬유 근육통이 있는 것으로 판정했다.

아래의 설명은 《뉴요커》 기자가 쓴 것으로, 섬유 근육통이 환자의 관점에서 어떻게 인식되는지를 보여 준다. (리즈라는 이름으로 불리는) 환자는 기자의 친구이다. 그녀는 최근에 이혼한 51세 여성으로 뉴잉글랜드에 있는 일류 대학에서 강의를 하고 있었다. 리즈의 문제는 그녀가 비염으로 1994년에 수술을 받은 후 시작되었다. 그녀는 수술에서 회복하지 못했고 피로감, 불면증, 근육통으로 고통을 받았다. "나를 담당한 내과 의사는 그 모두가 긴장 탓이라고, 내가 중년이고 5살과 8살 난 두 아이를 키우는 스트레스 때문에 생긴 증상이라고 했어요." (Groopman, 82). 아무도 리즈의 상태를 설명해 주지 못했다. "리즈는 과거에 우울증에 걸린 전력이 있었다. 그러나 이번에는 매우 다르게 느껴졌다. 그녀를 상담한 한 전문의는 비염 수술을 하면서 뇌하수체에 상처가 났을지도 모른다고 생각했지만, 광범한 내분비 검사 결과 그렇지 않은 것으로 나타났다."(Groopman, 81).

질병 진단에서 수차례 실패를 경험한 끝에(한동안 그녀의 증상들은 희귀한 식품 알레르기로 설명되기도 했다.) 그녀는 섬유 근육통과 만성 피로 증후군 진단을 받았다. 이 의사에서 저 의사로 계속 넘겨지는 리즈의 경험은 다분히 전형적인 것이다. 오늘날과 같은 관리 진료의 시대에 의사들은 끝도 없어 보이는 불가해한 증상들의 목록에 주의를 기울일 시간도, 그런 일을 할 유인도 없다. 섬유 근육통 환자들은 종종 각각의 의사가 최대한 빨리 환자를 동료 의사에게 넘겨 버리는 임상의 뜨거운 감자 게임을 촉발시킨다. 한 의사는 이러한 환자들을 "의료 전문직에 내린 저주"(Groopman, 81)로 표현하기도 했다.

아직 섬유 근육통에는 치료법이 없다. 필사적인 심정이 된 리즈는 대체 의료에 눈을 돌렸다. 베트남의 승려가 침을 놓아 주었으나 소용이 없었고, 척추 교정사는 10대 때 자동차 사고에서 입은 목 부상을 원인으로 진단했으며, 정골 요법사는 여생 동안 진통제를 복용하라고 처방했다. 이제 더욱 절망적인 심정이 된 리즈는 다시 내과 의사를 찾아갔다.

"의사를 만나 내가 한 첫마디는 이랬습니다. '당신은 내가 정말 아프다는 사실을 믿어 줘야만 해요. 그냥 불평을 늘어놓는 게 아니란 말입니다.'" 그녀는 피로감에 대해 리탈린을, 불면증에 대해 앰비언을 처방받았다. …… 최근에 그녀는 프로작을 복용하고 있지만 차도가 별로 없다. 그녀는 인터넷에 뜨는 보도와 섬유 근육통, 만성 피로 증후군 관련 소식지들을 꼼꼼히 따라가며 해결책을 찾고 있다. "할 수 있는 건 정말 다 해 봤어요."라고 그녀는 말을 이었다. …… 결국 작년에 그녀는 포기했고, 강의 시간을 줄였다. 통증, 피로감, 그리고 흔히 '섬유성 안개(fibrofog)'로 불리는, 명확하게 사고할 수 없게 된 상태 증상이 자주 나타났기 때문이다(Groopman, 86).

리즈는 질병에 이름을 붙이는 것에 대해서, 섬유 근육통이 어떻게 만성 피로 증후군과 합쳐지는 듯 보이는가에 대해서 이야기했다. "'만성 피로는 굴욕적인 용어가 되어 버렸어요. 여피들이 걸리는 질병이죠. 비웃어 달라고 청하는 듯한 이름이에요.'라고 리즈는 말했다. '섬유 근육통이 사회적으로 좀 더 받아들여질 만한 용어죠.'"(Groopman, 86).

섬유 근육통 역시 만성 피로 증후군의 경우처럼 질병의 존재를 논박하는 의료계의 로비가 강하다. 그들은 증상들을 새로운 질병으로 분류하는 것은 득보다 실이 더 많다는, 이제는 익숙해진 주장을 펴고 있다. 이 병을 처음 확인한 울프도 지금은 이런 관점을 공유한다. "과거 한때 우리는 새로운 신체 질병을 발견했다고 생각했습니다. …… 하지만 이건 벌거벗은 임금님의 보이지 않는 옷과 같은 이야기였어요. 1980년대에 우리가 처음 연구를 시작했을 때 환자들은 고통 속에 이 의사 저 의사를 찾아다니고 있었지요. 우리는 환자들에게 섬유 근육통에 걸렸다고 말해 줌으로써 스트레스를 줄이고 의료비 사용을 줄일 수 있다고 믿었죠. 이 아이디어, 우리가 그들의 고통을 섬유 근육통으로 해석함으로써 그들을 도울 수 있다는 훌륭하고 인간적인 아이디어는 결과적으로 그런 식의 효과를 내지 못했습니다. 지금의 내 견해는 우리가 병을 치료하는 것이 아니라 오히려 만들어 내고 있다는 겁니다."(Groopman, 89에서 재인용). 울프가 경험한 바로는 섬유 근육통 환자들에게서 그가 찾아낸 통증 지점의 수는 그들이 얼마나 불행한가 하는 정도와 상관관계가 있다고 한다!

일상적인 증상들은 이세 그것에 잘 부합하는 질병이 있다는 바로 그 사실 때문에 정도가 심해진다. 비판자들은 건강한 사람들 중 3분의 1은 어떤 임의의 시점에 근육 통증을 느끼며 5분의 1은 심한 피로감을 호소한다고 지적한다. 뿐만 아니라 건강한 일반 사람들 중 거의 90퍼센트는 2주 내지 4주 기간 동안 두통, 관절통, 근육 뻣뻣함, 설사 같은 신체 증상을 적어도 하나 이상 나타낸다고 한다. 따라서 전형적인 성인은 4~6일에 1번꼴로 한 가지 증상을 나타내게 된다. 섬유 근육통 성향이 있는 사람들에게 일상적인 신체 증상들은 점점 더 큰 관심의 초점이 된다. 하버드 대학교의 정신 의학 교수인 아서 바스키 박사의 말처럼 "그들은 자신의 증상이 질병 때문이라는 믿음에 사로잡혀 버리고. 앞으로 쇠약과 파멸이 닥칠 거라는 기대를 갖게 된다. 이는 자신의 몸에 대한 경계심을 강화시키고, 결국 증상을 더욱 심하게 만든다."(Groopman, 86쪽에서 재인용). 바스키는 또한 질병에 기득권을 가진 힘센 집단들의 역할도 언급했는데, "병원을 운영하는 의사와 다른 의료 종사자들, 장애 소송에 관여하는 변호사들, 효과가 입증되지 않은 치료약을 판매하는 제약 회사들이 여기 포함된다."(Groopman, 87쪽에서 재인용). 섬유 근육통은 변호사들이 장애에 대한 보상을 주장할 때 쓸 수 있는 매우 편리한 신단으로 드러났다. 이 질병은 환자들의 자기 보고에 크게 의존하기 때문이다. 6개 의료 센터에서 1,604명의 환자들을 대상으로 수행한 한 연구는 이들 중 4분의 1 이상이 장애 보상을 받았음을 보여 준다.

섬유 근육통이 현재의 의료에서 가장 논란이 많은 질병 범주 중 하나라는 데는 의문의 여지가 없다.《뉴요커》기자가 접촉한 많은 의사들은 이 기록에 대해 자신의 견해를 밝히기를 거부했다. 일부 의사들은 희생자들과 조금이라도 공감하는 기미를 보이면 엄청나게 많은 환자 의뢰가 쏟아져 들어올 거라고 우려했고, 다른 의사들은 이 증후군에 대해 회의적인 목소리를 내면 대중의 공격에 노출될 수 있다고 우려했다. 이 질병에 비판적인 한 저명한 의사는 200통이 넘는 항의 메일을 받았고, 인터넷상이나 소식지에서 섬유 근육통 환자 권익 운동가의 공격을 받고 있다고 말하고 있다.

환자 권익 보호

이제 이러한 새로운 질병의 실체를 정의하는 데서 환자 권익 운동이 어떤 역할을 했는지 살펴보도록 하자. 환자 권익 운동은 1980년대에 에이즈 활동가들의 활동이 성공을 거두면서 태동한 것으로 보인다(7장 참조). 만성 피로 증후군(CFS) 사례에서는 많은 환자 권익 단체들이 에이즈 활동가 단체들을 명시적인 모델로 해서 만들어졌다. 영국의 CFS 활동가 단체에는 근육통성 뇌척수염 행동(ME Action), 근육통성 뇌척수염 연합(ME Association), 전국 근육통성 뇌척수염 센터(National ME Center) 등이 있다. 미국에서는 만성 피로 면역 기능 이상 연합(Chronic Fatigue Immune Dysfunction Association)의 역할이 두드러졌다 (이 단체는 자체 신문인 《CFIDS 연보(*CFIDS Chronicle*)》를 발간하고 있다.). 이 단체들의 이름 그 자체에 이미 해당 질병을 둘러싼 투쟁이 부분적으로 녹아 있다. 영국의 단체들이 명칭에 근육통성 뇌척수염을 쓰는 것은 이들의 최우선적 관심사가 이 질병을 단순한 증상들의 집합이 아닌, 실제로 존재하는 (뇌염에서와 같이 뇌의 염증에 의해서 생기는) 의료상의 질환으로 인정받게 하려는 것임을 보여 준다. 중요한 미국의 운동 단체가 단체 명칭에 '면역'이라는 단어를 쓴 것은 에이즈와 에이즈가 받았던 모든 주목과의 연결을 가리킨다. 이 질병을 면역 질환으로 명명하는 것은 특정 개인들이 병으로 쓰러진 배경에 모종의 면역계 교란이 공통적으로 존재함을 시사하는 것이다. 많은 환자 활동가 단체들은 에이즈와 CFS(그리고 다른 질병들)가 이전에 발견되지 못한 면역 질환들이라는 빙산의 일각에 불과하다고 여기고 있다.

환자 권익 단체들은 자신들이 걸린 질병에 대한 보건 정책을 변화시키기 위해 로비 활동을 한다. 단체의 대표들은 종종 미 국회 의사당 건물을 찾아 관련된 의회 위원회들에서 증언을 한다. 영국에서는 CFS 환자 단체들이 저명한 왕립 내과 의사·정신과 의사·일반의 협회(Royal College of Physicians, Psychiatrists, and General Practitioners)가 1996년에 발표한 영향력 있는 CFS 관련 보고서에 적극적으로 대응했다. 이 보고서는 CFS가 완전히 신체적인 것도, 심리적인 것도 아니며 "마음, 몸, 환자의 사회 세계 사이에 일어난 복잡한 상호 작용"의 결과물이라고 결론 내렸는데,[2] 이에 대해 영국의 환자 조직들은 즉각 비판 성명을 발표해 보고서가 "인과 관계와 치료에 대한 정신 의학 모델"을 선호하는 편향에 빠졌다고 공격했다. 이어 그들은 "진리를 위한 투쟁"이라는 구호를 내걸고 보고서의 결과를 반박하기 위한 캠페인을 조직했다. 의회에는 보고서의 철회를 요청하는 청원서가 제출되었다. 그들은 CFS의 이해와 치료를 위한 정신 의학적 틀에 대해 반대 주장을 펼치는 배경 논문들을 제시했다. 우울증처럼 CFS와 연관된 정신적 질환은 진짜 바이러스 감염에 의해 유발된 것이며, 연구자들은 그러한 바이러스 감염을 찾아내려 애써야 한다는 것이 그들의 생각이었다.

환자 권익 단체들은 환자 개인의 증언을 활용해 대단한 효과를 거두고 있다. 사실 분명 고통을 받고 있는 어떤 사람을 만나 자신의 질병은 의료 전문직에 의해 무시당하고 있다고 주장하는 것을 들었을 때, 질병의 실재성에 대해서 의문을 제기하기란 어려운 법이다. 질병에 이름을 부여하고 그것을 실재하는 어떤 것으로 확인하는 것은 종종 환자들에게 힘을 불어넣어 준다. 이는 환자들이 거의 가망이 없어 보이는 상태에 나름대로 대처하는 한 방법이기도 하다. 의사에서 사회학자로 전환하여 이 권익 단체들을 연구한 로버트 아로노위츠의 말을 빌리자면 이런 식이다. "성공한 젊은 여성이 어느 날 갑자기 정체를 알 수 없는, 몸이 쇠약해지는 병을 앓게 된다. 담당 의사들은 정확한 진단을 내릴 수가 없자 인내심을 잃고 그녀의 문제는 심리적인 거라고 설명한다. 친구들과 가족들은 환자의 상황에 대해 낙담해 관심과 동정심을 잃어 가기 시작한다. 모든 희망이 사라지는 것처럼 보일 때, 환자는 근육통성 뇌척수염(ME)이나 만성 피로 증후군(CFS)에 걸렸다는 진단을 받는다. 그녀가 스스로 진단을 내렸거나 식견을 갖추고 환자의 처지에 동정적인 의사를 만났거나 한 결과다. 질병에 이름이 붙여지고 얼마간의 시간이 지난 후에 환자는 회복되기 시작한다. 종종 그렇듯 그 과정에서 어떤 도덕적 교훈을 가져다주면서 말이다."(Aronowitz, 33).

권익 운동의 수사(修辭)가 질병에 대한 환자들의 (종종 무시되곤 하는) 주관적 경험과 결합되면서 환자들과 기성 생의학계* 사이에 격렬한 투쟁이 유발될 수 있다. CFS 권익 운동을 하는 한 일반인 활동가는 "임상적 실재인 이 병의 존재를 숨기려 하고, 우리 편에 서 있는 의사들의 평판을 깎아내리며, CFS에 걸린 우리들의 명예를 더럽히려 하는 사람들의 경직된 사고방식"(Aronowitz, 34에서 재인용)에 대해 경고의 말을 남겼다. 기성 의학계는 종종 무능하다는 공격을 받으며 심지어 음모론이 제기되기도 한다. 한 환자 권익 활동가는 연방 질병 통제 센터(CDC)가 면역계 기능 이상과 바이러스성 질환들의 국가적 유행을 은폐하고 있다고 공격했다. 타호 지역의 질병 발생에 대해 처음 CDC에 알려 주었던 타호 의사 2명 가운데 한 사람은 유행 사실이 알려지면 지역의 관광 산업에 해를 끼칠 수 있다는 이유로 '마을에서 쫓겨난' 것으로 그려졌다.

그러나 경제적 이해관계는 양날의 칼처럼 작용할 수 있다. 장애에 대한 보상은 CFS를 앓는 사람들에게 중심적인 관심사였다. 만성 피로 면역 기능 이상 연합(CFIDA)은 환자들이 그러한 보상을 청구하도록 격려한다. 상업적인 실험실들도 이런 질병에 대해 강한 경제적 이해관계가 있고 혈청 검사를 장려한다. 이는 더 많은 진단, 더 많은 검사, 그리고 그들에게 더 많은 돈이 돌아가는 결과로 나타난다.

---

* _____ 생의학(biomedicine)은 서구 의료의 실행 자체와는 구별되는 것으로 인간의 생리적, 병리적 상태에 대한 이론, 지식, 연구를 의미한다. 이는 의료적 응용, 진단, 치료의 기초를 형성하는 것이라 한국에서는 '기초 의학'으로 구분한다. 생의학의 세부 분야에는 생화학, 생리학, 해부학, 조직학, 병리학, 유전학, 약리학 등이 있다. 서구 의학은 생의학과 임상 의학(clinical medicine)으로 대별할 수 있나. —옮긴이

활동가 단체들 중 일부는 관련이 있는 과학 문헌과 대중 문헌들의 요약본을 받간하고 그런 문헌들이 자신들의 목적에 비추어 유용성이 있는지 살핀다. 이런 단체들은 에이즈 활동가들이 그랬던 것처럼 과학 연구를 평가하고 비판할 수 있는 능력을 갖춘 듯 보인다. 그런 비판은 연구의 방법론에 관한 것일 수도 있고, 논증의 질이나 저자들의 이데올로기적 동기 부여에 대한 지적일 수도 있다. 한 단체는 CFS에 동조적인 의사들의 명단을 보유하고 있으며 때때로 자신들이 보기에 CFS에 과도하게 비판적인 연구자들을 '배제'시키려는 노력도 기울인다. 저명한 연구자인 스티븐 스트라우스가 이 질병의 정당성에 해를 끼친 것으로 보이는 연구 두 편을 발표하자, 그 환자 단체는 국립 보건원(NIH)이 스트라우스를 해고하도록 압력을 가하는 운동을 조직했다(그들은 실패했다.).

에이즈 활동가들 사이에 존재하는 과학의 지위를 둘러싼 긴장들(7장 참조)을 CFS 사례에서 동일하게 관찰할 수 있다. 활동가들은 종종 자신들이 의료 과학의 부당한 권력으로 간주하는 것을 비판하고 의료 엘리트들에 대한 음모론을 제기하지만, 결국 그들이 원하는 것은 기성 의료계가 과학의 방법을 이용해 자신들의 질병을 정당화해 주고 그것이 그냥 '통상적인' 질병일 뿐이라고 선언해 주는 것이다. 환자 권익 운동을 정의하는 특징은 기성 의료계에 도전하기 위해, 또 때로는 과학 연구를 스스로의 힘으로 해내기 위해 의료와 과학의 전문 용어들에 충분히 정통하려는 시도들이다. 그렇다면 일반인이 과학자 되기를 배우는 과정에서 과연 얼마나 멀리까지 갈 수 있을까?

과학자 되기

　의학은 어떤 다른 과학 분야들도 하지 않는 방식으로 연구 대상과 관계한다. 서론과 3장에서 설명했듯이, 환자가 의식을 잃은 상태가 아닌 한 환자의 자기 보고는 질병의 진단에서 커다란 부분을 차지할 가능성이 높다. 뿐만 아니라 종종 자기 몸이 나아졌는지 여부를 알 수 있는 것도 환자 혼자뿐일 수 있다. 따라서 의사는 무엇이 잘못되었는지, 또 자신들이 그것을 바로잡는 데 성공했는지 여부를 판단할 때 환자들에게 의지해야만 한다. 많은 경우 의사가 좋건 싫건 간에 환자는 의사의 의료 절차에서 파트너가 된다. 그럴 때 환자의 보고 역할은 참여와 좀 더 흡사한 어떤 것으로 전환된다. 우리가 앞에서 다룬 사례들에서는 그러한 전환을 넘어서는 것이 진행되고 있다. 여기서는 환자들이 새로운 질병의 존재를 정의하고 정립하려는 노력에서 주도권을 행사한다. 환자들이 과학자가 되거나, 되려고 노력하는 것이다.

　환자들이 의료 과학자가 되는 다른 방법도 있다. 당뇨병과 같은 만성 질환을 앓고 있는 사람이라면 매일매일 자기 자신의 진단 의사 겸 약사가 될 가능성이 높다. 당뇨병 환자들은 자신의 혈당 수치를 이해하고 유지하는 데 전문가가 된다. 보통 사람이 진짜 혹은 의사(擬似) 의료 과학자가 되는 또 다른 방법은 약물을 소수의 사람들에게 제한된 방식 혹은 불법적인 방식으로 사용하는 것이다. 그런 집단 중 하나가 약물을 여가 활동 목적으로 근육 조직을 키우는 데 쓰는 보디빌더들이다. 보디빌더 집단을 다룬 사회학자 리 모나한의 최근 연구는 일반인들이 과학적 전문성을 획득하는 데에서 얼마나 멀리까지 갈 수 있는지에 대한 통찰을 제공한다.

이런 활동 중에서 좀 더 자기 파괴적인 성향의 것들은 잠시 제쳐 두자. 그러면 보디빌더들을 적어도 자신들의 필요와 생리적 기능에 대해 전형적인 의사보다 더 자세하게 이해하고 있다고 생각하고 있는 집단으로 볼 수 있다. 모나한은 보디빌더들의 세계를 놀라울 정도로 자세한 민간 약학 지식(그는 이를 민속 약학(ethnopharmacology)이라고 부른다.)을 보유한 하위문화(subculture)로 묘사한다. 예컨대 식견이 있는 보디빌더들은 몸에 대한 생화학적 모형에 근거하여 '수용체 자리(receptor site)'를 언급한다. 이는 몸 내부의 세포 구조 안에 있는 특정한 지역으로, 섭취되거나 주사된 스테로이드 분자들이 전달하는 다양한 화학적 메시지들을 받아들인다. 여기서 빌이라는 이름의 보디빌더가 자신의 스테로이드 복용 방법에 대해 말하는 것을 들어 보자.

아나폴론(Anapolon)은 정량이 50밀리그램이고 아나바(Anavar)는 2.5밀리그램입니다. 이런 양은 모두 이들 특정 스테로이드의 수용체 자리에 달려 있어요. 아나폴론은 수용체 자리가 아주 제한적이고 작아서 수용체 자리를 명중시키기 위해 50밀리그램이 필요한 거죠. 반면에 옥산드롤론(Oxandrolone), 즉 아나바는 명중시키기 매우 쉬운 수용체 자리가 있는 것이 분명해요. 수용체 자리가 매우 개방되어 있어서 적은 양만 필요한 거죠. 차이는 보통 이런 식이예요. 사람들은 "센 것이 좋은 거야." 하는 식으로 생각을 하지만 그렇지 않습니다. 아나폴론을 복용하면 안 되는 이유도 바로 그거죠. 상당히 독성이 있거든요. 당신이 먹은 50밀리그램 중에 10 내지 20밀리그램 정도는 (수용체 자리를) 명중시키겠지만, 나머지 30밀리그램은 당신의 몸 구석구석을 들쑤시면서 밖으로 나오려고 할 겁니다. 무슨 말인지 아시겠어요?(Monaghan, 111)

보디빌딩계의 "스테로이드 대부"이자 자칭 "실험실 쥐"인 댄 도체인에 따르면, 스테로이드를 써서 운동선수의 경기 능력을 강화시키는 가장 효과적인 방법에 대한 과학 혹은 의료 연구는 존재하지 않는다. 그러한 지식은 체육관에서, 좀 더 최근에는 인터넷을 통해 보디빌더들 사이에 공유되고 있는 것 같고, 관련된 의학 문헌들을 읽고 비판적으로 번역해 내는 사람들도 있다. 이 과정에 매일같이 참여하고 있는 존이라는 이름의 (공식적인 의료 자격은 전혀 없는) 보디빌더가 외부에서 주입한 스테로이드에 대한 수용체의 민감도가 점차 줄어드는 것에 관해 말하는 걸 들어 보자. "그래서 그것에 대해 나름대로 연구를 했다고 생각해요. 다른 사람들이 그것에 대해 이야기를 해 주기도 하고, 잘 아는 사람들을 알려 주기도 하고 그랬죠. 사람들 이야기를 들으니까 같은 약을 …… 대략 6주쯤 계속해서 맞으면 그게 무슨 약이건 간에 더 이상 듣지 않을 거라고 하더군요. 몸이 그것에 익숙해지기 때문이죠. 수용체들이 그걸 더 이상 받아들이지 못하는 겁니다. 그래서 6주 정도가 지나면 바꾸는 편이 낫지요."(Monaghan, 111).

우리는 보디빌더들의 지식이 그들이 생각하는 것처럼 해는 거의 끼치지 않으면서 몸의 생리 기능을 형성하는 것을 가능케 해 줄 만큼 충분히 건전한지 여부를 판단할 수 있는 위치에 있지 않다. 모나한에 따르면, 보디빌더들은 자신들이 운동선수들 중에서 스테로이드 사용에 가장 능숙한 사람들이라고 내세운단다. 그는 "보디빌더들이 공유하는 민속 과학적 사고방식에는 체계적이고 적합한 근거가 있다."라고 썼다. 하지만 그들의 이해가 옳건 그르건 간에, 그들이 스테로이드 사용에 얽힌 세부 사항에 대해 평균적인 의사들보다 더 많이 알고 있을 가능성이 높다는 점은 부인할 수 없다.

보디빌더들은 규모가 작고 제한적인 집단이다. 그들이 갖고 있다고 믿는 지식은 자신들에게만 적용된다. 그들은 근육 강화 약물을 공공 의료비로 제공받거나 자신들의 스포츠에 대한 약학적 소력을 제공하는 데 공공 자금을 지원받는 연구를 늘리려는 야심을 갖고 있지 않다. 어떤 의미에서는 보디빌더들이 비록 하나의 집단으로 지식을 공유하긴 하지만, 개인과 공동체 간의 긴장이라는 우리의 논의 틀에 비추어 보면 그들을 개인들로 간주하는 것이 합당하다. 그들은 죽어 가는 사람들은 아닐지 모르지만(언론에서는 악의적인 가정을 되풀이하면서 스테로이드를 사용하는 보디빌더들이 말 그대로 "우람하게 되기 위해 목숨을 걸고 있다."라는 선정적 주장을 펼치고 있긴 하다.), 스스로의 책임 하에 비정통적 치료법을 찾아 나서도록 하는 특정한 생활 방식을 선택한 사람들이다. 이런 이유 때문에 보디빌더들의 사례는 의료 과학에 심각한 딜레마를 제기하지 않는다. 의료 전문직은 조언의 의무가 있긴 하지만, 전문직 전체의 관점에서는 보디빌더들의 지식을 수용해야 하는가 거부해야 하는가에 관해 긴박한 결정을 내려야 하는 것은 아니다. 최악의 경우라도 흡연이나 과식의 경우와 마찬가지로 다른 치료법들을 선택하지 않은 데 따른 기회 비용은 없다.

일반인들이 얼마나 많은 과학적 전문성을 획득할 수 있는가를 생각할 때 어려운 사례들은 우리가 이 장에서 다룬 것과 같은 경우이다. 즉 환자들이 의료 압력 단체를 구성해 새로운 질병의 존재를 정립하고 자신들이 정의내린 대로의 세상을 수용하도록 의료 전문직에 강제하는 경우이다. 이러한 사례들에서 환자들은 과학자가 되는 데서 그치지 않고 자신들의 새로운 과학에 대해 공개 승인을 요구하는 데까지 나아가고 있다. 이 사례들은 보디빌더들의 경우와는 달리 공동체 전체에 대해 좀 더 직접적이고 중대한 함의들을 갖는다. 그러면 우리는 이러한 종류의 사례들에 대해 어떻게 생각해야 하는가?

먼저 이 사례들에서 나타난 두드러진 특징들을 되새겨 보자. 우리가 이 장에서 다룬 유형의 질병들에는 도처에 불확실성이 도사리고 있다. 의료 전문가들은 이 질병들이 과연 존재하는지, 또 이 질병들을 물리적 원인, 심리적 원인, 혹은 이 둘 사이의 복잡한 상호 작용 중 어느 것으로 설명해야 하는지에 대해 의견 일치를 보지 못하고 있다. 이 질병들에 대한 치료법(만약에 그런 것이 존재한다면)도 마찬가지로 불확실하다. 일부 의사들은 요법, 운동, 생활 방식의 변화를 조합한 방식을 추천하고, 다른 의사들은 약물 투여를 권하며, 또 다른 의사들은 아무런 치료법도 제시하지 않은 채 이런 종류의 환자들을 다른 의사들에게 넘겨 버리려 애쓴다(일명 의사들의 뜨거운 감자 증후군). '일반인 전문가'들은 바로 이처럼 불확실한 지식의 장으로 진입하는 것이다. 그러나 그들의 역할과 행동이 언제나 유익한 것이었는가? 그리고 이른바 일반인 전문가는 얼마만큼 전문가인가?

제각각이고 공식적인 자격을 갖추지 못한 일반인 집단들을 그것이 지닌 전문성에 따라 분류한다는 것은 엄청나게 어려운 일이다. 그러나 일부 환자들은 공식적인 의료 자격에 따른 전문성을 실제로 가지고 있었다. 예를 들어 LAC 병원의 질병 유행 사례에서는 병을 앓았던 사람들 중 다수가 간호사나 심지어 의사와 같은 보건 의료 종사자들이었다. 우리가 이 장에서 논의한 질병들의 이환율을 감안하면 환자들 중에는 다른 보건 의료 종사자들도 섞여 있을 가능성이 높다. 환자 권익 활동가들 역시 종종 다른 분야에서 받은 과학적 훈련에 의지한다. 예를 들어 통계학이나 심리학과 같이 통계적 증거에 크게 의존하는 과학 분야에서 받은 훈련은 역학 데이터를 이해하고 해석하는 데 도움을 줄 수 있다. 그러나 그러한 전문성이 매우 제한적인 것임을 감안하면, 일반적인 유형의 과학적 전문성을 지닌 사람들이 특정 질병의 병인학(病因學) 연구에서 전문가가 될 가능성은 낮아 보인다. 이는 마치 분자 생물학자에게 현대 물리학의 끈 이론(string theory)의 권위자가 되어 줄 것을 기대하는 것과 같다. 물론 일반적인 수준의 의료 능력이나 과학적 훈련을 갖춘 사람들이 새로운 분야를 벼락치기로 공부해서 우리가 '상호 작용 전문성'이라고 부르는 것을 얻을 수는 있지만, 실질적인 기여를 하는 데는 장벽이 존재하기 때문에 매우 비상한 위치에 있는 소수를 제외한 대부분의 사람들은 이로부터 배제되는 것 같다. 그러나 언제나 예외는 있다. 예를 들어 LAC 병원 감염 부서의 책임자였던 메리 비글러는 1934년 6월에 당시 유행한 병을 앓았다. 그녀는 나중에 그 질병의 유행을 다룬 중요한 역학 리뷰 논문 중 한 편을 공동으로 저술했다.

영화 「로렌조 오일(Lorenzo's Oil)」*(실화에 바탕을 두었다.)도 충분한 동기만 부여된다면 아무런 공식 의료 자격도 없는 일반인들이 의학 용어를 배우고, 의학 문헌을 효과적으로 읽고, 논평하고, 비판하고, 심지어 의료 과학에 기여도 할 수 있을 정도의 전문성을 획득할 수 있음을 상기시켜 준다. 영화의 사건은 신경 백질 위축증(adrenoleukodystrophy,

---

*————조지 밀러 감독의 영화로 1993년 아카데미상 2개 부분에 수상 후보로 올랐다. 신경백질 위축증이라는 염색체 유전 질병에 걸린 아들 로렌조를 둔 아우구스토 오도네와 그의 아내 미카엘라의 이야기를 담았다. 그들은 로렌조가 3세를 넘기지 못하고 죽게 될 것이라는 의사의 진단을 그대로 수용하지 않고 아주 긴 탄소 사슬을 가진 지방산을 제거한 올리브 기름(로렌조 오일)을 섭취하게 하여 아들의 생명을 30세까지 연장하였다. ―옮긴이

ALD)이라는 불치의 신경 퇴행성 질환을 진단받은 아들을 둔 한 세계 보건 기구(WHO) 직원을 중심으로 전개된다. 그는 해 줄 수 있는 일이 아무것도 없다는 표준적 예후를 받아들이기를 거부하고 의학 문헌들을 섭렵하고 아들의 증상에 영향을 미치는 대사(代謝) 경로에 대한 연구를 시작했다. 그는 특수한 식용 기름을 섭취하면 병의 진행을 중단시킬 수 있다는 결론을 얻어 냈다. 이는 적어도 일정한 '기여 전문성'을 수반하는 의료 개입이었다. 1993년에 나온 이 영화는 그 자체로 활동가 단체들에게 하나의 슬로건이 되었다.[3] 활동가들에 대한 연구는 또한 자신이 걸린 질병에 관심을 가진 환자들이 차이를 만들어 내기에 충분한 의료 지식을 어느 정도까지 획득할 수 있는가를 보여 준다. 힐러리 아크시는 반복 사용 긴장성 손상 증후군(RSI)에 대한 연구에서 이 질병을 중심으로 모인 일반인들이 에이즈 활동가 사례(7장)에서와 유사하게 때때로 소규모의 연구 프로젝트를 수행해 새로운 지식에 진정으로 보탬이 되는 기여를 할 수 있었다고 지적한다.[4] 그러나 이러한 기여가 지닌 한계는 강조해 둘 필요가 있다. 이 사례들 중 그 활동이 가장 잘 알려진 에이즈 활동가들의 경우, 일부 활동가들은 아주 높은 수준의 교육을 받았고 동기 부여도 강했지만 임상 시험을 실제로 수행하거나 주류 의학 학술지에 논문을 발표하거나 하지는 않았다. 그들의 주된 역할은 학술 회의에 참석해서 그러한 임상 시험을 어떻게 수행해야 하는지에 관해 의학 연구자들과 논쟁을 벌이거나 조언을 하는 것이었다.

알려진 사례들 중에는 일반인들이 특정 영역에서 자신이 겪은 경험으로 인해 과학자나 의사 들이 쉽게 획득할 수 없는 전문성을 지니게 된 경우도 있다. 브라이언 윈은 체르노빌 사고의 방사능 낙진에 대해 영국 컴브리아 지방의 목양농들이 어떻게 반응했는지를 연구했는데, 이 사례에서 농부들은 자신이 보유한 농지의 생태와 양의 행동에 관해서는 전문가들이었다.[5] (공식화된 것은 아니지만) 이러한 종류의 진문성은 위에서 언급한 보디빌더들이 쌓아 올린 전문성과 유사하다.

앞서 여러 차례 언급했던 것처럼 환자들 역시 전문성을 지니고 있음은 두말할 나위도 없다. 그들은 자신의 증상을 알고 있고, 자기 몸이 거쳐 온 이력을 알고 있으며, 어떤 치료가 잘 듣는지를 알고 있을 수도 있고, 자신의 질병을 지역적인 원인 탓으로 돌릴 수도 있다. 환자들은 의료 기술을 사용하고 혈압계, 혈당 측정기 등과 같은 기기들에서 나온 수치를 해석하는 데 전문가가 될 수 있다. 그들은 또한 의사와 치료 계획을 협상하고 어떤 의사가 환자에게 동조적일 가능성이 큰지를 평가하는 데도 전문성을 지니고 있다. 마지막으로 우리는 의사들이 특히 그들의 작업 환경 속에서 체계적으로 간과하기 쉬운 새로운 증상과 원인들을 지적하는 중요한 역할을 환자들이 때때로 할 수 있음을 잊어서는 안 된다.

그러나 이처럼 의문의 여지 없이 정당하고 종종 인정받지 못한 전문성을 보유하고 있다고 해서 환자들이 우리가 이 장에서 다룬 질병 증상들의 실재성을 숙고할 때 최종적인 결론을 내릴 수 있는 것은 아니다. 이를 위해서는 조금 다른 종류의 전문성이 요구된다. 환자들이 주관적으로 자신의 증상에 대해 알고 그것이 진짜라고 느끼는 것만으로는 질병의 복잡한 병인학과 역학에 관해 발언할 자격을 갖출 수 없다. 이는 마치 자동차 사고의 피해자가 자동차 안전 문제에 대해 발언하는 것과 마찬가지이다. 질병을 내부로부터 아는 것은 분명 통찰력을 제공하고 환자들과 공감하는 것을 가능케 한다. 또 할 수 있는 한 많은 것을 배우고 더 많은 연구가 이뤄지도록 다른 이들을 끌어들이려는 동기를 부여해 줄 수 있다. 그리고 때로는 에이즈 활동가들의 행동이나 로렌조 오일의 사례에서 볼 수 있듯이 의료 과학의 변화를 야기할 수 있다. 그러나 이것이 역학, 약학, 생리학 연구를 대신할 수는 없다.

따라서 우리는 이 장을 경계하는 메시지와 함께 끝내고자 한다. 환자 권익 운동은 혼란스럽고 비생산적인 영향을 미칠 수 있다. 우리는 정당한 권위를 지닌 의료 전문가들이 어떤 질병의 실재성 여부에 관해 활동가들이 못마땅하게 생각하는 입장을 취했다는 이유만으로 비난을 받고, 혹평을 듣고, 심지어 입을 다물게 된 사례들을 봐 왔다. 의료 전문가들도 실수를 하고, 불확실성을 다루어야 하며, 때로는 상업적 이해관계에서 비롯된 외부 압력의 영향 하에 놓이기도 한다(앞서 언급했 듯이 영향을 받는 것은 활동가들도 마찬가지다.). 그러나 궁극에 가서는 새로운 질병의 정의를 둘러싼 종종 고도로 기술적이고 미묘하고 복잡한 논쟁에서 의료 전문가들이 중대한 기여를 할 수 있도록 해야 한다. 불행히도 CFS나 섬유 근육통의 사례에서 의사들은 현재 자기가 정말 믿는 바를 말할 수가 없으며, 환자들은 질병에 대해 스스로 가지고 있는 견해 때문에 때때로 최선의 치료법일 수 있는 것(가령 심리 치료)을 얻지 못하고, 끝으로 사회 전체는 의료의 전문성과 정당성이 불필요하게 침식되는 결과를 겪고 있다. 양측 모두가 상대편이 제공할 수 있는 전문성과 화해할 때만 종종 심각한 장애를 유발하는 만성 질환들을 이해하고 치료하는 것을 도울 파트너십으로부터 이득을 볼 수 있을 것이다.

6장

심폐 소생술 —죽음에 저항하기

1991년 늦가을의 어느 일요일 아침이었다. 우리*는 미국 뉴욕 주에 있는 이타카 시내의 레스토랑에서 느긋하게 아침 식사 중이었다. 우리는 인생에서 만족감을 느끼고 있었다. 한 주 동안 집중적인 작업을 한 끝에 이 시리즈의 첫 번째 책이 될 『골렘: 당신이 과학에 대해 알아야 하는 것』의 1차 초고를 막 마무리한 참이었기 때문이다. 그런데 갑자기 근처 테이블에서 심상치 않은 꼴딱거리는 소리가 들려 왔다. 나이가 지긋한 한 여성이 앞에 놓인 음식 접시 위로 엎어진 것이었다. 우리는 서로의 얼굴을 쳐다보았다. 이건 위급한 상황일까? 빵 조각이 목에 걸려 숨이 막힌 것일까? 여종업원이 와서 보더니 혼잣말인지 다른 손님들에게 하는 말인지 "911을 부르는 게 좋겠어요."라고 말했다. 그 여성은 계속 꼴딱거리는 소리를 냈다. 우리 눈이 마주쳤다. 우리 중 하나는 "우리가 할 수 있는 일은 별로 없을 거 같은데."라고 중얼거렸다. 그때 다른 하나가 자신이 할 수 있는 일이 있다는 걸 기억해 냈다.

핀치가 젊은 대학 강사였을 때, 그가 속한 대학의 학과에서는 자원

---

*_____이 책의 저자 콜린스와 핀치. —옮긴이

자들에게 영국 적십자에서 제공하는 훈련을 받게 해 준 적이 있었다. 그는 비로 저기 앞에서 누군가가 쓰러져 죽어 가는 상황에서 어찌할 바를 모르고 서 있어야 했던 한 친구의 슬픈 이야기를 기억하고 있었고, 이 기회를 이용해 훈련을 받아 보기로 결심했다. 6주 동안 1차 응급 처치와 응급 의료에 대한 기초 훈련을 받은 후 시험이 있었다. 훈련에 자원한 여러 분야의 대학 교수들은 각각 적십자 직원이 주의 깊게 지켜보는 가운데 인체 모형을 대상으로 심폐 소생술(cardiopulmonary resuscitation, CPR)을 실시했다. 이렇게 배운 새로운 기술은 얼마 후 실제 상황에서 활용되었다. 학과의 만찬에서 방문 연구원 한 사람이 소스 속에 파묻혀 있던 브라질너트를 먹었고 주위 사람들에게 자신이 심한 알레르기 반응 증상을 보일 거라는 사실을 알렸다. 막 응급 처치 훈련을 받았던 그는 구급차를 부른 후 응급 의료 전문가들이 도착할 때까지 기초적 생리 기능들을 모니터해야 함을 알고 있었다. 그녀는 완전히 회복되었고, '1차 응급 처치' 담당자가 된 것은 기분 좋은 경험이었다. 그것이 5년 전의 일이었다.

쓰러진 여성은 다시 크게 꼴딱 소리를 냈다. 이에 핀치는 행동을 개시하기로 마음먹었다. 그는 그 여성의 맥박과 기도(氣道)를 살펴보았다. 막힌 곳은 없는 듯 보였다. 호흡은 간헐적이었다. 그는 그 여성을 바닥에 눕히고 입으로 불어넣는 인공 호흡을 시작했다. 심장 마사지도 해야 할까? 이때 응급 의료진이 도착해 산소 튜브를 그 여성의 목에 밀어 넣고는 수차례 산소를 주입했고, 가슴 양쪽에 심장 제세동기를 끼웠다. 그들은 그녀를 구급차로 옮기면서 여러 차례 전기 충격을 주었다.

우리가 참여했던 이 드라마는 정상적인 생활의 일부가 되어 가고 있다. 특히 미국이나 다른 선진 산업 국가들에서 그렇다. 아마추어이건 전문가이건 간에, 우리는 갑자기 쓰러진 사람을 죽게 내버려 두지 않고 즉시 이들을 소생시키려 시도한다. 오늘날 공항과 같은 미국의 수많은 공공장소에는 심장 제세동기와 산소 탱크가 비치되어 있다. 심장마비나 뇌졸중이 항시 존재하는 위협이며, 유일한 주요 사망 원인은 아닐지라도 그중 하나라는 사실은 현대 생활의 일부가 되었다(미국에서만 한 해에 거의 50만 건에 달하는 돌연사가 발생한다.). 이런 발작은 언제나, 어디서나, 누구에게나 일어날 수 있다. 이에 대한 바람직한 대응은 최대한 빠른 시간 내에 피해자에게 의료적 처치를 하는 것이다. 위에서 행동을 개시했던 핀치가 수강한 영국의 응급 처치 강좌에 따르면, 적시에 의료 개입이 이뤄지는지 여부는 말 그대로 삶이냐 죽음이냐를 가르는 관건이 된다. 폐가 작동하고 심장이 펌프질을 하도록 빨리 만들면 만들수록 그 사람의 생존 가능성은 높아진다는 것이다. 응급 상황이 갖는 긴박한 분위기 속에서 이 말이 옳은지 그른지 하는 질문은 제기되지 않는다. 현재의 의료적 견해는 그것이 맞다고 말한다. 실제로 당시 응급 처치 강좌를 수강했던 사람들은 모두 자신이 갑자기 쓰러졌을 때 주변에 그런 기법을 훈련받은 사람이 있어서 자신을 소생시켜 주기를 희망했다. 이 장에서 우리는 이처럼 일반적으로 받아들여지고 있는 의료적 지혜에 대해 의문을 제기하려 한다. 소생술의 역사를 추적해 보고 그것이 갖는 효과에 대한 최근의 분석을 보게 되면 문제는 그리 분명치 않음을 알 수 있다.

역사 속의 소생술

　대다수의 의료 실행 영역에서와 마찬가지로, 소생에 쓰이는 기법들도 오랜 역사를 가지고 있으며 근대적인 의료 지식의 성장과 함께 극적인 변화를 겪었다. 소생을 위한 서로 다른 방법들이 새로 나타났다가 사라지는 일이 계속되었다. 죽음, 사망 과정, 인간의 존엄성에 대한 다양한 믿음들의 맥락 속에서 엄청난 일련의 변화들이 진행되어 왔다. 우리는 생리학적 근거가 전혀 알려져 있지 않은데도 효과적인 것으로 간주되어 온 소생 방법들을 접할 수 있으며, 반대로 의학 실험실에서 주의 깊게 연구되었는데도 이 분야에서 효과가 없는 것으로 판명된 방법들도 볼 수 있다. 소생술의 세계는 과학자들이 독점하는 세계가 아니라 갑작스런 죽음이 닥쳤을 때 그 기법을 적용해 '자기 형제의 목숨을 구하는 사람'으로서 행동하는 일반인들도 관여하는 세계이다. 이 분야에서 20세기에 나타난 핵심적인 진보들이 군대에서 나왔다는 사실은 그리 놀랄 일이 못된다. 갑작스런 죽음과 그에 따른 문제들이 너무나 일상적인 곳이 바로 군대이기 때문이다. 시대가 변하면서 나타난 불확실성과 방법상의 변화에도 불구하고 두 가지는 변하지 않는 상수였다. 갑작스런 죽음과 그것을 극복하려는 사람들의 시도가 그것이다. 사람들은 소생에 쓰이는 기법들이 효과가 있다는 믿음을 가지고 있고, 항상 이를 당연하게 받아들이고 행동을 취해 왔다. 이는 18세기에도 그랬고 현재도 마찬가지이다.

　의학 문헌들을 보면 오늘날 소생에 쓰이는 기법들은 종종 성경으로까지 그 기원이 소급되기도 한다.

엘리사가 집에 들어가 보니 아이가 죽었는데 자기의 침상에 눕혔는지라,

들어가서 문을 닫으니 두 사람 뿐이라 엘리사가 여호와께 기도하고,

아이의 위에 올라 엎드려 자기 입을 그 입에, 자기 눈을 그 눈에, 자기 손을 그 손에 대고 그 몸에 엎드리니 아이의 살이 차차 따뜻하더라.

엘리사가 내려서 집 안에서 한번 이리 저리 다니고 다시 아이 위에 올라 엎드리니 아이가 일곱 번 재채기하고 눈을 뜨는지라.

— 「열왕기하」 4장 32~35절.

종교가 지배했던 시기에 죽은 사람을 도로 살리는 것은 바로 신(神)만이 할 수 있는 일이었다. 인간들이 그런 시도를 하는 것은 아무런 소용이 없을 뿐만 아니라 죄를 범하는 것이었다. 그러나 시간이 흐르면서 인간의 개입은 신의 개입을 대체해 왔다. 인생의 여정에서 최종적이면서 되돌릴 수 없는 관문이었던 죽음은 점차 인간의 힘으로 조금 비켜갈 수 있거나 늦출 수 있는 어떤 것이 되었다. 소생술의 역할을 이해하려면 '임상적 죽음'과 '생물학적 죽음'을 구분해야 한다. 임상적 죽음이란 혈액 순환이나 호흡 등이 중단된 상태를 의미한다. 반면 생물학적 죽음은 인간이라는 생명체의 비가역적 퇴화를 의미한다. 이 둘 사이의 간극이 소생술이 작동할 수 있는 여지를 만들어 낸다. 그러한 간극을 창출하고 행동으로 이를 메우려는 최초의 체계적인 노력이 시작된 것은 18세기경의 일이었다.

물에 빠져 죽는 익사는 언제나 흔한 사고였고 이는 오늘날에도 마찬가지다(젊은 사람들의 경우 사고사 중 자동차 사고 다음으로 많은 사망 원인이 익사이다.). 사람들이 바다 근처 물가에 사는 두 나라인 네덜란드와 영국에서 소생술 운동이 시작되었다는 것은 아마 별로 놀랄 만한 일이 못될

것이다. 1767년에 네덜란드 사람들은 익사자 소생을 위한 협회를 창립했는데, 이 협회는 4년 만에 150명의 생명을 구했다고 주장하였다. 그로부터 7년 후 영국에서는 외견상 사망자를 위한 왕립 인도주의 협회(Royal Humane Society for the Apparently Dead)가 그 전신(前身) 격인 외견상 익사자의 회복을 위한 협회(Society for the Recovery of Persons Apparently Drowned)로부터 창립되었다. 1774년에 이 협회의 창설자이자 원동력이었던 닥터 윌리엄 호스는 그 전해에 런던에서 125명이 물에 빠져 죽었다는 사실을 동료 회원들에게 상기시켰다. "10명 중 1명꼴로 회복되었다고 한다면, 그 어떤 사람이 이 협회의 설립 목적이 중요치 않다고 생각하겠습니까? 그 자신이나 친척, 친구가 바로 회복된 그 사람이라면 말입니다."(Timmermans, 34에서 재인용). 그러나 대부분의 사람들, 그중에서도 특히 성직자들은 그러한 주장에 반대했다. 이는 죽은 사람을 다시 일으켜 세우는 것과 너무 흡사했고, 그런 일은 오직 신만이 할 수 있는 것이었다.

회의적 태도를 극복하기 위해서 인도주의 협회는 소생 성공 사례에 대한 증언들을 수집하도록 사람들을 독려했다. 각각의 사례에는 신뢰할 수 있는 증인 3명 혹은 성직자, 의사, 군 장교처럼 학식을 갖춘 증인 1명이 있어야 했다. 종교적 반대 때문에 호스와 협회 동료들은 소생과 부활을 분명하게 구분했다. "전자가 단순히 불이 붙은 양초 심지에 부드럽게 바람을 불어넣어 생명의 불꽃을 다시 살리는 것이라면, 후자는 생명의 불씨가 완전히 꺼진 후 시체에 다시 활력을 불어넣는 것이다."(Timmermans, 35에서 재인용). 협회의 라틴 어 표어인 *Lateat Scintillula Forsan*(작은 불꽃이 숨어 있을지도 모른다.)은 여기서 유래했다. 나중에 결국 협회는 교회의 축복을 얻게 되었는데, 특히 자살 시도에 개입해 다시 살려 내려는 노력을 기울인 점을 인정받았다(자살은 가장 사악한 죽음의 형태로 생각되었다.). 어느 퀘이커 교도 회원은 얼었던 장어들이 날씨가 따뜻해지면 다시 살아나는 것과 같은 자연에서의 사례들을 지적했다. 만약 신이 단순한 동물들에게 소생할 수 있는 힘을 부여했다면, 인간 역시 소생을 위한 노력들을 기울여도 괜찮을 거라는 논리였다. 호스는 영리한 논리를 펴서 정부 관리들을 설득하기도 했는데, 살인 사건의 피해자들을 되살리면 그들이 피해자였던 범죄를 해결하는 데 도움을 줄 수 있다는 것이었다! 호스는 또한 산 채로 매장될지 모른다는 것에 대한 대중의 공포감을 잘 이용하였다. 1787년이 되자 그들은 일반 대중의 여론을 자기편으로 끌어들이는 데 성공했고, 조지 2세가 이 협회를 후원하게 되었다.

협회는 초창기에 (1,706건의 사례들에서) 43.7퍼센트의 인상적인 소생률을 보여 주었다. 그러나 이 비율에는 폭풍이 불 때 물에 빠져서 살려 달라고 소리치던 사람들이나 연기를 들이마셔서 의식을 잃은 사람들 같은 사례들이 뒤섞여 있었다. '소생'이라는 용어는 넓은 범주의 구조 상황을 그 속에 포괄했다. 시간이 흐르면서 최선의 결과는 물가에서 얻어진다는 것이 점차 인식되었고, 소생 노력은 점점 구체적으로 익사와 연결되었다(Timmermans, 37).

왕립 인도주의 협회에서 처음에 사용된 소생 기법들은 네덜란드에서 좋은 평가를 받았던 것들로, "몸을 따뜻하게 해 주기, 인공적 공기 흡입, 항문에 담배 연기를 주입하거나 연기로 그을리기, 술통 위에 몸을 뉘어 굴리기, 몸 문질러 주기, 정맥에서 피 뽑기 등이 구토, 재채기, 내부 자극제 투여 등의 보조 수단들(Timmermans, 38)"과 함께 쓰였다. 최상의 방법으로 생각되는 것은 시간이 지남에 따라 종종 변했고, 협회는 계속해서 다른 기법들을 추천했(고 때로는 금지하기도 했)다.

피헤지의 몸을 따뜻하게 해 주는 것은 지속적으로 널리 쓰인 기법이었다. 이 방법은 온기가 생명력의 필수적인 부분이라는 그리스 의사 갈레노스의 이론과 잘 들어맞았고, 죽은 사람의 몸이 온기가 없이 차갑다는 것도 명백했다. 반면 죽으면 호흡이 중단된다는 사실에도 불구하고, 소생 성공에서 호흡의 중요성은 풀무(공기통)를 사용하는 인공호흡에 대해 찬반양론이 맞서면서 19세기 내내 논란을 빚었다. 해부학자들은 풀무를 써서 실험 도중에 동물들을 살아 있게 할 수 있다는 사실을 오래전부터 알고 있었다. 그러나 1837년에 프랑스 연구자들이 허파가 갑자기 팽창하면 동물이 죽을 수 있고, 풀무가 죽은 동물에게서 폐공기증(허파에 물이 차는 증상)과 기흉(공기가 흉강으로 들어가 허파가 망가지는 증상)을 일으킬 수 있다고 보고한 후 풀무 사용은 반대에 부딪쳤다. 왕립 인도주의 협회의 회장 벤저민 브로디 경 같은 사람도 호흡은 멈춘 심장을 다시 뛰게 만들 수 없다고 말했다. 흥미로운 것은 입으로 불어넣는 인공 호흡법이 잠시 동안 실험되었다는 사실인데, 이 방법은 내뱉는 공기가 독성을 가지는 것으로 생각되어 1812년에 포기되었다.

1857년에 인공 호흡이 왕립 인도주의 협회의 추천 기법 목록에 들어 있지 않다는 것을 알게 된 의사 마셜 홀은 시체들을 대상으로 일련의 실험을 실시해 익사에 대한 새로운 이론을 내놓았다. 그는 익사가 마취나 음독과 비슷한 과정이라고 결론 내렸는데, 이 모두가 이산화탄소를 내뱉는 과정을 포함하고 있다는 이유에서였다. 이런 결론은 허파에 공기를 집어넣어 주는 것에 다시금 초점을 맞추게 하였다. 홀은 피해자가 얼굴을 하늘 쪽으로 향한 자세로 소생술을 받을 때 혀가 아래로 처져 기도를 막는 문제를 피하려 했다. 그 해결책은 피해자의 얼굴이 땅 쪽으로 향하는 자세를 취하게 하는 것이었다. 홀은 술통 위에 사람의 몸을 얹어 굴리던 오래된 방법을 자신이 인공 호흡의 "체위법 (postural method)"이라고 이름붙인 것으로 변형시켰다. 얼굴을 땅 쪽으로 향하는 자세에서 날숨은 등을 눌러 흉부와 복부를 압박할 때 나오고, 들숨은 등을 누르는 것을 멈추고 환자를 가장자리로 굴릴 때 이뤄진다. 한편 비슷한 시기에 헨리 실베스터라는 젊은 외과 의사가 손을 써서 하는 또 다른 중요한 인공 호흡법을 제안했다. 사망 시에 어떤 기능이 이뤄지지 못하는가를 눈여겨보았던 홀과는 달리, 실베스터는 살아 있는 사람의 자연스러운 호흡 운동을 모방하려 애썼다. 그는 피해자의 얼굴이 하늘 쪽으로 향한 자세를 선호했는데, 이렇게 해야만 인공 호흡 시술자가 피해자의 기도가 막혔는지 여부를 확인할 수 있다고 믿었기 때문이다. 시술자는 피해자의 머리맡에서 팔꿈치를 잡고 팔을 귀까지 잡아당겨 들숨을 유도하고, 팔을 다시 제자리로 내리고 가슴을 압박해 날숨을 쉬게 했다.

홀과 실베스터의 새로운 소생 기법들은 당시 신빙성 있는 것으로 여겨진 이론들과 연구 결과, 그리고 인상적인 성공률에 의해 지지를 받았다. 이제 왕립 인도주의 협회는 딜레마에 빠지게 되었다. 둘 중에 어떤 소생 기법을 협회가 채택해야 할 것인가? 시체를 가지고 수행한 비교 연구는 실베스터의 기법이 허파에 신선한 공기를 불어넣는 데 더 낫다는 사실을 보여 주었지만 모든 사람이 설득된 것은 아니었다.

1889년 새로 취임한 왕립 인도주의 협회의 회장 에드워드 샤퍼는 기존의 기법들을 다시 검토한 후 또 다른 인공 호흡 기법을 제안했다. 다시금 환자가 얼굴을 땅 쪽으로 향한 자세에서 흉부에 간헐적인 압박을 가하는 방법이었다. 이제 협회에서의 논쟁은 실베스터의 방법과 샤퍼의 방법을 놓고 격렬하게 전개되었다. 실베스터는 얼굴을 땅 쪽으로 향하는 자세를 반대했는데, 여성 환자의 경우 "환자의 몸에 올라타는 듯한" 시술자의 자세가 "바람직하지 않다."라는 것이 반대의 이유였다(Timmermans, 42). 이전의 연구자들은 몸을 따뜻하게 만든 시체나 개를 가지고 실험했던 반면, 샤퍼가 고안한 근대적 기법은 호흡 반사작용을 억제한 인간 자원자들을 이용했다. 이때 호흡 배출량은 주기적으로 배기되는 공기의 부피(들숨과 날숨의 '주기 반복'에서 배기되는 공기의 양)로 측정하였다. 그러나 5명의 자원자들에게 10가지 서로 다른 방법을 적용해 주기 부피를 측정했지만 분명한 값을 얻어 내지 못했다.

1909년에 협회의 소생 기록을 검토한 한 사람은 "모든 소생 기법들이, 즉 금지된 것이나 추천된 것, 생리학적으로 신빙성 있는 것이나 억지스러운 것, 인공 호흡을 같이 하는 것이나 그렇지 않은 것을 막론하고 인상적인 숫자의 인명을 구할 수 있었던 것처럼 보였다."라고 적었다(Timmermans, 41에서 재인용). 특이한 방법 중 하나는 프랑스 사람 라보르드가 1892년에 도입한 혀 끌어내기 기법이었다. 이 방법은 "입을 열고 어느 정도의 힘을 가해 혀를 앞으로 끌어내는 것"으로 구성되었다(Timmermans, 4). 이 기법은 아무런 생리학적 근거도 갖추지 못했기 때문에 금지된 방법 목록에 올라 있었지만, 라보르드는 프랑스에서 63건의 성공 사례를 보고하고 있었다.

시간이 흐르면서 협회 회원들은 몸을 따뜻하게 하고 인공 호흡을 시행하는 것이 피해자들을 소생시키는 최선의 수단이라는 데 의견 일치를 보게 되었고, '인공 호흡'과 '소생술'은 서로 바꿔 쓸 수 있는 용어로 받아들여지기 시작했다. 20세기 전반기에는 샤퍼의 엎드린 자세 압박법이나 실베스터의 기법을 이용한 인공 호흡이 표준으로 자리 잡

왔다. 샤퍼의 방법은 영국, 프랑스, 벨기에, 미국에서 가장 인기가 있었고, 실베스터 방법은 독일, 네덜란드, 러시아에 지지자를 갖고 있었다. 숨을 내쉬고 있는지가 소생술의 필요 여부를 판단하기 위해 살펴야 하는 가장 중요한 생명의 신호가 되었다. 죽음은 허파에서의 산소 부족으로 일어났다. 숨을 내쉬는지 판단하기 위해서는 피해자의 입에 작은 거울을 대어 보는 것이 효과적이었다. 거울이 흐려지면 피해자는 살아있는 것이고 따라서 소생시킬 필요가 없이 몸을 따뜻하게 해 주기만 하면 되었다. 반면 거울이 흐려지지 않으면 즉각 인공 호흡을 시작해야 했다. 결과적으로 거울은 소생술에서 사용되는 최초의 휴대용 진단 도구들 중 하나가 되었다. 1950년대 영국의 보이 스카우트는 그런 거울을 가지고 다녀 '만약의 사태에 대비'하도록 훈련을 받았다.

제2차 세계 대전 이후 소생술에 관한 연구는 미국으로 건너갔다. 미국 해안 경비대와 시카고, 디트로이트, 로스앤젤레스의 소방서들에서 수집한 미국 사례들에 대한 연구는 샤퍼의 방법이 대세를 점하고 있으며 생존율은 6.7퍼센트 정도임을 보여 주었다. 샤퍼의 기법은 널리 쓰이기는 했지만 전쟁에서는 좋은 성과를 거두지 못했다. 병력 수송함에 승선했던 많은 병사들이 물에 빠져 숨졌던 것이다. 전쟁 기간 동안에는 새로운 연구가 더욱 촉진되었다. 독일군이 호흡기 근육을 마비시킬 수 있는 신경가스를 사용할지 모른다는 우려가 제기되었기 때문이다. 1948년에 미 육군과 국가 연구 위원회(National Research Council)는 서로 다른 모든 방법들을 비교해 보기 위해 의사들이 참여하는 학술 회의를 조직했다. 학술 회의 참석자들은 최선의 기법을 선택하기 위해 필요한 데이터가 부족하다는 데 의견을 같이했고, 이에 따라 광범한 비교 실험들이 새롭게 시작되었다. 그 결과 놀랍게도 지난 50년간 가장 널리 쓰인 소생 기법으로 수천 명의 인명을 구한 것으로 보이는 샤퍼의 기법이 실험적 근거에 따르면 아무런 가치도 없다는 사실이 밝혀졌다. 샤퍼의 기법은 기관지 안에 있는 죽은 공기를 움직일 수 없음이 드러났는데, 이는 곧 산소를 포함한 신선한 공기가 허파 속으로 들어갈 수 없음을 의미했다. 실베스터의 방법도 마찬가지로 결함이 있었다. 환자가 얼굴을 하늘 쪽으로 향한 자세로 유지되므로 혀에 의해서 기도가 막힐 수 있기 때문이다. 그리하여 '등 압박 팔 들어올리기(back-pressure arm-lift)'법으로 알려진 새로운 인공 호흡 방법이 채택되었다. 이 기법은 1951년에 개최된 학술 회의에서 처음 소개되었는데, 이 자리에는 미 국립 적십자, 육해공군, 미국 보이 스카우트, AT&T, 광산국, 캠프파이어 걸즈, 미국 걸 스카우트, YMCA, 미국 의사 협회와 수많은 공공 설비 회사 및 민방위 조직의 대표들이 참석했다. 두 쪽짜리 표준 지침이 발간되었고 훈련용 영화도 만들어졌는데, 모두 광범위한 대중 홍보 캠페인의 일환이었다. 마침내 제2차 세계 대전 후의 연구를 통해 최상의 소생 방법이 발견된 것처럼 보였다. 새로운 표준은 여러 단체들에 의해 승인, 채택되었고, 인명을 구하려는 시도에서 일상적으로 쓰이게 되었다.

그러나 그로부터 4년도 채 지나지 않아 새로운 표준에 문제가 제기되었다. 미 해군 대령이자 35년 동안 소생술을 시행해 온 자칭 유경험자인 해럴드 리카드는 어린아이들을 소생시키는 문제를 연구하면서 기도 폐쇄 문제에 주의를 환기시켰다. 리카드는 자신의 시술 경험을 통해 그간 추천되었던 모든 기법들이 쓸모가 없다는 사실을 알고 있었다. 피해자의 이완된 혀가 기도를 막아 버리기 때문이었다. 리카드(그의 아이디어는 임상적 증거의 뒷받침을 받지 못한 것이었다.)로부터 영감을 얻은 마취 의사 피터 사파는 엑스선과 폐활량계(공기의 유입을 측정하는 장치)를 이용해 손으로 하는 모든 인공 호흡 방법들(얼굴이 하늘 쪽을 향한 자세이건 땅 쪽을 향한 자세이건 간에)이 동일한 문제를 안고 있음을 보여 주었다. 이 발견 역시 놀라운 것이었다. 실험실에서 한 모든 측정들은 튜브를 삽입하는 방법을 사용했는데 이것이 기도 폐쇄를 방지했던 것으로 보였다. 공기 유입량을 재기 위해 사용한 튜브가 혀를 옆으로 밀어내 버렸던 것이다! 목을 과도하게 잡아 늘이고 피해자의 얼굴이 하늘 쪽으로 향하게 하면 손으로 하는 인공 호흡 기법이 여전히 효과가 있었지만, 사파의 연구가 당시 새롭게 주목받고 있던 오래된 기법, 즉 입으로 불어넣는 인공 호흡법에 힘을 준 것은 분명했다.

다시 한번 군대가 새로운 발전에서 중요한 역할을 수행했다. 1950년 육군 연구 집단의 일원인 딕 존스와 데이비드 쿠퍼가 오염된 환경에서 신경가스 피해자들에게 쓸 수 있는 마스크 대 마스크 인공 호흡법을 개발했다. 존스와 쿠퍼는 손으로 하는 인공 호흡에만 의존해 온 미 육군의 '우둔함'을 개탄하면서, 2개의 가스 마스크를 서로 연결해 구조자가 내뿜은 공기가 피해자의 허파로 들어갈 수 있도록 하는 방법을 개발했다. 그들은 서로에게 이 방법을 적용해 보고 개에 대한 실험도 해 본 후 보고서를 작성했다. 그들은 미 해군이 이 장치에 관심을 갖게 하려고 노력했지만 실패를 맛보았다. 그러나 이 보고서는 제임스 엘럼 이라는 젊은 의사의 눈길을 사로잡았다. 그는 철폐*에 의존하는 소아마비 환자들의 생명을 정전(停電) 시에도 유지시켜 줄 수 있는 유일한

---

* _____ 정상적인 호흡이 어려운 환자들의 폐에 인위적으로 공기를 넣고 빼 주는 기계적 인공 호흡 장치의 일종이다. 1950년대에 유행했던 소아마비 환자들에게 널리 쓰였다. ―옮긴이

방법이 입으로 불어넣는 인공 호흡임을 직감했다. 1950년에 처음으로 내학에 자리를 잡은 엘럼은 입으로 불어넣는 인공 호흡법에 관한 연구를 시작했다. 그는 에테르로 마취한 수술 환자가 아직 마취 상태에 있을 때 기관지로 연결된 튜브를 통해 입으로 공기를 불어넣었다. 이와 동시에 실험 조수는 산소 함유량을 측정하기 위해 환자의 피를 뽑았다. 그는 여기서 얻어진 결과가 손으로 하는 인공 호흡법을 이용했을 때보다 월등히 낫다는 사실을 알아냈다. 그는 손으로 하는 새로운 인공 호흡법 표준이 발표되었던 1951년의 유명한 학술 회의에 초청을 받았다. 학술 회의 막바지의 특별 세션에 발표를 배정받은 엘럼은 자신이 준비해 온 '폭탄'을 터뜨리고 싶어 했다. 그러나 당시 손꼽히던 연구자들은 '상식' 수준을 크게 넘지 못한다고 생각한 기법에 거의 관심을 보이지 않았고, 그의 시도는 불발로 끝났다(Timmermans, 48).

엘럼은 워싱턴에서 자신의 기법을 전도하려는 시도를 했고, 저명한 의학 학술지에도 논문을 게재했지만 별로 큰 반향은 얻지 못했다. 돌파구는 1956년에 찾아왔다. 엘럼은 캔자스에서 열린 마취학 학술 회의에 참석했다가 돌아오는 길에 역시 같은 학술 회의에 참석했던 사파의 차를 타게 되었다. 소생 기법에 관한 미국 최고 권위자 중 한 사람이 된 사파는 당시 볼티모어 시립 병원의 마취과 과장이었다. 그는 입에서 기관지 튜브로 하는 인공 호흡으로 환자의 폐를 팽창시켜서 양측 흉부 운동을 제대로 하도록 하는 실험을 시작한 참이었다. 그와 엘럼은 양쪽의 방법을 비교했고 입으로 하는 인공 호흡의 장점을 결정적으로 밝혀냈다. 뒤이어 다른 주요 연구자들이 그 결과를 확인했고, 1960년에는 국제적 연구자 집단이 6개 대도시 지역에서 1,000명이 넘는 마취 환자들에게 입으로 불어넣는 인공 호흡을 시험한 후 신생

아를 제외한 모든 사람들에 대해 입으로 불어넣는 인공 호흡을 유일한 소생 방법으로 정하도록 권고했다. 그들은 이 방법을 전문가와 일반인 모두에게 가르칠 것을 강력하게 권고했다. 기업들이 피해자의 목구멍에 통풍관을 삽입하는 좀 더 복잡한 형태의 기법을 판촉하려 했지만, 이 연구자 집단은 새로운 기법이 간단하고 안전하며 배우기 쉽다고 주장하면서 이를 거부했다.

사파와 엘럼이 연구자 공동체를 자기편으로 끌어들이기는 했지만, 그들은 이론적 논증이 이전에도 얼굴을 땅 쪽으로 향하는 자세와 같은, 손으로 하는 새로운 기법들을 정당화시키는 데 사용된 바 있음을 잘 알고 있었다. 새로운 기법을 소개하면서 사파와 엘럼은 이 방법이 피해자의 얼굴을 보고 만질 수 있어 기도가 막혔는지 검사하고 입으로 불어넣는 인공 호흡을 시행하기에 용이하다는 점을 강조했다. 이러한 실천적 논증이 승리를 거두어 입으로 불어넣는 기법은 오늘날에도 심폐 소생술 훈련에서 쓰이는 표준으로 군림하고 있다.

외부 심장 마사지

최선의 소생 기법에 대한 추구가 거의 완결된 것처럼 보일 즈음에, 관련 연구의 방향이 다시 한 번 극적으로 전환되었다. 외부 심장 마사지는 존스홉킨스 대학의 의대 실험실에서 처음 개발되었다. 윌리엄 코엔호벤이라는 한 엔지니어는 전력 산업체에서 사용할 수 있는 휴대용 제세동기를 개발해 달라는 요청을 받았다. 전력 산업에서는 심각한 전기 충격을 받은 노동자들의 50퍼센트 이상이 심실 세동(심장이 정상적인 리듬을 잃어버리는 것) 때문에 죽어 가고 있었다. 흉부 압박이 혈압을 높여 심장이 정지된 환자를 도울 수 있다는 것을 처음으로 보여 준 사람은 대학원에서 연구 조수로 있던 가이 니커바커였다. 1958년 7월에 그는 당시 쓰이던 휴대용 제세동기의 7킬로그램짜리 무거운 노(櫓)를 가지고 개에게 실험을 하다가 혈압이 상승하는 것을 알게 되었다. 그는 이웃 실험실에 있는 연구자의 도움을 얻어, 심장이 정지된 또 다른 개를 심장 압박을 통해 8분 동안 살아 있게 하는 데 성공했다. 이듬해에 니커바커와 코엔호벤은 '외부 흉부 마사지'로 이름붙인 자신들의 새로운 기법을 시험하고 정교하게 다듬었다. 그들은 5분 이내의 심실 세동은 외부 마사지로 극복될 수 있음을 보여 주었다. 코엔호벤의 목표는 전력 산업에서 쓰이는 모든 트럭에 휴대용 제세동기를 갖추는 것이었기 때문에 이러한 결과는 상당히 중요했다. 제세동기를 모든 트럭에 갖출 필요가 없을 수도 있음을 의미했기 때문이다. 이 발견은 실험실의 주임 교수이자 세계적으로 명성을 떨치던 외과 의사인 앨프리드 블래록 박사에게 깊은 인상을 주었다. 그는 외과 레지던트인 제임스 주드를 이 프로젝트에 배치해 두 사람의 연구 결과에 의학적 뒷받침을 제공하도록 했다.

주드는 즉각 이 기법을 새롭게 적용할 수 있는 중요한 용도를 알아차렸다. 수술 도중에 마취제의 의도하지 않은 효과로 인해 심장이 정지하는 사고가 때때로 일어나곤 했는데, 당시 쓸 수 있었던 유일한 대응책은 재빨리 환자의 흉부를 절개한 후 손으로 심장을 직접 마사지하는 것뿐이었다. 수술 의사들은 이 목적을 위해 여분의 메스를 가슴 호주머니에 넣고 다니기까지 했다. 그러한 수술은 항상 합병증을 유발했고, 대개 심각한 감염으로 이어졌다. 주드는 우연한 기회에 새로운 기법을 시험해 볼 기회를 갖게 되었다. 쓸개 수술을 받으러 수술실에 들어온 한 여성 환자가 예기치 않게 심장이 정지하는 사고가 생긴 것이다. 튜브를 삽입하는 데 실패하고 환자의 혈압과 맥박이 떨어지자, 그는 두 손을 환자의 가슴 위에 얹고 외부 심장 마사지를 시작했다. 극적인 2분간의 마사지 후에 맥박이 다시 뛰기 시작했고, 자연스럽지만 얕은 호흡도 돌아왔다. 이 환자는 결국 완전히 회복했고, 이 과정에서 인공 호흡은 전혀 쓰이지 않았다. 네 차례 더 이런 시도를 해서 환자를 살려내는 데 성공한 주드는 (실험실에서 시험을 계속해 온) 니커바커와 코엔호벤과 함께 《미국 의사 협회지(*Journal of American Medical Association*)》에 논문을 발표했다. 그들은 논문에서 다음과 같은 유명한 구절을 남겼다. "어디에 있는 누구라도 지금 당장 심장 소생 절차를 시작할 수 있다. 필요한 것은 오직 두 손뿐이다."(Timmermans, 52에서 재인용). 이 말은 소생술 연구에서 이제까지 있었던 가장 중요한 변화들 중 하나를 의미했다. 이는 심장 소생술로의 전환을 의미할 뿐만 아니라(이전까지는 환자를 소생시키는 것이 먼저 폐의 기능을 되살리는 것을 의미한다는 가정이 지배적이었다.) 소생술이 보편적 중요성을 지닐 수 있음을 말해 주고 있었다. 소생술은 누구나, 어디에서나, 어떤 종류의 환자에 대해서나 할 수 있는 것이 되었다. 익사 희생자나 특정한 상황 하에서 외견상 죽은 것처럼 보이는 사람들뿐만 아니라 죽어 가는 어떤 사람에 대해서도 할 수 있었고, 여기에는 이전이라면 희망이 없는 것으로 생각되었을 사람들도 포함되었다. 이는 사망 과정에 대한 새로운 임상적 정의를 의미했다. 맥박이 멎은 것은 더 이상 유일한 기준이 될 수 없었다. 맥박은 다시 살릴 수 있었기 때문이다. 스테판 팀머맨스의 말을 빌려 보자. "1960년 메릴랜드에서 열린 한 학술 회의에서 …… 입으로 불어넣는 인공 호흡과 흉부 압박이 결합해 심폐 소생술의 틀을 만들자, 갑작스런 죽음은 현대 의료에 의해 제거되기를 기다리는 또 하나의 걸림돌에 불과한 것이 되었다."(Timmermans, 53).

모든 사람을 위한 심폐 소생술

그러나 심폐 소생술(CPR)은 어느 정도 효과가 있는가? 처음에 의사들은 일종의 전문적 의료 기법인 심장 마사지의 '권리'를 일반인들에게 이전하는 것에 반대했다. 만약 압박이 정확하게 가해지지 않으면 예민한 신체 기관들에 내부 손상이 쉽게 일어날 수 있었다. 그러한 반대를 극복하기 위해서 훈련 프로그램이 시작되어야만 했다. 또한 CPR의 시행이 효과적이기 위해서는 심장 약물의 주사, 산소 공급, 제세동기 사용과 같은 다른 의료 개입과 기술들이 뒤따라야 할 것임이 분명했다. 아울러 응급 의료 대응 시스템과 신속한 병원으로의 이송도 필요했다.

미국에서는 1973년에 이르러서야 그와 같은 시스템이 완전하게 갖추어졌다. CPR과 응급 심장 치료 전미 학술 회의에서는 보편적 CPR과 전문 응급 구조사 기반의 구급차를 통합할 것을 권고했다. 새로운 시스템은 **기초** 생명 구조 시술과 **고급** 생명 구조 시술을 구분했다. 기초 시스템은 CPR을 중학교 2학년 이상의 모든 사람들에게 교육하는 것이었는데, 초기에는 CPR이 가장 필요한 집단인 경찰관, 소방관, 재난 구호자, 경호원 등이 우선적으로 훈련을 받았다. 정맥 주사선 확보, 약물 주사, 제세동기 사용, 심장 모니터링과 같은 고급 심장 소생술은 전문적으로 훈련받은 보건 의료 전문직 종사자의 몫으로 돌려졌다. 기초 훈련을 위해 미국 심장 학회(American Heart Association)가 CPR 절차를 표준화해 배포했고, CPR 강사들에 대한 훈련과 인증 작업을 조직했다. 미국의 병원들에서 관상 동맥 질환 치료는 구급차들(지금은 역시 CPR 기술과 기기들을 갖추고 있는)이 CPR로 새롭게 살려 낸 환자들을 병원 문 앞에 대규모로 두고 가는 데 맞추어 재조직되었다.

CPR에 대한 대규보의 인적·물적 자원 투자, 그리고 이와 연관된 응급 의료 시스템의 재조직화에 비추어 볼 때, 당시 예상했던 생존율은 어느 정도였는가 하는 질문을 던지는 것은 흥미로운 일이다. 흥미롭게도 1973년의 학술 회의에서 나온 32쪽짜리 최종 문서는 얼마나 많은 인명을 구조할 수 있을지에 대한 예측을 담지 않았다. 이러한 누락은 의도적인 것은 아니었다. 낙관주의의 물결에 휩쓸린 학술 회의 조직 위원들은 대중적 CPR과 응급 의료 시스템이 자리를 잡으면 많은 인명을 구조할 수 있을 거라고 막연하게 가정했다.

생존율을 평가하는 것은 쉽지 않다. 현재까지 미국에서 CPR의 생존율을 보여 주는 일반적이고 포괄적인 수치는 존재하지 않는다. 국가적 데이터 베이스가 없기 때문에 의학 연구자들과 정책 결정자들은 얼마나 많은 사람들이 CPR 시술을 받는지를 모르고 있다. 연구자들은 단기간에 걸친 소규모의 연구에 근거한 지역별 생존율 수치에 의존할 수밖에 없다. 그러한 수치들은 편차가 아주 심하다. 1967년과 1988년 사이에 미국 국내외 29개 도시들에서의 생존율을 비교한 한 연구는 아이오와 주의 2퍼센트에서 워싱턴 주 킹 카운티의 26퍼센트까지 수치들이 큰 편차를 보인다는 사실을 밝혀냈다. 이들 수치를 합쳐 놓고 보면 CPR의 생존율은 1973년의 낙관주의와는 현저하게 대조된다. 그러나 이 연구들은 보편적 CPR이 잘 정립되었다는 사실을 확인시켜 준다. 일반 대중은 실제로 CPR에 관해 배웠고, 몇몇 지역에서는 소생 노력 중 절반 이상이 지나가던 사람에 의해 시작되었다. 여기에 더해 대다수의 응급 의료 시스템이 성공적으로 재구성되었다.

연구자들은 어떤 요인들 때문에 그처럼 다양한 생존율 수치가 나오는지를 우려하기 시작했다. 아이오와 주에서 나온 2퍼센트라는 수치는 50건의 소생 노력 중 겨우 한 건에서 성공을 거두었음을 의미한 반면, 시애틀에서는 네 번 중 한 번꼴로 생명을 구한 것처럼 보였다. 그러나 이러한 수치들이 의미를 가지려면 시애틀과 아이오와에서의 소생 노력이 동일한 기준선에서 출발해야 한다. 예를 들어 생존 가능성에 영향을 끼치는 것으로 알려진 변수 중 하나인 '반응 시간(response time)'을 생각해 보자. 반응 시간은 피해자가 쓰러진 시점에서 소생 노력이 시작된 시점까지 걸린 시간을 말한다. 관련 문헌들에서는 반응 시간에 대한 명확한 정의를 찾아볼 수 없다. 이 문제를 검토한 미키 아이젠버그 박사에 따르면, 반응 시간에는 다음과 같은 것들 중 전부 혹은 일부가 포함될 수 있다. 상황 인식, 응급 전화 결심, 전화, 구급차 급파를 위한 인터뷰, 구급차 급파, 응급 본부에서 현장으로의 이동, 현장에서 환자 옆으로의 이동(Timmermans, 70에서 재인용). 아이젠버그는 '반응 시간뿐만 아니라 심장 정지', '지나가던 사람에 의한 CPR', '목격된 심장 정지', '심실 세동', '병원 입원'과 같은 기본 용어들에 대한 정의에서도 편차가 심하다는 사실을 발견했다. 의미 있는 비교를 위해 더욱 중요한 점으로, 연구자들은 생존율을 구성하는 두 핵심 요소인 '소생' 과 '생존'을 서로 다르게 정의하고 있었다. 일부 연구자들은 CPR 시도가 이뤄진 모든 경우를 소생 노력으로 정의한 반면, 다른 연구자들은 심실 빈맥(ventricular tachycardia)이라는 이름의 빠른 심장 박동과 같은 특정한 심장 리듬에 적용된 경우로 한정했다. '생존' 역시 모호하기는 마찬가지였다. 일부 연구에서 생존은 최소한의 신경 손상을 입은 상태에서 퇴원하는 것을 의미한 반면, 다른 연구에서는 맥박이 살아 있는 가운데 집중 치료 병동(intensive-care unit)에 입원하는 것을 가리켰다. 여기에 지역에 따라 의료 시스템이 필연적으로 차이를 보인다는 점까지 감안한다면, 생존율 수치들을 해석하는 것은 더욱 어려운 과제가 된다.

이처럼 고질적인 정의상의 문제들을 극복하기 위해 1990년에 노르웨이 연안의 작은 섬에 있는 웃스테인 수도원에서 웃스테인 합의 회의가 열렸다. 이 회의에서는 정의들을 표준화했고 생존율 계산을 위한 일률적인 계산식을 제시했다. 새로운 계산식은 "생존하여 (병원에서) 퇴원한 (환자들의) 수를 심장병으로 인한 심실 세동으로 목격된 심장 정지를 겪은 환자의 수로 나눈 값"(Timmermans, 73)이었다. 다시 말해 피해자는 심장에 문제가 있어 쓰러진 사람이어야 하며 익사나 전기 충격과 같은 다른 사건의 피해자는 아니어야 한다는 것이다.

이러한 생존율의 정의는 이전에 쓰였던 정의에 비해 훨씬 더 협소하다. 이 정의는 지난 200여 년 동안 소생으로 간주되어 온 수많은 사건과 사고(익사 포함)를 배제시켰다. 목격되지 않은 심장 정지와 지나가던 사람이 처음에 CPR을 실시하지 않은 환자들도 제외되었다. 생존 가능성이 가장 높은 사례들만 포함되었기 때문에 좀 더 포괄적인 정의를 사용한 연구들과 비교하면 생존율이 부풀려질 수밖에 없다. 실제로 CPR을 요구하는 대다수의 증세들(전체 사례의 60~80퍼센트)이 통계에서 제외되어 버렸다. 한편, 환자가 병원에서 살아서 퇴원해야 한다는 요구 조건은 (퇴원 기준은 미국과 전 세계 다른 나라의 병원들에서 크게 차이를 보이긴 하지만) 상대적으로 생존이 기준을 높게 설정한 셈이 되었다.

1991년부터 웃스테인 표준을 사용해 몇몇 연구들이 진행되었다. 가장 건강하고 균일한 표본을 조사하였음에도 불구하고 생존율은 실망스러울 정도로 낮았고 편차도 여전히 컸다. 예를 들어 시카고에서의 한 연구에 따르면 생존율이 흑인은 0.8퍼센트, 백인은 2.6퍼센트였다. 이 결과를 실은 논문의 제목은 적절하게도 "한 대도시 지역에서의 CPR 결과: 생존자는 대체 어디에 있는가?"였다. 뉴욕 시에서도 생존율은 1.4퍼센트로 역시 낮았다. 반면 미시간 주 오클랜드 카운티에서는 14.9퍼센트의 생존율을 보였다. 팀머맨스가 지적한 것처럼 (Timmermans, 74), 이 수치들을 해석한 의학 문헌들은 계속 낙관적인 태도를 유지했다. 낮은 생존율은 대도시 지역의 열악한 의료 서비스 탓으로 설명되었다. 성숙한 응급 의료 시스템과 필수적인 정치적 의지만 있다면 시애틀에서와 같은 30퍼센트의 높은 생존율을 어디서나 달성할 수 있다고 CPR 지지자들은 주장했다. 조기에 제세동기를 사용하는 것이 생존율을 높이는 핵심으로 간주되기 시작했다. 몇몇 연구들은 전체 생존자의 80~90퍼센트가 심실 세동에 대한 처치를 받았음을 보여 주었는데, 이는 아무런 장비도 없는 지나가던 사람이 시행할수 있는 기법은 아니다. 그래서 오늘날 미국에서는 제세동기를 폭넓게 보급하도록 장려해 이것이 마치 소화기처럼 항공기, 헬스 클럽, 사무실 등에 비치하는 표준 장비가 되게 하는 전략을 취하고 있다.

그러나 세동을 제거했을 때의 생존율 통계치는 이 분야에서의 다른 통계치와 비교해 별반 다르지 않다. 지역별로 편차가 심할 뿐만 아니라 생존율이 극적으로 향상되었음을 보여 주는 설득력 있는 증거도 없다. 통계치에 대한 좀 더 심오한 지적은 팀머맨스에게서 나왔다. 그는 의료 공동체와 일반 대중이 CPR에 너무나 많은 신뢰를 쏟아부었기 때문에, 아무리 낮은 통계치가 나오더라도 CPR의 효능에 대한 생각에는 타격을 입힐 수 없다고 주장했다. 낮은 생존율은 항상 응급 서비스와 의료 하부 구조를 향상시켜서 더 높은 생존율을 달성할 필요가 있음을 보여 주는 신호로 해석되었다. CPR의 효과성이나 필요성에 관한 전제에 의문이 제기되는 일은 거의 없다. 심지어 CPR을 후원해 온 미국 심장 학회조차도 1991년에 이러한 사실을 인정했다. 즉 심장 정지를 겪은 후 병원에서 살아서 퇴원하는 사람들의 숫자에 대한 현재 추정치는 1~3퍼센트에 불과하며 데이터 부실로 인해 실제 비율은 "아마도 더 낮을" 거라는 사실 말이다(Timmermans, 4).

마지막으로 심폐 소생술로 회생했다는 것이 어떤 의미인지 물어볼 필요가 있다. 웃스테인 표준에 따르면 생존은 병원에서의 퇴원을 의미한다. 그러나 이는 여러 가지 질문들을 미해결로 남겨 놓고 있다. 그런 환자들은 어떤 상태에 있는가? 퇴원 후 그들에게 무슨 일이 일어났는가? CPR을 받았지만 퇴원하지 못하고 아마도 장기 간호 환자나 식물인간으로 심각하게 손상된 생명을 유지하고 있을 환자들에게는 무슨 일이 일어났는가? 문제의 이러한 측면을 다룬 몇 편의 연구들이 있는데, 팀머맨스는 상황을 다음과 같이 요약하고 있다. "이 연구들은 놀랍고도 극적인 사실들을 보여 준다. 생존율은 소생 노력이 갖는 러시안룰렛 같은 측면을 감추고 있다. '생존율'이라는 용어는 생명 구조의 측면을 강조하는 반면, 동일한 의료 개입이 신경 손상을 일으킬 가능성, 실로 높은 가능성을 얼버무린다. 핵심 장기들은 일정 시간이 지나도 회복될 수는 있지만 그 시간이 제각각이기 때문에, 심장과 허파는 회복되었는데 뇌는 그렇지 못한 일이 필연적으로 생기게 마련이다."
(Timmermans, 81).

생존율에만 초점을 맞춤으로써 우리는 CPR을 받은 대다수의 사람들이 우리가 원하는 방식으로 생존하지 못할 수 있다는 사실을 잊어버린다. 이는 심한 뇌졸중으로 혼수상태에 빠진 가족을 위해 무엇을 해야 하고 무엇을 하지 말아야 할지를 결정하는 가슴이 찢어지는 과정을 겪어 본 사람들의 딜레마와 동일하다. 생존율은 또한 CPR을 받은 사람들 대부분이 실제로는 사망한다는 숨은 진실로부터 눈을 돌린다. 이에 대해 팀머맨스는 왜 통계치들이 '사망률'이 아니라 '생존율'로 제시되는가 하는 적절한 질문을 던지고 있다.

일반 대중은 이러한 수치들에 대해 얼마나 알고 있을까? 이 책의 저자들 중 한 사람이 1980년대 중반에 받았던 것 같은 CPR 훈련을 받는 대부분의 사람들은 생존율이 실제로 얼마나 낮은지에 대해 전혀 모르고 있는 것처럼 보인다. 텔레비전도 별로 도움이 못되고 있다. 1996년에 연구자들은 미국에서 인기 있는 텔레비전 드라마 세 편, 「ER」, 「시카고 메디컬(Chicago Hope)」, 「긴급 출동 911(Rescue 911)」에서 소생술이 어떻게 묘사되었는지를 분석했다. 여기서의 소생률은 비현실적으로 높았다. 당장의 생존율은 75퍼센트라는 놀라운 수치였고, 장기 생존율도 67퍼센트에 달했다. 뿐만 아니라 대다수의 심장 정지는 외부로부터의 충격에 의한 것이었고, 어린이, 10대 혹은 청년층에서 나타났으며(시애틀에서 심장 정지를 경험하는 환자들의 평균 연령은 65세이다.), 드라마는 기적적인 회복에 초점을 맞추었다. 이러한 문제에 대해 질문을 받자 드라마 제작자들은 젊은 사람들이 CPR을 배우는 것을 촉진할 수 있다는 이유를 들어 잘못된 묘사를 정당화했다. 물론 CPR에 대한 인지는 전체 과정을 통틀어 매우 중요하다. 만약 CPR 기법이 갖는 효과성이 의문시된다면, 이를 배우는 사람은 더 적어질 것이고 따라서 효과성의 부재는 더욱 강화될 것이기 때문이다.

이처럼 깜짝 놀랄 만한 결론, 즉 소생률의 편차가 심하고 대다수의 대도시 지역에서 그 수치가 실망스러울 정도로 낮으며 생존한 사람들의 삶의 질이 심각하게 훼손될 수 있다는 사실을 감안한다면, 우리는 왜 CPR의 효능을 계속 믿어야 하고 그토록 많은 자원을 CPR에 투입해야 하는지를 물어야 한다. 이에 대한 답은 현대 의료와 그에 수반된 모든 불확실성을 포함한 실행에 대한 믿음, 그리고 죽음과 사망 과정에 대해 우리가 취하는 태도가 합쳐진 것에서 찾을 수 있다. 이 경우 우리는 죽음의 검은 문을 피할 수 있다는 희망을 주는 원천으로서 의료를 필요로 한다. 설사 의료가 도움을 줄 수 있는 사람들의 수가 실제로는 아주 적다고 하더라도 말이다. 팀머맨스에 따르면 CPR의 효과란 "'실제 같은' 텔레비전 드라마와 CPR을 장려하는 조직들이 영속화시킨 경건한 문화적 신화이다. 이 기법은 의료 영웅주의, 죽음이라는 역경을 극복하는 의학적 마술, 그리고 모든 이들이 누릴 수 있는 생명 연장이라는 성배의 이야기를 장황하게 늘어놓고 있다."(Timmermans, 5)라는 것이다.

팀머맨스는 자신의 책에서 철저한 분석을 통해 CPR이 효과가 없음을 보여 주었다고 믿고 있다. 따라서 그의 결론은 CPR에 들어가는 자원을 다른 데 써야 한다는 것이다. CPR은 죽어 가는 사람의 병상 옆에서 친지들이 좀 더 많은 시간을 보낼 수 있도록 해 주는 등의 제한적 상황 하에서 일종의 '통과 의례'로 계속될 수 있다는 것이 그의 생각이다. 앞서 우리는 CPR에 대한 연구들 중 적어도 하나는 30퍼센트의 성공률을 보고했음을 언급한 바 있다. 비록 대부분의 분석들이 1~2퍼센트 수준의 성공률에 그치고 있긴 하지만 말이다. 단 한 편이라도 낙관적인 연구 결과가 존재한다는 사실은 더 많은 연구의 필요성을 웅변하는 듯 보인다. 그러나 여기서는 통계에 대한 팀머맨스의 해석이 옳고 CPR 훈련과 장비를 널리 제공하는 데 비용을 들이는 것은 자원을 비효율적으로 사용하는 것이라는 주장을 일단 받아들이도록 하자. 이 경우 더욱 유익한 어딘가에 돈이 가도록 재조정할 수 있다면 CPR 장비 구입에 추가로 공공 자금을 사용하는 것은 잘못된 일이라는 점을 부인하기는 어렵다. 한편, 이 책의 저자 중 하나가 경험한 종류의 CPR 훈련이 상대적으로 저렴하고 자발적인 기반 위에서 지속된다면, 그래서 개인들이 문제가 생긴 사람을 도와주려 할 때 자신이 뭔가를 할 수 있음을 알게 된다면, 그런 희망을 부정할 이유는 없는 듯 보인다. 물론 우리가 이 책 전체에서 주장해 온 것처럼, 불과 1~2퍼센트의 생존 가능성 향상도 100명 중 바로 그 1~2명에게는 100퍼센트에 해당한다. 이는 구원으로서의 의료를 뒷받침하는 논증이다. 앞서 말했듯이 희소성의 경제는 공동체적 기획으로서의 의료에 충실한 동반자다. 팀머맨스의 연구가 통계적으로 확고하다고 할 때, 그의 연구가 보여 주는 것은 CPR에 들어가는 비용이 지금보다 축소되어야 한다는 것이다. 그의 연구는 CPR이 중단되어야 한다는 것을 보여 주지 않는다. 우리는 이타카의 레스토랑에서 쓰러진 여성이 어떻게 되었는지 모르지만, 그러나 이 경우처럼 별다른 비용 없이 희망을 줄 수 있다면 이는 여전히 옳은 일인 것처럼 보인다.

후기(2004년 8월)

가장 최근의 데이터는 심폐 소생술을 받은 사람들의 전반적 생존율이 개선되지 않았음을 보여 준다.《뉴잉글랜드 의학보》에 발표된 최신 논문에서 저자들은 이렇게 쓰고 있다. "대부분의 지역에서 병원 밖에서 일어난 심장 정지의 전반적 생존율은 5퍼센트를 밑돌고 있다. 첨단의 치료법과 기술들이 광범하게 쓰임에도 불구하고 생존율이 증가한다는 증거는 없다."[1]

7장

에이즈 활동가들 — 일반인 전문성의 미래

이 장은 여기 덧붙인 짧은 도입부를 빼면『확대된 골렘』의 한 장을 그 대로 가져온 것이다.[1] 우리가 에이즈 사례를 여기 재수록한 이유는 이 책의 주제와 관련이 매우 크기 때문이다. 이 사례는 먼저 통계 분석 이 론이 요구하는 이상적인 방식으로 무작위 대조군 시험을 수행하는 것 이 얼마나 어려운지를 말해 준다. 무작위 대조군 시험이라는 준거점은 당혹스럽게도 변질되기 쉬운 경향을 갖는다는 것이다. 둘째로, 이 사 례에서는 과학적 검증이라는 가능한 최선의 기준과 구원을 찾는 개인 들의 요구 사이의 긴장이라는 주제가 극명하게 드러난다. 플라시보군 과 치료군에 속한 환자들이 약을 서로 나눠 먹은 사건이 바로 그것인 데, 이는 뒤이어 제시할 사건 기술에서 가장 극적인 순간이기도 하다. 셋째로, 이 사례는 전문직의 자격을 갖추지 못한 사람들이 상호 작용 전문성을 획득하고 심지어 다소의 기여 전문성까지 얻게 되는 과정을 훌륭하게 보여 주고 있다. 네 번째 교훈은 그런 전문성을 얻는 것이 매 우 힘든 일이며 가볍게 여겨서는 안 된다는 것이다. 에이즈 활동가들 이 과학자 공동체로부터 승인을 얻으려면 단순히 과학자들이 쓰는 용 어를 숙달하거나 문헌을 읽는 데서 그치지 않고 과학 담론에 참여해야만 했다. 마지막으로 의료 전문성을 획득하는 일이 별 것 아니라고 생각하는 사람들에게 경고가 될 수 있는 교훈이 있다. 활동가들이 과학을 충분히 숙달해 과학자들과 대등한 위치에서 이야기를 할 수 있게 되자, 그들은 과학자들이 말하는 내용이 그들 자신이 애초에 생각했던 것보다 더 이치에 닿는다는 사실을 알게 되었다! 그렇게 철저하게 과학적 사회화의 과정을 거치지 않은 다른 활동가들은 동료들이 "원주민화"되었고 과학자 공동체에 포섭되어 버렸다고 믿게 되었는데, 이는 그리 놀라운 일이 아니다. 이 사례는 참여적 사회 과학에서 흔히 볼 수 있는 긴장을 잘 보여 준다.

환자들이 나서다: 에이즈 치료법과 일반인 전문성

1984년 4월 24일에 미국 보건 복지부 장관이었던 마거리트 헤클러는 워싱턴에서 기자 회견을 열어 에이즈의 원인이 밝혀졌다고 의기양양하게 발표했다. 나중에 HIV(human immunodeficiency virus: 인간 면역 결핍 바이러스)라는 이름이 붙여진 특수한 종류의 바이러스(레트로바이러스)가 범인이었다. 그녀는 2년 안으로 백신이 개발될 거라고 말했다. 현대 의료 과학은 승리를 거둔 것이었다.

다음 해 여름에 영화배우 록 허드슨이 에이즈로 사망했다. 게이 공동체에서 지난 4년 동안 많은 사람이 이 병에 걸려 목숨을 잃었다. 이제 에이즈의 원인이 발견되어 과학자들이 치료에 관한 이야기를 하기 시작하는 참이었고, 환자들은 언제쯤 그러한 치료가 가능할지에 대해 점점 더 조바심을 내게 되었다. HIV 혈액 검사는 외견상 건강해 보이는 많은 사람들이 불확실한 미래에 직면해 있음을 말해 주었다. 당시 사람들의 고민은 이런 것이었다. 장기적인 요법을 즉시 시작하는 편이 나을까, 아니면 증상이 나타날 때까지 기다리는 편이 나을까? 에이즈에 관한 의료 지식의 빠른 진보와 여전히 남아 있던 불확실성(심지어 에이즈의 원인조차도 과학적 논쟁거리였다.)을 염두에 둔다면, 조악한 치료법을 당장 시행하는 편이 나을까, 아니면 나중에 약속된 좀 더 정제된 치료법이 나올 때까지 기다리는 편이 나을까?

에이즈와 '게이 전염병'

에이즈가 동성애자들만 걸리는 병은 아니다. 하지만 미국에서는 초기에 이 병이 언론에서 '게이 전염병(gay plague)'으로 알려졌고, 게이 공동체는 그것이 빚어낸 결과에 발 빠르게 대처했다. 미국의 게이 공동체는 흔히 볼 수 있는 평범한 집단이 아니다. 1960년대와 1970년대에 게이의 권리를 찾기 위한 운동을 성공적으로 전개하면서 그들은 노하우를 갖추고 도시 물정에 밝으며 잘 조직된 집단으로 자리를 잡았다. 교육 수준이 높고, 백인에, 중산층인 많은 게이 남성들이 집단의 영향력에 힘을 보탰다. 인습에 젖은 미국 사회는 여전히 동성애 혐오 성향을 띠고 있었지만, 몇몇 대도시에는 상당한 규모의 게이 공동체가 있어서 자체 조직을 갖추고 자신들의 입장을 대변하는 선출직 공무원을 뽑는 등 정치적 자각을 보여 주는 활동들을 전개했다.

이들의 활동이 성과를 거두면서 게이라는 존재가 상대적으로 좀 더 정당성을 획득했고, 동성애를 일종의 질병이나 일탈 현상으로 간주했던 이전의 관점을 어느 정도 대체하기도 했다. 그러나 이제 에이즈는 세계를 거꾸로 돌려 게이 남성들에게 다시 한 번 오명을 덮어씌우려 하고 있었다. 대중의 마음속에는 이 병이 게이들의 난잡한 성행위가 불러온 성서적 심판으로 간주되었다. 레이건이 권력을 잡고 우익이 부상하면서 에이즈는 수많은 편견을 표현할 수 있는 통로가 되었다. 가령 보수주의 논평가인 윌리엄 F. 버클리 2세는 1985년《뉴욕 타임스》특집 면에 실린 기사에서 "에이즈를 가진 것으로 확인된 모든 사람에게 팔뚝 위쪽에 문신을 새겨 주사 바늘을 같이 쓰는 다른 사람들을 보호하고, 엉덩이에도 문신을 새겨 다른 동성애자들이 희생되는 것을 막자고" 제안해 악명을 떨쳤다(Epstein, 187).

긴장된 분위기는 샌프란시스코 게이 공동체의 중심지 카스트로 구역에서 열린 초기의 공동체 모임에서 분명히 드러났다. 영화「악단은 연주를 계속했다(And the Band Played On)」(원작은 랜디 실츠가 쓴 동명의 책이다.)*에 감동적으로 묘사되어 있는 것처럼, 게이 공동체는 공동 목욕탕을 폐쇄하는 어려운 결정을 놓고 고민을 거듭했다. 이는 1970년대식 게이 해방의 가장 강력한 상징 가운데 하나였기 때문이다. 에이즈는 새로이 해방된 게이 공동체의 핵심 제도와 가치에 심대한 충격을 주었다.

풀뿌리 활동가 조직들이 이내 생겨났고, 에이즈에 관한 정보를 얻고 그것과 맞서 싸우는 데 전력을 기울였다. 검사에서 HIV 양성 판정을 받은 사람들은 발병하기 전까지 몇 년 정도 정상적인 생활을 기대

---

*_____《샌프란시스코 크로니클》의 저널리스트 랜디 실츠의 논픽션『악단은 연주를 계속했다(And the Band Played On: Politics, People, and the AIDS Epidemic)』(1987년)의 제목은 타이타닉 호가 가라앉는 동안 연주했던 악단의 일화에서 유래한다. ―옮긴이

할 수 있다는 이야기를 들었다. 에이즈 운동은 사람들이 처한 심리적·신체적·정치적 환경에 잘 부합했을 뿐만 아니라, 다른 많은 운동에서와는 달리 더 나은 약물 처치와 치료법(가능할 경우)이라는 직접적 혜택을 약속했다.

게이 공동체는 과학과 의료의 세계를 의심하는 경향을 갖고 있었다. 동성애에 오랫동안 질병적 상태라는 꼬리표가 붙어 있었다는 점에서 특히 그랬다. 에이즈라는 영역에 개입하기 위해 게이 공동체는 매우 힘이 센 과학과 의료 제도를 상대하지 않으면 안 되었다. 앞으로 보겠지만, 에이즈 활동가들은 이 질병과 치료법에 관한 정보를 얻고 확산시키는 데 놀라울 정도로 유능한 모습을 보였다. 그들은 또한 과학과 의료에서의 논쟁에 크게 기여했는데, 에이즈 연구의 의제를 정하는 데 일익을 담당했고 때로는 스스로 연구를 수행하기도 했다. 일반 시민들이 어떻게 그러한 전문성을 얻고 또 효과적으로 적용했는가는 상당히 주목할 만하다.

우리는 두 부분으로 나누어 이야기를 해 나가려 한다. 1부에서 우리는 에이즈의 과학을 조금 살펴본 후, 활동가들이 어떻게 에이즈 연구에서 점점 더 큰 역할을 담당하게 되었는가를 역사적으로 기술한다. 1부는 한 에이즈 치료약에 대해 처음으로 공식 사용 승인이 내려지는 것으로 끝난다. 2부에서 우리는 특히 영향력이 컸던 ACT UP이라는 단체에 초점을 맞추어 활동가들의 성공 사례에 대해 좀 더 알아본다. 우리는 일반 시민 활동가들이 어떻게 전문성을 획득하고 이를 다듬어 갔는지, 또 그들이 어떻게 에이즈 임상 시험이 수행되는 방식에 대해 총체적인 정치적·과학적 비판을 가할 수 있었는지를 보여 줄 것이다. 그들의 비판은 기성 의료 체제에 의해 대부분 수용되었다.

1부

2년 내 백신 개발?

에이즈 유행의 가장 초기부터 잘못된 정보가 만연해 있었던 것은 분명하다. 일반 대중 사이에는 에이즈의 감염 경로를 놓고 도덕적 공황 상태가 빚어졌다. 그보다 더 중요했던 것은 치료의 전망에 관한 초기의 공개 발표들이 과장되어 있었다는 점이다. 헤클러의 기자 회견 장소에 나와 있던 과학자들은 그녀가 2년 내로 백신이 개발될 거라고 말하는 순간 저도 모르게 움찔했다. 당시까지 바이러스성 질병에 대해 상당한 효력을 갖는 백신은 불과 10여 종이 개발되어 있을 뿐이었고, 가장 최근에 개발된 B형 간염 백신은 시장에 나오기까지 10년이 걸렸다. NIAID 소장 앤터니 파우치 박사는 헤클러의 발표 며칠 후에 있었던 《뉴욕 타임스》와의 인터뷰에서 좀 더 조심스러운 태도를 보였다. "솔직히 말하자면 …… 우리는 백신을 개발하는 데 어느 정도의 시간이 걸릴지 전혀 모르고 있습니다. 언젠가 그런 백신을 개발할 수 있다 하더라도 말입니다."(Epstein, 182에서 재인용).

바이러스는 세포의 핵에 있는 유전 암호, 즉 DNA에 침입해 들어가, 감염된 세포 하나하나를 더 많은 바이러스를 생산하기 위한 장소로 바꿔 놓는다. 결과적으로 바이러스가 몸속 세포의 일부가 되는 것이다. 이는 박테리아와는 크게 다른 점이다. 박테리아는 세포 크기의 외래 생명체로 좀 더 쉽게 확인할 수 있고 항생제와 같은 약물을 써서 치료할 수 있다. 반면 바이러스를 제거하기 위해서는 건강한 세포에는 해를 끼치지 않으면서 감염된 세포들을 모두 파괴할 수 있어야 한다.

더 큰 문제는 바이러스가 지속적으로 재생산하는 과정에서 바이러스 유전자의 돌연변이를 일으킬 가능성이 높다는 점이다. 이 때문에 바이러스성 질병은 치료하기가 훨씬 더 어렵다.

항바이러스 약물의 가능성

HIV는 '레트로바이러스(retrovirus)'라는 점에서 통상의 바이러스들과 다르다. HIV는 디옥시리보핵산(DNA)이 아니라 리보핵산(RNA)으로 만들어져 있다. 통상적으로 바이러스는 원본 바이러스 DNA를 청사진으로 이용해 세포를 바이러스 공장으로 탈바꿈시킨다. 바이러스의 DNA는 RNA로 전사(轉寫)되고, RNA는 다시 새로운 바이러스를 구성하는 단백질을 합성하는 데 이용된다. 레트로바이러스의 발견은 과학자들에게 숙제를 던져주었다. 만약 이 바이러스들이 오직 RNA만 갖고 있다면 어떻게 복제를 한단 말인가? 이에 대한 답은 RNA가 DNA로 전사될 수 있게 해 주는 '역전사 효소(reverse transcriptase)'에 있었다. 이 효소의 존재는 치료를 위한 첫 번째 기회를 제공했다. 만약 역전사 효소를 제거하는 항바이러스 약물을 찾아낼 수 있다면 HIV는 그 자리에서 중단시킬 수 있다. 몇몇 항바이러스 약물들이 시험관 내에서 (즉 생체 바깥에서) HIV를 죽이는 초기 가능성을 보여 주었다.

HIV 바이러스 감염 여부는 혈액 검사로 진단할 수 있으며, 이때 감염된 사람은 'HIV 양성'으로 나타난다. 에이즈의 증상은 여러 해가 지나기 전까지 나타나지 않을 수도 있다. '완전히 진행된 에이즈'에서는 다양한 기회감염(opportunistic infection) 질병들이 나타나는데, 이는 신체의 면역계가 저항 능력을 잃어버렸기 때문에 생긴다. 그러한 기회 질병들과 싸우는 데 결정적으로 중요한 '보조 T세포'들의 숫자가 급격히 줄어든다. 설시 HIV를 체내에서 죽일 수 있다 해도 에이즈 치료법이 꼭 뒤따르리라는 보장은 없다. T세포들의 장기적인 손상이 감염 초기에 이미 일어났을 수도 있다. 아니면 HIV 감염이 어떤 미지의 경로를 통해 자가 면역 반응에 간섭했을 수도 있다. 이는 면역계 전체가 자기 몸의 세포와 침입자의 차이를 구분하는 능력을 상실했음을 의미한다.

어느 쪽이건 간에 치료법에 이르기까지는 매우 오랜 시간이 걸릴 가능성이 높았다. 먼저 부작용을 일으키지 않으면서 사람에게 안전하고 임상적 효능을 갖는 투여량으로 처방할 수 있는 항바이러스 화합물을 찾아내야만 했다. 그리고 효능의 확인을 위해 많은 수의 환자들을 대상으로 대조군 임상 시험을 해 보아야 했다. 마지막으로 그것이 널리 쓰이기 이전에 법률적 승인을 얻어야 했다.

임상 대조군 시험과 FDA

탈리도마이드 사건(탈리도마이드는 임신한 여성의 입덧을 덜어 주기 위해 개발되었으나 나중에 심각한 태아 기형을 유발한다는 뜻밖의 사실이 밝혀졌다.) 이후 미 식품 의약국(FDA)은 신약이 승인되기 전에 폭넓은 검사를 거쳐야 한다는 규정을 만들었다. 3단계에 걸친 무작위 대조군 시험이 요구되었다. 1상(相) 연구에서는 독성과 유효 투여량을 확인하기 위한 소규모의 시험이 필요했다. 2상에서는 효능을 확인하기 위해 좀 더 규모가 크고 장기간에 걸친 시험이 이뤄졌다. 3상에서는 효능을 다른 치료법과 비교해 보는 더욱 큰 규모의 시험이 요구되었다. 이 과정에는 많은 비용과 시간이 소요되었다. 대체로 신약 하나가 모든 장애물을 뛰어넘는 데는

6년에서 8년의 기간이 걸렸다.

1984년 10월에 조지아 주 애틀랜타에서 에이즈에 관한 최초의 국제 학술 대회가 열렸다. 과학자들과 의사들뿐만 아니라 게이 활동가들과 언론 관계자들도 참석한 이 학술 대회는 매년 개최되는 일종의 이정표 구실을 하게 되었다. 이 자리에서 '리바비린'이라는 이름의 약물을 포함한 6종의 유망한 항바이러스 약물에 대한 소규모 임상 시험이 시작되었다는 보고가 있었다. 그러나 1상 시험은 아직도 갈 길이 멀었다. 매사추세츠 종합 병원의 마틴 히르쉬 박사가 학술 대회 결과를 정리하면서 내린 결론은 이랬다. "에이즈의 예방이나 치료가 가능하기 위해서는 한참을 더 가야 합니다. 하지만 첫걸음은 내디뎠고 우리는 본궤도에 진입했습니다."

구매자 클럽

에이즈로 죽어 가는 사람들과 그 보호자들은 이런 식의 조심성을 보고 조바심이 났다. 그들은 죽음의 질병이 진행되는 것을 멈출 무언가를, 그것이 아무리 증명되지 않은 것이라 하더라도 간절히 원하고 있었고, 이내 해결책을 직접 찾아 나서기 시작했다. 멕시코에서는 리바비린을 상자당 2달러에 살 수 있다는 이야기가 나돌고 있었다. 얼마 안가 리바비린을 포함한 항바이러스 약물들이 멕시코 국경을 통해 밀수되어 에이즈 환자들에게 다시 널리 판매되었다. 불법 '구매자 클럽'들이 번성하기 시작했고, 부유한 게이 환자들은 '에이즈 망명객'이 되어 파리로 이주하기도 했다. 그곳에서는 미국에서 승인되지 않은 또 다른 항바이러스 약물을 구할 수 있었기 때문이다.

록 허드슨과 같은 '에이즈 망명객'들을 다룬 언론 기사를 보고 당황한 FDA는 검사 과정에 있는 항바이러스 신약들을 오래전에 확립된 '동정적 사용(compassionate use)'의 규칙에 따라 이용을 허가하겠다고 발표했다. 이는 의사들이 말기 환자들에 대한 최후의 수단으로써 실험적 약물을 요청할 수 있음을 의미했다.

정보 공유 프로젝트

샌프란시스코 게이 공동체는 운동의 중심이었다. 베이 지역의 기업 컨설턴트이자 한때 신학생이었으며 리바비린 밀수업자이기도 했던 마틴 딜레이니가 정보 공유 프로젝트(Project Inform)라는 지도적 활동가 연구 단체를 조직했다. 새로운 실험적 약물에서 얻을 수 있는 이득을 평가하는 목적이었다. "'의료계의 권위자들이 뭐라 하건 간에 사람들은 이 약을 사용할 겁니다.'라고 딜레이니는 공동체 기반 연구(community-based research)라는 아이디어에 회의적인 기자들에게 말했다. '우리가 하고자 하는 일은 이 약이 어떤 효능을 갖는지 알아내기 위한 안전하고 통제된 환경을 제공하는 겁니다.'"(Epstein, 189에서 재인용). 딜레이니는 과학을 전공하지는 않았지만 앞으로 닥칠 논쟁에서 핵심 쟁점 중 하나를 개인적으로 직접 겪은 적이 있었다.

딜레이니는 이전에 간염 치료를 위한 신약의 실험적 임상 시험에 참여한 적이 있었다. 이 약은 그에게 효과가 있었지만 부작용으로 인해 발의 신경이 손상되었다. 임상 시험은 종료되었고, 독성이 너무 강하다고 판단되어 이를 이용한 치료법은 승인되지 않았다. 그러나 딜레이니는 간염이 나았기 때문에 이것이 "공평한 거래(fair bargain)"(Epstein,

189)였다고 생각했다.

미국의 임상 시험에서 지배적인 경향은 환자들이 해를 입지 않도록 보호하는 것이었다. 1974년에 미 의회는 인간 피험자 보호 국가 위원회(National Commission for the Protection of Human Subjects)를 설립했고 연구 실행을 규제하는 엄격한 지침을 만들었다. 이는 환자들이 자신도 모르는 사이에 실험 대상이 된 여러 사건들에 대응해 생겨났다. 그중 가장 악명 높았던 것은 터스키기 매독 연구(Tuskegee syphilis study)였는데, 연구자들이 질병의 '자연적' 과정을 모니터하기 위해 수년 동안 가난한 흑인 소작농들에게 매독 치료를 해 주지 않았던 사건이다.

딜레이니는 환자들이 실험적 치료법을 통해 자기 자신에게 해를 끼칠 수 있는 권리를 보장해 달라고 요구하고 있었다는 점에서 시대의 흐름에는 역행하고 있는 것처럼 보였다.

AZT 임상 시험

좀 더 많은 환자들을 실험적 약물 치료 프로그램에 참여시키려는 활동가들의 노력은 1985년에 절정에 달했다. 이 해에는 마침내 유망해 보이는 항바이러스 약물이 발견된 것처럼 보였다. AZT(아지도티미딘)는 원래 암 치료제로 개발되었으나 성공을 거두지 못했고, 이후 노스캐롤라이나 주에 있는, 영국의 제약 회사인 웰컴의 자회사 버로우즈 웰컴 사의 선반 위에 여러 해 동안 잠자고 있었다. 그러다가 1984년 말 미국 국립 암 연구소(NCI)가 대형 제약 회사들과 접촉해 레트로바이러스를 억제할 수 있는 잠재력을 가진 약물이 있다면 어떤 거라도 보내 달라고 요청함으로써 AZT는 다시 햇빛을 보게 되었다. 1985년 2월에는 AZT가 역전사 효소 억제제로 강력한 항바이러스 기능을 갖는 다는 사실이 밝혀졌다. 1상 시험이 즉각 실시되었다. 19명의 환자들을 대상으로 6주간 연구한 결과, AZT는 환자들 중 15명에서 바이러스 의 복제를 막았고 T세포의 수를 증가시켰으며 일부 증상을 완화시키 는 데 도움을 주었다. 바이러스의 RNA가 DNA로 전사될 때, AZT는 역전사 효소를 속여 효소 반응에서 원래의 뉴클레오시드 분자 대신 모사 분자인 AZT를 사용하도록 하는 것 같았다. 일단 성장하고 있는 DNA 연쇄에 AZT가 첨가되면 역전사 효소는 작동을 멈추고 바이러 스의 복제가 중단된다. AZT의 문제는 이것이 바이러스의 DNA 합성 도 중단시키기 때문에 건강한 세포 내에 있는 DNA에 대해서도 나쁜 영향을 미칠 수 있다고 믿을 만한 충분한 이유가 있다는 것이었다.

NCI의 연구자들은 플라시보 효과의 가능성 때문에 연구 결과를 발표하는 데 조심스러운 태도를 보였다. NCI 연구자들이 보고한 효과 는 AZT가 자신들을 도와줄 수 있을 것으로 믿은 환자들의 기대가 가 져온 인위적 효과일 수도 있지 않겠는가? 연구자들은 약물에 대한 면 역 반응과 임상에서의 반응을 언급하면서도 강한 플라시보 효과의 가능성이 있다며 주의를 주었다. NCI는 AZT를 좀 더 잘 평가하기 위 한 장기간의 이중 맹검 대조군 플라시보 연구를 요청했다.

버로우즈 웰컴 사의 지원을 받아 이와 같은 새로운 임상 시험을 수 행하는 계획이 여러 곳에서 진행되었다. 이때를 전후해 에이즈 신약에 대한 검사는 좀 더 복잡해졌다. NIAID가 1억 달러를 지원받아 AZT 를 포함해서 가능성이 있는 각종 에이즈 신약 후보들에 대해 평가와 검사를 수행하는 센터들의 자체 네트워크를 만들기 시작했기 때문이 다. 이 모든 과정은 NIAID 소장인 파우치의 주도 하에 이루어졌다.

새로운 일련의 연구 제안서와 연구 책임자들에 대한 심사가 이루어져야 했기 때문에 새로운 센터들을 설립하는 데는 다소 시간이 걸렸다. 그러나 에이즈 환자들에게 가장 아쉬운 것이 있다면 바로 시간이었다.

에이즈 활동가인 존 제임스는 샌프란시스코에서 《에이즈 치료 소식 (AIDS Treatment News)》라는 소식지를 창간했다. 이는 이후 미국에서 가장 중요한 에이즈 활동가 간행물이 되었다. 제임스는 전직 컴퓨터 프로그래머로 의료나 과학 분야에서 공식 훈련을 받은 적은 없었다.

《에이즈 치료 소식》 3호에서 제임스는 AZT에 대한 대규모 연구가 시작되려면 여전히 여러 달이 걸릴 것이며, 모든 일이 잘 풀려나간다 해도 의사들이 AZT를 처방할 수 있으려면 2년은 더 걸릴 거라고 보고했다. 그는 연간 1만 명의 사망률이 유지된다고 할 때(이는 매년 2배로 증가할 것으로 예상되고 있었다.) 신약의 출시가 2년 지연되면 당시까지 이 질병으로 사망한 사람의 4분의 3에 해당하는 사망자가 더 발생할 것으로 추정했다. 그러나 그에 따르면 이런 사태는 미연에 방지될 수도 있었다.

제임스가 보기에 게이 활동가들과 에이즈 운동 조직들이 직면한 새로운 과제는 다음과 같았다.

지금까지 공동체 기반 에이즈 조직들은 치료법의 문제에는 관여하지 않았고 연구의 진행 상황을 따라잡으려 애쓴 적도 거의 없었다. 독자적인 정보와 분석력을 갖춘다면 우리는 실험적 치료법들이 적절하게 처리되도록 구체적인 압력을 가할 수 있다. 지금까지는 그러한 압력이 거의 없었다. 우리에게 연구의 진행 상황을 해석해 주는 일을 **전문가에게 의지해 왔기** 때문이다. 그들은 평지풍파를 일으키지 않을 내용만을 이야기해 준다. 수익을 원하는 회사들, 자기 영역을 지키려 드는 관리들, 소란을 피하고 싶어 하는 의사들이 지금껏 일을 좌지우지해 왔다. 자신의 생명을 구하고 싶다면 에이즈에 걸린 사람들도 그 일에 참여해야 한다(Epstein, 195. 강조는 인용자).

제임스는 에이즈 연구자들이 무능하거나 나쁜 사람들이라고 생각하지는 않았다. 그들은 자신의 전문 분야에 너무나 매여 있고 관료화된 자금원에 너무나 크게 의존하고 있어서 연구의 진행 상황에 대한 완전하고 객관적인 그림을 제시하고 전달할 수 없을 뿐이었다. 제임스는 일반인 활동가들 스스로가 전문가가 될 수 있다고 믿었다. "비과학자들이 치료법 연구의 문제를 이해하는 것은 그리 어렵지 않다. 생물학이나 의료 쪽에 폭넓은 배경 지식이 꼭 필요한 것은 아니다."(Epstein, 196에서 재인용). 아래에서 보겠지만, 제임스의 낙관주의가 완전히 그릇된 것은 아니었다.

그러는 동안 AZT의 2상 시험이 시작되었다. 1986년 9월 20일에 대규모 연구가 예정보다 일찍 종료된 사실이 신문의 머리기사를 장식했다. AZT는 효능이 너무 우수했기 때문에 플라시보를 투여받고 있는 대조군 집단에 대해 이 약물을 주지 않는 것은 비윤리적으로 생각되었다. 보건부 담당 차관보인 로버트 윈덤 박사는 AZT가 "특정 에이즈 환자들의 생명 연장에 대단히 밝은 전망을 던져 준다."라고 기자들에게 말했다(Epstein, 198에서 재인용). 그는 가능한 한 신속하게 AZT의 사용 승인을 고려할 것을 FDA에 촉구했다. 버로우즈 웰컴 사는 FDA와 NIH의 지원을 받아, 가장 치명적인 감염성 질환, PCP*라는 특정 형

---

* PCP(Pneumocystis carinii preumonia)는 효모같은 진균인 Pneumocystis carinii가 허파에 감염하여 일으키는 폐렴으로 면역력이 낮은 에이즈 환자, 노인 등에 나타난다. —옮긴이

태의 악성 폐렴으로 지난 120일 동안 고통받은 환자들에게 AZT를 무료로 제공하겠다고 발표했다. 에이즈 환자와 의사들로부터 기준이 지나치게 자의적이라는 비판을 받자, 이 프로그램은 시점을 불문하고 PCP에 걸린 적이 있는 7,000명의 환자를 모두 포함할 수 있도록 확장되었다.

1987년 3월 20일, 3상 시험을 생략하고 최초의 시험으로부터 겨우 2년이 지난 시점에서 FDA는 AZT의 사용을 승인했다. AZT 치료에 드는 비용은 1년에 8,000달러에서 1만 달러 정도였고(이는 부유한 서구 국가들에서만 이 약이 이용될 수 있음을 의미했다.), 버로우즈 웰컴 사가 이 약으로 수백만 달러의 수익을 거둬들일 것은 명약관화해 보였다.

등준성

AZT의 2상 임상 시험을 일찍 중단하면서 연구자들은 딜레마에 직면했다. 이로써 AZT를 모든 사람들에게 좀 더 빨리 공급할 수 있게 되었지만, 통제된 조건 하에서 AZT의 장기적 영향을 평가할 수 있는 기회는 사라져 버렸다. 임상 대조군 연구에서 어느 쪽이 최상의 치료를 받고 있는지 가늠하기 어려운 불확실성이 유지되는 상태를 일컬어 등준성(equipoise)이라고 부른다. 만약 한쪽의 치료법이 명백히 우월하다면 시험을 계속하는 것은 비윤리적인 행위가 된다. AZT 사례에서 2상 연구는 NIH의 데이터 및 안전성 검토 위원회에 의해 초기에 '맹검 상태가 해제'되었다. 그들은 등준성이 더 이상 성립하지 않는다고 결론지었다. 통계적 증거를 통해 연구의 시험군과 대조군이 서로 다른 치료를 받고 있음이 드러났기 때문이다.

등준성은 하나의 이상으로서 좋은 이야기처럼 들린다. 그러나 이를 실제로 실현하는 것이 얼마나 용이한지는 분명치 않다. 연구자들은 불확실성이 완전히 유지되는 상태에 있는가? 대조군 시험을 이제 막 시작하는 시점이라 하더라도 약물의 효능에 관한 어느 정도의 증거는 존재해야만 한다. 그런 것이 없었다면 애초에 검사가 시도되지도 않았을 것이다. 조너스 소크가 이런 딜레마에 부딪친 사실은 잘 알려져 있다. 그는 자신이 새로 개발한 소아마비 백신이 효능을 가질 거라는 강한 확신을 가지고 있었기 때문에 이중 맹검 플라시보 연구 수행에 반대했다. 그가 보기에 그러한 연구는 일부 사람들이 불필요하게 소아마비에 걸리게 될 것임을 의미했기 때문이다. 소크의 입장은 다른 연구자들의 도전을 받았다. 그들은 이중 맹검 플라시보 연구가 없으면 백신이 의사와 과학자 사이에서 폭넓은 신뢰를 획득하지 못할 거라고 주장했다(Epstein, 201). 등준성의 개념 속에는 약물의 신뢰성에 관한 복잡한 사회적·정치적 판단이 녹아 들어가 있음이 분명하다. 게다가 그런 판단은 **환자들**을 대신해서 **연구자들**이 내린다.

사망자 수로서의 환자들

임상 시험에서 환자들은 수동적인 연구 피험자가 아니다. 미국에서 임상 시험은 항상 환자들이 실험적 약물을 조기에 구할 수 있는 수단으로 이용되어 왔다. 에이즈 활동가들이 실험실 단계를 막 벗어난 신약들에 관한 정보를 퍼뜨리면, 환자들은 에이즈 임상 시험에 참가하기 위해 아우성을 쳤다.

AZT 임상 시험은 특히 두 측면에서 에이즈 활동가들을 심난하게 했다. 대조군 집단은 플라시보를 투여받기 때문에, 장기적으로 볼 때 시험이 성공이었는지 여부를 판가름하는 유일한 길은 연구에 참여한 플라시보 집단의 사망자 수가 다른 쪽에서보다 더 많은지를 보는 것이다. 노골적으로 말하면 연구의 성공을 위해서는 충분한 수의 환자들이 죽어야만 했다. 그들은 이런 방법이 비윤리적이라고 생각했다. 그리고 두 번째 비판은 그런 연구들의 엄격한 프로토콜에 대한 것이었다. 연구 프로토콜에 따르면 참여자들은 다른 의료 시술을 받는 것이 금지되었고, 치명적인 기회감염이 생기는 것을 막아 주는 약조차도 투여할 수 없게 되어 있었다.

그러한 임상 시험에 관여하던 연구자들은 플라시보의 이용이 종종 신약의 효능에 관해 알 수 있는 가장 빠른 길이며, 따라서 장기적으로 사람들의 생명을 구할 수 있다고 재빨리 지적했다. 그들은 신약의 이득에 관한 주장이 제기되었다가 나중에 무작위 대조군 시험을 통해 이 약이 아무 쓸모가 없거나 심지어 유해한 것으로 밝혀진 사례들을 예로 들었다. 이에 대해 활동가들은 대조군 임상 시험에는 플라시보를 이용하지 않는 다른 선택지들도 있다고 반박했다. 예를 들어 치료군 집단에서 얻은 데이터를 그와 짝이 되는 다른 에이즈 환자 코호트(cohort)*의 데이터와 비교해 보거나, 임상 시험에 참여한 환자들을 자신들의 의료 기록과 비교해 볼 수 있었다. 그런 절차들은 암 연구에서 점점 많이 쓰이고 있었다.

절망적인 처지의 에이즈 환자들에게 음성적으로 공급되는 약이 증

---

*_____ 역학이나 인구 통계학 연구에서 일정한 특정 인자를 공유하는 표본들을 코호트라 한다. 통계적 연구에서 연령이 같거나 동일 지역의 일정한 개인들을 모아 놓은 것을 의미한다. —옮긴이

가하는 상황에서, 완벽한 대조군 임상 시험이라는 이상적 시나리오가 파연 얼미니 정확한 것인지도 문제였다. 연구자들은 환자들의 순응 여부를 (금지된 약물의 투여 여부를 혈액 검사로 모니터하는 식으로) **별도로** 검사했고, 환자들이 전반적으로 프로토콜에 잘 따르고 있다고 주장했다. 그러나 에이즈 임상 시험의 실제 세계에서 나오는 이야기는 조금 달랐다. 엡스타인의 상황 설명을 들어 보자.

> 다방면에서 소문이 흘러나오기 시작했다. 일부 환자들은 플라시보를 투여받는 위험을 줄이기 위해 자신의 약을 다른 연구 피험자들과 함께 나눠 먹었다. 마이애미에서는 환자들이 약 캡슐을 열어 내용물의 맛을 보고 쓴 맛이 나는 AZT와 단 맛이 나는 플라시보를 구분하는 방법을 터득했다. 버로우즈 웰컴 사의 연구소장인 데이비드 배리 박사는 회사 역사상 연구 피험자가 플라시보 대조군 임상 시험에서 캡슐을 열어 본 일은 처음이라는 믿기 어려운 불평을 토로하면서, 화학자들에게 플라시보가 AZT만큼 쓴 맛이 나도록 만들라는 지시를 신속하게 내렸다. 그러자 마이애미와 샌프란시스코의 환자들이 약을 지역의 화학자에게 가져가서 분석을 의뢰하고 있다는 이야기가 전해졌다.(Epstein, 204)

의사-환자 관계의 재정의

환자들의 '불응(noncompliance)'은 의료 전문직 종사자들 사이에서 오래 지속되어 온 문제였다. 그러나 에이즈 환자들의 사례에서 일어나고 있었던 일은 좀 더 급진적인 것이었다. 환자들, 혹은 그들이 더 선호하는 표현으로 "에이즈에 걸린 사람들(people with AIDS)"은 의사-환

자 관계를 재협상해 좀 더 동등한 파트너십으로 바꿔 놓았다. 1960~
1970년대의 페미니스트 보건 자조(自助) 운동은 무엇을 성취할 수 있
는지를 이미 보여 준 바 있었다. 많은 게이 의사들(그중 일부는 HIV 양성 판
정을 받았다.)이 게이 공동체에 속해 있는 상황에서, 그러한 재정의는 의
사와 환자 모두에게 이득을 주는 것으로 볼 수 있었다.

　새로운 파트너십은 환자들이 생의학(biomedicine)의 언어를 배우기
시작해야 함을 의미했다. 많은 환자들은 (과학 쪽을 전공한 것은 아니었지만)
이미 높은 수준의 교육을 받은 사람들이었고, 두말할 것 없이 이는 큰
도움이 되었다. 한 에이즈 환자가 이 과정을 어떻게 설명했는지를 들어
보자. "나는 점점 더 직접적인 참여를 요하는 역할을 맡게 되었습니다.
모든 의사들을 들들 볶는 역할이었죠. 내가 이해를 못할 정도로 전문
적인 설명은 없었습니다. 이해를 위해 내가 알고 있던 모든 소식통에
게 전화를 계속 돌려야 했던 일은 있었지만요. 학교에 다닐 때는 과학
과목에서 C 이상을 받아본 적이 없었고 문학에 곧장 매료되었습니다.
하지만 이제 실험실에 갇힌 신세가 되고 나니 의예과 학생처럼 A를 받
는 데 집착을 하게 되더군요. 시간이 지나면서 난해한 지식과 원자료
는 담론의 언어로 발전해 갔습니다."(Epstein, 207).

　의사들이 같은 과정을 어떻게 목격했는지도 한번 들어 보자. "당신
이 어떤 젊은 친구에게 그 사람의 가슴에 몇 방울을 넣을 거라고 말을
했다고 합시다. 그러면 그 친구가 이렇게 답을 하는 겁니다. '아뇨, 의
사 선생. 난 빗장 밑 동맥[2]에 관류(perfusion)를 삽입하고 싶지 않습니
다. 당신이 하려는 일의 정확한 용어가 이거죠.'"(Epstein, 207에서 재인용).
에이즈 환자들이 이 질병에 대해 점차로 더 많은 정보를 얻으면서, 임
상 시험에서 그들이 갖는 '환자' 내지 '연구 피험자'로서의 역할과 공

동 연구자로서의 역할을 분리해 내기가 점점 어려워졌다.

활동가들의 플라시보 연구 비판은 1987년에 다시 불붙었다. 이 시기를 전후해 증상이 나타나기 훨씬 전에 AZT와 다른 항바이러스 약물들을 조기 투여하면 더 효과적이라는 사실이 분명해졌다. AZT의 조기 투여가 갖는 효과를 알아보기 위해 플라시보 집단을 대조군으로 이용하는 수많은 임상 시험들이 시작되었다. 임상 시험을 수행하는 연구자들은 이 경우 플라시보에 대한 비판이 AZT의 잠재적 독성과 균형을 이룬다고 생각했다. 즉 AZT를 조기 투여했을 때 효과를 발휘할지 여부는 불확실한 반면, 임상 연구에서 플라시보 집단에 속해 독성이 있는 AZT를 투여받지 **않게** 되면 사실 피험자의 건강에 유익할 수도 있기 때문이다. 그러나 에이즈에 걸린 참여자들의 생각은 달랐다. 특히 그들이 임상 시험 기간 중에 통상적인 의료 시술을 받지 못하게 된다는 점에서 그랬다. 자신이 임상 시험에서 플라시보 집단에 속해 있었음을 알게 된 어떤 사람은 이렇게 말했다. "엿이나 먹으라고 해요. 난 내 몸을 과학에 기증하는 데 동의한 적 없습니다. 그 사람들이 하려는 게 나한테 아무것도 안 해 주고 그저 멀찌감치 앉아서 내가 PCP나 그런 것에 걸리기를 기다리는 거라면 말입니다."(Epstein, 214에서 재인용). 이 사람은 연구 도중에 에이즈 공동체에서 밀수입되어 음성적으로 유통되는 불법 약물을 복용했다는 사실을 거리낌 없이 시인했다. 공동체 의사들은 병세가 심각한 환자들이 임상 시험의 엄격한 프로토콜 때문에 약물 복용을 금지당하고 있는 것을 보고 기겁을 했다. 그런 의사들은 활동가들이 환자임과 동시에 연구 피험자가 되어야 하는 딜레마에서 벗어날 방도를 찾으려 애쓰는 것을 보면서 점차 이들에게 공감을 표하게 되었다.

공동체 기반 임상 시험

환자 집단과 공동체 의사들은 결국 급진적이면서도 단순한 해법을 고안해 냈다. 그들은 스스로 임상 시험을 설계하기 위해 공동 작업을 시작했다. 이로써 공식 임상 시험에 따르게 마련인 관료적 지연을 피할 수 있었고, 또 플라시보를 사용하는 윤리적으로 의심스러운 관행도 피할 수 있었다. 그리고 의사와 환자 간의 긴밀한 작업 관계로 인해 환자들의 더 나은 순응(compliance)을 확보할 수 있는 잠재력도 있었다. 1980년대 중반에 샌프란시스코와 뉴욕에 있던 두 공동체 기반 조직들은 당국의 회의적 시각에도 불구하고 신약의 임상 시험을 시작했다. 그러한 기획은 첨단 기술을 요하는 의료 장비가 필요 없는 소규모 연구에 특히 적합했다. 이러한 새 기획은 또 제약 회사라는 뜻하지 않은 동맹군을 얻게 되었다. 제약 회사들은 NIAID의 공식 검사에서 나타나는 관료적 지연에 점차 인내심을 잃어 가고 있었다.

공동체 기반 임상 시험의 최초의 성공 사례들 중 하나는 에어로졸 형태로 만든 펜타미딘을 PCP 치료용으로 시험해 본 것이었다. 이 연구는 사전 준비 작업만 1년이 넘게 걸렸다. 그동안 활동가들은 NIAID 소장인 파우치에게 이 약을 승인하는 연방 지침 제정을 호소했다. 파우치는 약의 효능에 관한 데이터 부족을 이유로 요청을 거절했다. 활동가들은 회의에서 돌아와 "우리는 우리 힘으로 이 약을 검사할 것이다."라고 선언했다. 그들은 이를 정말 실행에 옮겼다. NIAID로부터 자금 지원을 거부당한 후, 샌프란시스코와 뉴욕의 공동체 기반 집단들은 플라시보를 일체 쓰지 않고 약에 대한 검사를 시행했다. 1989년에 여기서 얻어진 데이터를 주의 깊게 심사한 후 FDA는 에어로졸 형태로 만든 펜타미딘의 사용을 승인했다. 이는 FDA가 공동체 기반 연구에서 나온 데이터에만 근거해 신약을 승인한 역사상 최초의 사례였다(Epstein, 218).

이 과정에서 활동가들이 제약 회사 및 신약 승인 규제 철폐론자들과 도무지 있을 법하지 않은 동맹을 형성해 FDA에 점점 더 큰 압력을 가해 왔음은 의심의 여지가 없다. 그러나 이러한 사실이 활동가들의 과학적 성취를 조금이라도 깎아 내리는 것으로 받아들여서는 안 된다. 활동가들이 거둔 성취는 우리가 과학 전문성에 대해 가진 생각을 기준으로 해서 보더라도 중요한 것이었다. 그들은 일반인 집단으로서 에이즈 과학에서 충분한 전문성을 획득했을 뿐만 아니라, 의사들의 도움을 얻어 실제로 연구에 개입하고 스스로의 힘으로 연구를 수행할 수 있었다. 뿐만 아니라 그들의 연구는 미국에서 가장 강력한 과학적·법적 기관 중 하나인 FDA에게 신뢰할 만한 것으로 간주되기까지 했다.

2부

우리는 앞선 1부에서 활동가 참여의 초기 역사를 훑어보고 그들이 최초로 거둔 중요한 성공 사례를 기록했다. 이제 2부에서 우리는 활동가들의 전문성이 임상 시험의 과학 속에 점차 받아들여지는 과정을 그려 낼 것이다. 아래에서 보겠지만 활동가들이 임상 시험에 대해 제기했던 급진적 비판은 결국 잘 확립된 관점으로 자리를 잡았고, 그러한 시험이 어떻게 수행되어야 하는가에 관한 의료적 견해를 놀랄 만큼 바꿔 놓은 신호탄이 되었다.

ACT UP

1980년대 중반에 새로운 에이즈 활동가 조직 하나가 무대의 중심으로 부상했다. 권력 행사를 위한 에이즈 연대(AIDS Coalition to Unleash Power, 약칭 ACT UP)는 얼마 안 가 뉴욕과 샌프란시스코를 비롯한 미국의 대도시들에 지부를 갖추게 되었다. 1990년대에 이르면 유럽, 캐나다, 호주의 도시들에도 관련 단체들이 생겨났고, ACT UP은 단일 조직으로서 가장 영향력 있는 에이즈 활동가 단체가 되었다.

ACT UP은 급진적인 길거리 정치를 실천했다. "예전과 똑같이 할 수 있는 일은 아무것도 없다."가 그들의 모토였다. ACT UP의 전형적인 시위 방식은 이런 식이었다. 1988년 가을 하버드 의학 대학원 첫 수업 날에 시위가 벌어졌다. 활동가들은 환자복을 입고 눈가리개를 하고 쇠사슬을 몸에 칭칭 감고 가짜 피를 보도에 뿌리면서 구호를 외쳤다. "우리는 하버드가 '훌륭한 과학'이라고 부르는 것에 도전장을 내밀기 위해 여기 왔다!" 그들은 하버드 의학 대학원 학생들에게 가짜로 만든 에이즈 개론 수업의 강의 개요를 나눠 주었다. 강의의 주제에는 다음과 같은 것들이 포함되어 있었다.

- 에이즈에 걸린 사람들: 인간인가, 실험용 쥐인가?
- AZT: 독성이 높고 치료도 되지 않는데 이것이 모든 연구비의 90퍼센트를 잡아먹는 이유는 무엇인가?
- 하버드에서 운영하는 임상 시험: 피험자들은 진짜 자원자들인가, 아니면 강요를 받은 사람들인가?
- 의료 엘리트주의: 우아한 과학의 추구가 우리 공동체의 파멸을 낳고 있

는가?(Epstein, 1)

ACT UP의 정치적 메시지 가운데 하나는 에이즈가 그냥 방치해 두어 생긴 일종의 대량 학살이라는 것이었다. 레이건 정부의 무관심과 비타협성 때문에 에이즈는 높은 독성을 지닌 AZT 외에는 아무런 치료법도 없는 상태에서 퍼져 나가고 있었다. ACT UP의 주된 비판 대상 중 하나가 식품 의약국(FDA)이었다. 활동가들은 FDA에 '연방 사망국(Federal Death Agency)'라는 딱지를 붙였다. 항의 집회의 정점은 1988년 10월에 1000여 명의 시위대가 FDA 본부 앞으로 모여 들어 시위를 했을 때였다. 이날 200명의 시위자들이 손에 고무장갑을 낀 경찰에게 체포되었다. 뒤이은 언론의 주목과 FDA와의 협상은 정부가 처음으로 활동가들의 주장이 지닌 심각성과 정당성을 인식하게 되었음을 보여 주었다.

ACT UP은 다른 활동가들의 항의 운동, 가령 동물권 옹호 운동 같은 것과는 달리 기성 과학계를 적으로 보지 않았다. 공적인 자리에서 그들은 잘 선전된 항의 시위를 통해 압력을 행사했다. 그러나 사적인 자리에서는 과학자들과 맞붙어 자신들의 주장을 개진할 준비가 되어 있었다. 시간이 흐르면서 활동가들은 점차 과학자들에게 더 많은 주의를 기울이게 되었다. FDA는 대중 여론을 움직일 수 있는 강력한 상징이었지만, 지금 정말 중요한 것은 NIAID나 NCI와 접촉해 다른 방식으로 임상 시험을 수행하도록 설득하는 것이었다. 이는 곧 FDA가 '훌륭한 과학'이라고 부르는 것에 문제 제기를 해야 함을 의미했다.

훌륭한 과학을 말하다

《에이즈 치료 소식》은 1988년에 다음과 같이 선언함으로써 새로운 의제를 널리 알렸다. "더욱 중요한 문제는 치료법들이 실제로 어떤 효과를 갖는가, 그리고 어떻게 하면 증거를 빠르고 효과적으로 수집하고, 평가하고, 적용할 수 있는가 하는 것이다."(Epstein, 227에서 재인용).

이후 3년 동안 활동가들은 세 갈래의 전략을 발전시켰다. (1) FDA가 신약을 빨리 승인하도록 압력을 넣는다, (2) 임상 시험 바깥에 있는 신약에 대한 접근 가능성을 확장한다, (3) 임상 시험을 변형시켜 "좀 더 인간적이고, 적절하며, 신뢰할 수 있는 결론을 더 잘 이끌어 낼 수 있도록" 만든다(Epstein, 227에서 재인용). 이 중 특히 (2)와 (3)은 임상 시험에 대한 표준적 사고방식에서 벗어나는 방향을 나타냈다. 이전까지 환자들로 하여금 임상 시험에 참가하도록 꾀어 들이는 통상적인 방법은 '뇌물'이 잘 먹히는 조건을 만드는 것이었다. 즉 임상 시험 바깥에서 약에 대해 접근할 수 있는 통로를 제한해 임상 시험에 참여해서만 이를 얻을 수 있도록 하는 것이다. 반면 에이즈 활동가들은 접근의 제한성이 임상 시험에서 수많은 어려움을 낳는 원인이라고 보았다. 딜레이니의 주장을 들어 보자.

다름 아닌 접근 제한 정책이 …… 바로 임상 시험을 수행하는 우리의 능력을 파괴하는 주범이다……. 미국 전역에 있는 에이즈 연구 센터들은 임상 시험에서 나타나는 광범한 문제들을 보고하고 있다. 참여한 환자들이 다른 치료법을 동시에 이용하고, 수시로 속임수를 쓰거나 연구에 참가하기 위해 심지어 뇌물을 제공하기도 하며, 플라시보 집단에 속하는 위험을 나누고 희석시키기 위해 환자들 간에 약을 섞어 먹고, 일단 자신이 플라시보 집단에 속해 있음을 알게 되면 재빨리 임상 시험에서 떨어져 나가는 등의 문제들이 그것이다……. 그러한 관행들은 환자들이 임상 시험을 치료법에 접근할 수 있는 유일한 선택지로 이용하도록 강요한 직접적인 결과다……. 만약 환자들에게 치료법에 접근할 수 있는 다른 수단이 있었다면, 그들을 임상 연구에 억지로 끼워 넣는 일은 필요하지 않았을 것이다. 거기서 남은 자원자들은 오직 자신의 생명을 구하기 위한 절망적인 시도로 연구에 참여한 것이 아니기 때문에 순수한 연구 피험자로 행동할 가능성이 더 높을 것이다.(Epstein, 228)

이는 상당히 영리한 주장이다. 임상 시험이라는 개념을 거부하는 것이 아니라 임상 시험의 신뢰도를 높일 수 있는 방법을 제시하고 있기 때문이다. 이러한 주장을 개진함으로써 활동가들은 과학자와 의사들의 전문적 영역으로 더욱 더 많이 진입하게 되었다. 결과적으로 활동가들은 기성 의료계에 임상 시험을 더 잘 운영하는 법을 말해 주게 되었다.

앞서 지적한 것처럼, 활동가들은 많은 경우 과학 분야 훈련을 받은 사람들이 아니었다. 그러나 그들은 놀라울 정도로 빠르게 새로운 종류의 명성을 획득했다. 그들은 에이즈와 그 치료법에 관해 상당한 정도의 지식과 전문성을 갖춘 것으로 의사들과 과학자들에게 인정을 받았다. 임상의들은 새로 발굴된 전문가들과 가장 먼저 대면한 이들 중 하나였다. 활동가들은 이내 의사들이 **자신에게** 조언을 청해 오는 상황을 겪게 되었다. 뉴욕 시 구매자 클럽 운영자는 "우리가 처음 활동을 시작했을 때에는 뉴욕이라는 대도시 전체에서 우리가 하는 말에 고

개라도 까딱해 줄 만한 의사는 통틀어 3명 정도밖에 안 되었습니다. …… 지금은 거의 매일같이 전화가 열 번도 넘게 울리고, 전화를 걸어 온 의사가 조언을 구해 옵니다. 바로 나한테서 말입니다! 나는 오페라 가수로 훈련을 받은 사람인데도 말입니다."(Epstein, 229에서 재인용)라고 말한다.

물론 활동가들 중 일부는 의료, 과학, 혹은 약학 분야의 훈련을 받은 사람들이었고, 이들은 이내 경험이 없는 신참 활동가들을 가르치는 선생으로서 없어서는 안 될 존재가 되었다. 그러나 지도적 인물 대다수는 과학에서는 완전 초심자였다. ACT UP 뉴욕 지부의 치료 및 데이터 위원회를 이끈 마크 해링턴은 많은 활동가들과 마찬가지로 인문학 전공자였다. ACT UP에 가입하기 전에 그의 직업은 대본 작가였다. "연관이 있었다고 할 만한 유일한 과학 분야 배경이라고 하면 어렸을 때 아버지가 항상 《사이언티픽 아메리칸(Scientific American)》을 구독하셔서 그걸 읽은 적이 있다는 정도겠네요. 그래서인지 과학에 대해 그렇게 주눅 드는 느낌은 없었습니다. 많은 사람들이 그런 느낌을 갖는다고 생각해요."(Epstein, 230에서 재인용). 해링턴은 하룻밤을 꼬박 새워 그가 이해할 필요가 있는 모든 전문 용어들의 목록을 만들었다. 이 목록은 나중에 53쪽짜리 용어 해설집이 되어 모든 ACT UP 회원들에게 배포되었다.

다른 활동가들은 의료 과학의 전문 용어를 처음 접했을 때 압도되는 느낌을 받았다. 그러나 많은 경우 그들은 어떤 새로운 문화나 언어를 배울 때처럼 충분히 오랫동안 노력을 기울이자 대상이 익숙하게 보이기 시작했다고 말했다. 샌프란시스코의 활동가인 브렌다 레인은 자신이 ACT UP의 지역 모임에 처음 갔을 때를 이렇게 묘사했다.

내가 모임의 문턱을 넘은 첫날에는 모든 것이 압도적이었습니다. 머리글자만 따서 만든 약어들이 난무했고, 그들이 대체 **무슨** 이야기를 하는지를 알아들을 수가 없었어요. …… 행크(윌슨)가 들어오더니 나한테 높이가 30센티미터쯤 되는 (과립구 대식 세포 집락 자극 인자(granulocyte macrophage colony-stimulating factor)에 관한) 문서 더미를 안겨 주고는 "여기 있습니다. 이걸 읽어 보세요."라고 했습니다. 그걸 좀 들여다보다가 집으로 가져와서 내 방에서 계속 읽었습니다. …… 처음에는 한마디도 이해를 못했다고 말해야 할 것 같네요. 하지만 열 번쯤 읽고 나니까 …… 오, 이것이 하위문화의 문제처럼 보이기 시작하더군요. 아시다시피 파도타기건 의료건 간에 거기서 쓰이는 말들을 먼저 이해해야만 합니다. 일단 앉아서 독파를 하니까 그렇게 복잡하지는 않았어요. 일단 제가 언어를 이해하기 시작하자 주눅 드는 느낌은 크게 줄어들었습니다.(Epstein, 231에서 재인용)

활동가들은 과학계의 문화에 적응하기 위해 매우 다양한 방법들을 활용했다. 여기에는 과학 학술 회의 참가하기, 연구 프로토콜 읽기, 에이즈 운동 안팎에서 그들에게 공감을 표하는 전문가들로부터 배우기 등이 포함되었다. 이때 한 활동가의 표현을 빌리면 "거꾸로 된 순서로" 배우는 전략이 종종 사용되었다. 그들은 특정한 하나의 연구 제안서에서 시작해서 거꾸로 약물의 작용 메커니즘이나 자신들에게 필요한 기초 과학을 공부하는 식으로 되짚어 나아갔다. 활동가들은 학술지에 실린 논문이나 학술 회의장에서 쓰이는 언어를 말하는 능력을 갖추는 것이 효과적인 참여를 위한 필수 조건이라고 생각했다. 이 점에서 그들은 놀라울 정도로 성공을 거둔 것 같다. 일단 연구자들이 그들의 다소 특이한 외양에 익숙해진 다음부터 말이다. 엡스타인은 레인의 경험을 이렇게 쓰고 있다. "'나는 …… 한쪽 귀에 귀고리 7개를 달고 모호크 머리*를 하고 초라한 낡은 재킷을 입고 들어갔습니다. 말하자면, "이런, 머릿속에 든 거라곤 하나도 없는 길거리 활동가들 중 하나이군." 하는 식의 이야기를 듣는 사람들처럼 하고 갔던 거죠…….' 그러나 레인이 일단 입을 열어 자신이 대화에 지적으로 기여할 수 있음을 증명하자, 그녀는 연구자들이 마지못해 하면서도 자신의 관심사를 다소 심각하게 받아들이는 경향을 보인다는 사실을 알게 되었다." (Epstein, 232).

이에 대해 임상 시험의 최고 권위자 중 한 사람은 이렇게 언급했다. "대략 50명쯤이 모임에 나타났고, 자신들에게는 남은 시간이 얼마 없음을 보여 주기 위해 모두 시계를 풀어 흔들어 보였다. …… 단언컨대 ACT UP 뉴욕 지부 사람들은 내가 지금껏 썼던 모든 걸 읽은 것 같았고 …… 자신들의 목표에 부합하는 것이면 무엇이든 인용했다. 그건 정말 대단한 경험이었다."(Epstein, 232에서 재인용).

일부 에이즈 과학자들이 활동가들과의 첫 만남에서 적대적인 태도를 보였음을 두말할 나위가 없다. HIV의 공동 발견자인 로버트 갈로는 이렇게 말했다고 한다. "이름이 ACT UP인지, ACT OUT인지, ACT DOWN인지는 모르겠지만, 당신네들이 말하는 건 절대로 대상에 대한 과학적 이해가 아니오."(Epstein, 116에서 재인용). 하지만 나중에 갈로는 마틴 딜레이니를 "분야를 막론하고 내 인생에서 만난 사람들 중 단연 가장 인상적인 사람 중 한 사람……"이라고 부르면서 "그 사람을 연구소에서 채용해도 되겠다고 말한 사람은 여기서 나 하나만이

---

*───── 중앙에 한 줄 짧은 머리를 남기고 나머지는 삭발한 모양 ─옮긴이

아니다."라고 말했다. 갈로는 몇몇 치료 활동가들이 성취한 과학 지식
의 수준이 "매우 높은 정도"라고 평했다. "그들이 얼마나 많이 알고 있
고 그들 중 일부가 얼마나 똑똑한지를 생각하면 때때로 소름이 끼칠
정도이다."(Epstein, 338에서 재인용).

활동가들이 동맹군을 얻다

1989년은 활동가들이 가장 유력한 과학자들 중 몇몇에게 자신들
의 주장을 납득시키기 시작한 시기였다. 다름 아닌 NIAID 소장 파우
치가 대화를 촉발시켰다. 파우치는 《워싱턴 포스트》에 이렇게 썼다.
"처음에 이 사람들은 우리를 싸잡아서 혐오하는 기색이었고 …… 이
는 우리도 마찬가지였다. 과학자들은 모든 임상 시험이 제한적이고 엄
격하게 천천히 진행되어야 한다고 말했다. 게이 조직들은 우리가 관료
적 형식주의로 사람들을 죽이고 있다고 말했다. 포연(砲煙)이 걷히고 난
후에 우리는 그들이 제기한 비판 중 많은 부분이 전적으로 타당하다
는 사실을 깨닫게 되었다."(Epstein, 235에서 재인용). 활동가들의 주장이 지
닌 무게가 마침내 인식된 것은 1989년 6월 몬트리올에서 열린 제5차
국제 에이즈 학술 대회에서였다. 항의자들은 개회식을 혼란에 빠뜨렸
고 이윤에 혈안이 된 특정 제약 회사들에 반대하는 시위를 했으며 약
물 규제와 임상 시험에 관한 자신들의 관점을 담은 공식 포스터 발표
를 했다. 지도적 활동가들은 파우치와 만나 자신들이 가진 '평행 궤적
(Parallel Track)' 개념에 대한 지지를 얻어 냈다. 이 계획에 따르면 임상
시험에 참여하기를 꺼리는 환자들도 약을 얻을 수 있게 해 주는 동시
에 임상 시험도 나란히 진행된다. 과학자들은 이렇게 하면 임상 시험

에 등록하는 환자들의 수가 적어지지 않을까 우려했지만, 평행 궤적 방식이 도입된 이후에도 임상 시험에 등록하는 환자들은 계속 이어졌다.

활동가들은 또한 무작위 대조군 시험을 관장하는 공식 규칙들 중 일부에 대해서도 의심해 볼 여지가 있음을 보여 주었다. 결정적인 돌파구는 역시 몬트리올 학술 회의였고, 여기서 ACT UP 뉴욕 지부는 NIAID의 임상 시험을 비판하는 특별 문서를 마련했다. NIAID 임상 시험의 수석 생물 통계학자였던 수전 엘렌버그는 몬트리올에서 이 문서를 받았던 정황을 이렇게 회고했다. "내가 안마당을 걸어 내려가고 있는데 거기 한 무리의 남자들이 모여 있었습니다. 그 사람들은 소매 없는 티셔츠를 입고 귀고리와 우스꽝스런 헤어스타일을 하고 있었어요. 무서운 느낌마저 들었습니다. 정말 그 사람들에게 가까이 가는 것조차 꺼려지더군요."(Epstein, 247에서 재인용).

실제로 문서를 읽어 본 후 엘렌버그는 매우 놀랍게도 자신이 활동가들의 논점 중 일부에 동의한다는 사실을 깨닫게 되었다. 그녀는 자기 실험실로 돌아오자마자 즉각 이 문서에 대한 논의를 좀 더 해 보기 위해 의료 통계학자들의 회의를 소집했다. 이는 분명 보기 드문 회의였다. 그녀가 말했듯이 "나는 평생 그런 회의에 단 한번도 가 본 적이 없었습니다."(Epstein, 247에서 재인용).

또 다른 참가자는 이렇게 말했다. "만약에 누군가가 우리가 무슨 이야기를 하고 있는지 듣지는 못한 채로 창문을 통해 회의 광경을 들여다보았다면, 통계학자 그룹이 임상 시험을 어떻게 해야 하는지를 토론하는 중이라는 사실을 믿지 않았을 겁니다. 다들 엄청나게 흥분해 있었고 굉장히 다양한 의견들이 표출되었습니다."(Epstein, 247에서 재인용).

통계학자들은 활동가들의 주장에 너무나 감명을 받은 나머지,

ACT UP과 다른 공동체 조직 성원들을 이 그룹의 정기 회의에 초빙했다. 논쟁의 본질은 임상 실행의 혼란스러운 현실을 고려한 '실용적' 임상 시험이 실제 과학적으로 좀 더 바람직한가 하는 질문이었다. 이 지점에서 활동가들은 임상 시험이 '까다로워야' 하는가 아니면 '실용적이어야' 하는가 하는 생물 통계학자들 간의 오랜 논쟁의 정곡을 찔렀다. 실용적 임상 시험은 이것이 실제 세계의 어수선함과 보통의 임상 현장에서 볼 수 있는 환자들의 이질성을 반영하려 애써야 한다는 전제 하에 수행된다. 그러한 실용적 고려들은 암 임상 시험을 경험했던 일부 생물 통계학자들에게 이미 익숙한 문제였다. 암 임상 시험에서는 임상 시험 방법론에 관해 서로 다르고 좀 더 유연한 사고방식들이 이미 제도화되어 있었다. 까다로운 접근법은 동질적인 집단을 사용하는 "깔끔한" 배치를 선호한다. 까다로운 접근법의 문제는, 임상 시험으로부터 더 깔끔한 판결이 나올지는 모르겠지만, 그러한 판결이 환자들이 여러 약을 섞어서 복용하고 있을지도 모르는 의료 현장의 실제 세계에 적용되지 않을 수 있다는 데 있다.

일반인 전문성의 전문가적 성격

활동가들은 어떤 특정한 전문성을 가지고 있는가? 그들은 단지 정치적 완력만을 가지고 있을 뿐인가? 과학자들은 자신들의 연구에서 정치적 간섭을 피하려는 경향이 있으며, 훈련되지 않은 외부인들의 간섭이라면 특히 그렇다. 만약 아무런 전문성도 내세울 게 없었다면 활동가들의 정치적 책략은 단지 과학자들을 더욱 냉담하게 만들었을 뿐일 것이다.

활동가들이 성공을 거둔 것은 그들이 뭔가 내놓을 진정한 전문성을 가졌고 그런 전문성을 표출했기 때문이다. 먼저 그들은 에이즈에 걸린 사람들이 어떤 요구를 갖는지를 오랫동안 경험함으로써 피험자들이 연구에 등록하는 이유와 함께 어떻게 하면 그들이 프로토콜에 잘 따르도록 설득할 수 있는지를 잘 알고 있었다. 파우치는 이를 "공동체에서 어떻게 하면 일이 제대로 될지에 관한 …… 비상한 본능 …… 임상 시험이 어떻게 하면 제대로 되겠는가에 대해 연구자들(이 가진 것)보다 더 나은 감각"이라고 묘사했다(Epstein, 249에서 재인용). 활동가들은 또한 HIV 양성 반응자나 에이즈에 걸린 사람들에게 특정 임상 시험의 장점과 단점을 설명해 줌으로써 중개자로서 특히 소중한 역할을 했다.

그러나 활동가들이 지닌 전문성은 이를 뛰어넘는 것이었다. 그들은 과학의 언어를 배움으로써 자신들의 경험을 임상 시험의 표준 방법론에 대한 강력한 비판으로 전환시킬 수 있었다. 그들은 자신들의 비판을 과학자들이 이해할 수 있는 방식으로 구조화하여 제시함으로써 과학자들이 답변을 내놓도록 강제했다. 이는 『확대된 골렘』에서 논의된 컴브리아 지방의 목양농들이 할 수 없었던 일이었다. 활동가들이 우려를 제기하고 있던 바로 그 시점에 일부 생물 통계학자들은 그들 나름대로 거의 비슷한 결론에 도달하고 있었는데, 이 점에서 활동가들은 운이 좋았다.

활동가들과 과학자들 간의 조우에서 가장 매혹적인 측면 중 하나는 쌍방 모두가 내놓은 것과 얻은 것이 있었다는 점이다. 예를 들어 활동가들은 임상 시험의 세부 사항에 관해 점점 더 많이 알게 되면서, 특정한 상황에서 플라시보 연구가 왜 가치 있는 것인지를 이해하기 시작했다. 1991년에 있었던 패널 토론에서 에이즈 활동가인 짐 에이고는 애초에 자신은 플라시보가 필요하다고 전혀 생각지 않았지만, 지금은 특정한 상황, 가령 단기간의 임상 시험을 통해 중요한 질문에 대한 해답을 빨리 얻을 수 있는 경우에서 플라시보를 이용하는 것의 가치를 인정한다고 시인했다.

에이즈 활동가들은 대조군 임상 시험 모형이 '실제 세계에서 갖는 번잡함'을 받아들였지만, 그중 일부는 실제 세계에서의 연구를 직접 경험해 본 후 생각이 조금 바뀌었다. 정보 공유 프로젝트의 딜레이니는 플라시보를 사용하지 않은 논쟁적 임상 시험을 수행한 후 "솔직히 말해 내가 이전에 생각했던 것보다 답을 얻어 내는 데 더 오랜 시간이 걸렸다."라는 사실을 인정했다.

늙은 개에게 새로운 재주 가르치기

임상 시험을 좀 더 환자 지향적으로 해야 한다는 활동가들의 주장이 성공을 거두었다는 사실은 1990년 10월 《뉴잉글랜드 의학보》의 '발언대(Sounding Board)' 코너에 나란히 실린 두 편의 기고문을 보면 알 수 있다. 저명한 생물 통계학자 그룹에서 기고한 첫 번째 기고문은 FDA 승인 과정의 단계들을 재구성해야 한다고 주장했고, 임상 시험 참가 집단의 균질성 요구 조건을 기각하면서 좀 더 유연한 등록 기준을 만들 것을 요청했다. 이 기고문은 임상 시험의 계획에 참여해 줄 것을 환자들에게 요청하면서 끝을 맺었다. 스탠포드 대학교의 저명한 에이즈 연구자가 쓴 두 번째 기고문의 제목은 "늙은 개에게 새로운 재주를 가르칠 수 있다: 에이즈 임상 시험은 새로운 전략을 어떻게 개척하고 있는가"였다. 이 글은 앞선 기고문과 유사하게 유연성이라는 주제를 다루면서 임상 시험의 양쪽 집단*이 모두 환자들에게 이득을 줄 수 있도록 보장하는 방법을 논했다. 얼마 안 가 의료 윤리학자들도 에이즈 임상 시험이 어떻게 수행되어야 하는가에 관한 새로운 합의를 지지하는 대열에 동참했다. 그리고 실제로 임상 시험은 활동가들이 처음 제안했던 계획에 따라 수행되기 시작했다. 또 다른 승리는 NIAID가 점차 다양한 집단을 임상 시험에 모집하기 시작했을 때 찾아왔다.

다음에 열린 에이즈 국제 학술 대회에서는 활동가들이 기성 에이즈 연구자들에게 너무나 널리 받아들여졌기 때문에, 활동가들은 회의장 뒤편에서 고함을 지르는 대신 연단에서 말을 할 수 있게 되었다(Epstein, 286). 학술 대회 연설에서 파우치는 "임상 시험 문제에서 그들 중 일부는 많은 과학자들이 생각했던 것보다 더 높은 수준의 이해를 갖추고 있었다."라고 선언했다(Epstein, 286에서 재인용).

활동가들이 과학의 언어로 이야기하는 데 성공을 거둔 것은 한 가지 역설적인 결과를 낳았다. 새로운 세대의 활동가들이 점차로 예전 활동가들로부터 소외감을 느끼게 되었던 것이다. '전문가 시민(expert lay)' 활동가와 '시민 시민(lay lay)' 활동가 사이에 불화와 긴장이 나타났다. 뉴욕의 한 활동가의 회고에 따르면, "학습 곡선 내에서의 위치가 정말 제각각인 사람들이 모여 있었습니다. …… 에이즈에 걸렸고, 에이즈에 대해 많은 것을 알고 (있지만), 에이즈 연구에 대해서는 아무것도, 정말 아무것도 모르는 …… 그런 사람들도 있었지요. 한편에는 임상 시험을 본 적도 없고, 임상 시험이 이뤄지는 대도시에 살지도 않았던 그런 사람들이 있었고, 다른 한편에는 마크 해링턴이나 마틴 딜레

---

*_____ _치료군과 대조군 ―옮긴이

이니 같은 사람들이 있었습니다."(Epstein, 293에서 재인용).

이와 같은 전문성의 분화는 우리가 과학의 골렘 모델에서 예측할 수 있는 것과 정확히 일치한다. 전문성은 실전 현장에서 어렵게 획득되는 것이다. 에이즈에 걸린 사람은 이 병이 환자에게 미치는 영향에 관해서는 전문가가 될지 모르지만, 이것이 그를 임상 시험 수행에 관한 전문가로 만들어 주지는 않는다. 과학자들의 주목을 끌었던 것은 활동가들이 지닌 특정한 전문성이었고, 새로운 활동가들이 어떤 영향력을 행사하려면 그들 역시 전문가가 될 필요가 있었다.

일부 에이즈 활동가들은 에이즈의 과학에 점차 빠져들면서, 치료법을 평가하는 문제에서 심지어 '과학자들보다 더 과학적인' 면모를 보였다. 한 유명한 사례에서는 이름이 널리 알려진 활동가들이 에이즈 연구자 한 사람을 맹렬하게 비판한 사건이 있었다. 치료법이 효과가 있었다고 주장하기 위해 표본을 사후적으로(post hoc) 여러 개의 소집단으로 재구성함으로써 임상 시험 데이터를 유리한 쪽으로 이용하려 했다는 이유에서였다. 몇몇 활동가들은 에이즈에 대한 대체 의료 요법에 찬성하지 않았고, 심지어 몇 명은 정규 과학 교육을 받기 위해 의학 대학원에 등록하기까지 했다.

활동가들은 동질적인 집단이 아니었고, 서로 다른 집단 간에 또 집단 내부에서 불화와 긴장이 대두되었다. 뉴욕의 활동가들은 샌프란시스코 집단에 비해 좀 더 정통 과학에 접근한 입장을 취하고 있는 것으로 보였다. 그러나 뉴욕의 활동가들조차도 자신이 지닌 전문성의 핵심 부분은 에이즈에 걸려 죽어 가고 있는 사람들의 공동체에 속함으로써 얻어진 것이라는 입장을 항상 견지했다. 그들이 의료 전문가들로서는 획득할 가망이 없는 뭔가를 얻을 수 있었던 것은 환자들의 세계를 경험해 보았기 때문이다. 이는 자신이 직접 에이즈에 걸리거나 게이 공동체의 일원이 되어 보지 않는 한 얻을 수 없는 것이다.

활동가들은 1990년대에도 다른 쟁점들에 계속 기여를 했다. 두 가지 이상의 약물을 동시에 사용하는 조합 요법(combination therapy)이나 에이즈의 증세가 얼마나 심한지를 평가하는 대리 지표(surrogate marker)의 사용을 둘러싼 논쟁이 그런 것들이었다. 그러나 그들이 거둔 가장 놀라운 승리는 임상 시험 영역에 있었다. 그 결과 일반 시민 집단은 임상 연구의 과학적 수행의 틀을 다시 짜는 데 성공했다. 그들은 임상 연구가 구상되고 실천되는 방식을 바꿔 놓았다.

이러한 성공은 과학이 자격을 갖춘 과학자들만 할 수 있는 뭔가가 아님을 말해 준다. 일반 시민들은 배관, 목공, 법률, 부동산 등에 전문성을 얻을 수 있는 것과 꼭 마찬가지로 과학 기술에서 적어도 일부 영역에 대해서는 전문성을 획득할 수 있는 것이다. 일부 영역에서 그들은 자격을 갖춘 전문가들보다 실제적으로 중요한 경험들을 이미 더 많이 했을 수도 있다. 그러나 이 장에서 보았듯이, 결정적인 문제는 그러한 전문성을 전문성으로 인정받는 것이다. 에이즈 활동가들이 성취해낼 수 있었던 것도 다름 아닌 바로 이것이었다.

8장

백신 접종 — 개인과 공동체의 긴장

개인의 선택과 공공선 사이의 긴장이 어린아이들에 대한 백신 접종보다 두드러지게 드러나는 사례를 찾기란 쉽지 않다. 집단 전체에 대한 백신 접종은 특정 질병을 완전히 근절시킬 수 있다. 전 세계적 백신 접종을 통해서 천연두의 치명적인 위협이 지구상에서 완전히 사라졌다. 너무나 철저하게 박멸되었기 때문에 앞으로 천연두 균이 시험관 속에 보존되어 있는 한두 곳에서 사고가 발생하거나, 이곳에 테러 공격이 가해지거나, 혹은 천연두 균이 자연 발생적으로 다시 생기거나 만들어지거나 하지 않는 한, 앞으로 그 어느 누구도 천연두 백신을 맞을 필요가 없게 되었다. 그러나 특정 질병을 뿌리뽑기 위해서는 해당 집단 가운데 높은 비율의 사람들이 백신 접종을 받기만 하면 되며, 이때 그 비율이 꼭 100퍼센트일 필요는 없다. 따라서 당신이 개인으로서 백신 접종이라는 아이디어를 싫어한다면, 충분히 많은 수의 다른 사람들이 백신 접종을 받아 '집단 면역'을 형성함으로써 당신을 보호해 줄 때까지 그저 기다릴 수도 있다. 그러나 불행히도, 당신과 같은 생각을 하는 사람이 많으면 많을수록 해당 질병이 근절될 가능성은 낮아진다. 즉 집단 면역이 달성될 가능성이 낮아진다는 것인데, 그 이유는 더 많은 잠재적 보균자들이 인구 속에 남아 있게 될 것이기 때문이다.

이는 유명한 '죄수의 딜레마'와 비슷한 논리가 작동하는 고전적인 상황이다. 즉 당신은 원하는 사항을 곧장 요구하는 것과 요구 사항을 다소 양보하는 것 중 어느 쪽을 선택했을 때 최대한의 보상을 받을 수 있는지를 결코 알 수 없다. 이는 남들이 무엇을 선택하느냐에 달려 있기 때문이다. 가령 서로 연락이 차단되어 있는 2명의 죄수들이 각기 이런 말을 듣는 상황을 머릿속에 그려 보라. "만약 당신이 다른 사람을 배신하고 그가 당신을 배신하지 않으면, 당신은 자유의 몸이 되고 그 사람은 10년 형을 받게 될 겁니다. 만약 당신이 다른 사람을 배신하고 그도 당신을 배신하면 여러분은 둘 다 10년 형을 받게 될 겁니다. 만약 두 사람 다 서로를 배신하지 않으면 여러분은 둘 다 1년 형을 받게 될 겁니다." 여기서 백신 접종이 1년 형, 문제의 질병에 걸리는 것이 10년 형과 맞먹는다고 생각해 보라. 만약 모든 사람이 백신 접종을 받으면, 모든 사람이 1년 형을 받는 셈이다. 만약 어느 누구도 백신 접종을 받지 않으면, 모든 사람이 10년 형을 받는다. 그리고 남들은 모두 백신 접종을 받았는데 당신만 받지 않으면, 당신은 자유의 몸이 된다.

홍역-볼거리-풍진(MMR) 백신

홍역-볼거리-풍진(MMR) 백신*의 경우에는 1년 형과 맞먹는 내용

---

*〔 〕홍역-볼거리-풍진 3중 혼합 백신이 정확한 표현으로 홍역 바이러스, 볼거리 바이러스, 풍진 바이러스에 대한 항바이러스 백신들을 한꺼번에 접종하는 것이다. —옮긴이

이 사실 좀 더 심각하다. 부모라면 자식이 자폐증(일부 사례에서 MMR 백신을 주사로 맞은 아이들이 이 병에 걸렸다는 주장이 나왔다.)에 걸리게 하느니 차라리 1년 형을 감수할 것이다. 당신이 부모라고 할 때, 아이의 삶에 그토록 치명적인 영향을 미칠 수도 있는 예방 접종에 어떻게 자기 아이를 자원시킬 수 있겠는가?

그러나 아이를 자폐증의 위험에 노출시키는 것보다 더 심각한 무언가가 있는가? 10년 징역형에 맞먹는 무언가가 존재한다는 말인가? 그렇다. 홍역에 걸리는 것은 10년 형에 맞먹는다. 소수의 사례들에서 홍역은 심각한 뇌 손상을 야기한다. 홍역에 의해 생긴 뇌 손상이 자폐증보다 언제나 나쁘다고 할 수 있는지를 말하기 어렵다. 무엇보다도 이는 일단 각각의 증상이 얼마나 심한가에 달린 문제일 것이다. 그러나 아이가 홍역에 걸렸을 때 뇌 손상을 입게 될 가능성은 MMR 백신을 맞은 결과로 자폐아가 될 가능성보다 더 크다.

물론 이상적인 상황은 두 경우를 모두 피하는 것이다. 당신은 MMR 백신을 맞히지 않고, 충분히 많은 다른 사람들이 전염병을 막기 위해 백신을 맞힐 경우 이런 목표를 달성할 수 있다. 이는 감옥에서 풀려나 자유의 몸이 되는 것과 맞먹는다. 문제는 너무 많은 수의 부모들이 이렇게 생각하면 홍역이 유행할 것이고, 그러면 많은 아이들이 당신의 행동의 결과로 홍역에 걸려 뇌 손상을 입게 될 것이며, 당신의 아이가 홍역에 걸릴 가능성도 높아질 거라는 점이다.

그러나 이처럼 단순화된 계산법에는 더 난해한 문제가 간과되어 있다. 더 난해한 문제란, MMR 백신을 맞았을 때 과연 자폐증에 걸릴 위험이 있긴 있느냐는 것이다. 우리가 아는 사실은 이렇다. 상당수의 아이들이 태어나서 처음 몇 해 동안 자폐증 증상을 나타내기 시작하는

데, 이는 시기적으로 MMR 백신이 흔히 접종되기 시작했을 무렵이다. 자폐증 발병과 MMR 백신의 접종이 아이의 삶에서 같은 시기에 일어난다는 점을 감안하면, 어떤 경우에는 자폐증 발병이 백신 접종보다 시기적으로 앞설 것이고 어떤 경우에는 백신 접종 뒤에 나타날 것이다. 그럼 자폐증이 발병한 후 백신을 맞은 아이들을 생각해 보자. 사람들은 모두가 세상이 어떻게 돌아가는지 알고 있기 때문에 자폐증의 발병이 이후 나타난 MMR 백신 접종의 원인이 되었다고 생각하는 사람은 아무도 없을 것이다. 반면 자폐증이 백신 접종보다 뒤에 나타난 경우에는 백신 접종이 자폐증을 일으켰다는 생각이 상당히 그럴듯해 보인다. 그리고 부모들은 순전히 시간적인 순서인 것을 인과적인 순서로 보는 경향을 여전히 갖고 있다. 인과적 연결 고리가 있을지 모른다는 생각이 널리 보도되기만 한다면 말이다. 따라서 인과적 연결 고리가 있건 없건 간에, 자기 아이들이 걸린 자폐증이 그보다 앞선 백신 접종 때문에 빚어졌다고 부모들이 확신하기란 쉽다.

MMR 백신에 관해 최근 빚어진 심리적 공황 상태에서, 부모들의 우려는 기자들의 보도 방식에 의해 더욱 커졌다. 기자들은 기사를 쓸 때 '균형'을 맞추려 애쓴다. 그래서 그들은 문제를 의료 전문가들 대 부모들의 구도로 그리는 경향을 보이며, 그럼으로써 부모들의 견해에 대해 전문가들의 견해와 동등한 비중을 부여하게 된다. 《웨스턴 메일》(스스로 '웨일스의 대표 신문'이라고 선전한다.)은 2002년 9월 5일에 1면 머리기사로 "어머니가 MMR 백신과 자폐증 사이의 새로운 연결 고리를 주장하다"라는 제하의 기사를 내보냈다. 이 기사의 처음 몇 단락을 옮겨 보면 다음과 같다.

지난 밤 MMR 백신이 자폐증과 연관이 있음을 보여 주는 새로운 증거가 제시되었다. 웨일스의 초등학생인 □□의 부모는 아이의 혈액과 소화기가 3중 백신에 쓰이는 것과 동일한 홍역 균주로 오염되어 있음을 발견했다. 그들은 만약 질병이 뇌로 확산될 경우 아이의 증상이 더욱 악화될 것을 우려하고 있다. 올해 □□세인 □□는 2세 때 홍역, 볼거리, 풍진 예방을 위한 MMR 백신 접종을 받은 직후 자폐증과 심한 장 질환이라는 진단을 받았다. 지난밤에 뉴포트 인근에 거주하는 아이의 어머니 □□ 부인은 아이가 아장아장 걸을 무렵에 맞은 예방 주사 말고는 아이가 홍역에 감염될 수 있는 경로가 없었다고 믿고 있다고 말했다. "우리는 이게 사실이라는 걸 알고 있어요. 내가 아는 한 □□는 백신 외에는 이런 홍역 균주에 노출된 적이 없었으니까요."라고 □□ 부인은 말했다. 바이러스가 MMR 백신에 사용된 홍역 균주와 일치한다는 발견은 전문가의 검사를 통해 이루어졌다. 이제 □□의 증상은 아이들에게 3중 백신을 접종해야 하는 다른 부모들 사이에 우려를 불러일으킬 것이 확실하다. □□ 부인은 아들의 병이 MMR 백신에 대한 부작용으로 인해 나타났다고 항상 주장해 왔다.

인과적 연결 고리가 있다는 최초의 의학적 증거 역시 부모들이 품고 있는 이런 종류의 걱정의 결과로 나타난 것이었다. 부모들의 걱정은 이 문제에 대한 과학 연구가 전혀 보고되지 않은 시점에 이미 제기되었다. 이 주제를 다룬 첫 번째 논문에서 저자들(이 중 앤드루 웨이크필드가 책임 저자였다.)은 "이 연구에 처음 추동력을 제공해 준 부모들에게" 감사의 뜻을 표했다.[1] 이 논문은 MMR 백신 접종 후 행동 이상을 나타내 보인 12명의 아이들에 관해 보고했는데, 이 중 8명은 부모 내지 의사가 둘 사이의 연관을 알아챘다. 이 8명의 경우, 백신 접종과 증상 발현 사이의 시간 간격은 각각 1주, 2주, 48시간, "접종을 받은 직후", 1주, 24시간, 2주, 1주였다. 심적 고통을 겪게 된 부모들이 왜 자신과 아이들이 이런 비극을 겪게 되었는지 알아내려 애쓰고, 그러다가 아이의 삶에서 병에 걸리기 직전 시기에 가장 두드러진 사건을 찾게 된 것은 충분히 이해할 만한 일이다. 그러나 논문의 저자들은 "MMR 백신과 문제의 증상 사이의 연관을 증명하지 못했음"을 시인했다. 사실 이런 종류의 증거를 가지고는 증명할 수도 없다. 논문 내용의 대부분은 장(腸)의 이상과 행동 장애 사이의 연결 고리를 확립하는 데 있었다. 이들 사이의 연관이 상당한 정도로 확립되었는지 여부는 알 수 없으나, 설사 그렇다고 해도 백신 접종과 장의 이상 사이의 관계는 여전히 확립이 안되어 있다.

MMR 백신 접종에서 장의 이상으로, 그리고 다시 행동 장애로 이어지는 인과의 연쇄가 상당한 정도로 확립되어 있지 못하기 때문에(이런 인과의 연쇄는 앞으로도 여러 해 동안 확립될 가능성이 희박하다.) 다른 종류의 증거가 요구된다. 다른 종류의 증거는 어떤 특정한 사례 혹은 소수의 사례들의 특징보다는 전체 집단을 대상으로 하는 통계에서 찾을 수 있다. 바꿔 말해 일단 배경이 되는 수치, 즉 집단 중 자폐증의 발병 연령대와 분포, 그리고 MMR 백신의 접종 패턴를 이해하고 나면, 백신 접종 이전보다 이후에 자폐증 발병 사례가 유의미하게 더 많아졌는가 하는 질문을 던질 수 있다. 뿐만 아니라 전체 집단에 대한 백신 도입 이후에 자폐증의 패턴에 생긴 변화를 찾아볼 수도 있다.

원 논문은 자폐증이 유전적 기원을 갖는다는 증거가 있음을 인정했다. 남자아이가 여자아이보다 많이 걸리고, 이란성 쌍둥이가 둘 다 증상을 나타내는 경우보다 일란성 쌍둥이가 둘 다 증상을 나타내는 경우의 확률이 더 높다. 저자인 앤드루 웨이크필드는 인구 통계학적으로 접근하면 증거는 불명확하다고 말했다. 반면 대다수의 다른 사람들은 인구 통계학의 증거에 따르면 연결 고리는 존재하지 않는다고 생각하는 듯 보인다.

전체 집단에서 질병이 어떻게 나타나는지를 연구하는 역학 전문가들은 MMR과 연관해 자폐증이 더 많이 발병했다는 수치화된 증거를 찾지 못했다. 이는 부모들이 시간적 선후 관계에서 인과 관계를 잘못 이끌어 냈음을 매우 강력하게 시사한다. 물론 역학 연구는 그것의 통계적인 성격상 굉장히 적은 수의 아이들이 백신으로 인해 나쁜 영향을 입었을 가능성을 배제하지는 못한다. 한두 명의 부모들은 예방 접종을 아이에게 나타난 자폐증의 원인으로 옳게 지목한 것일 수도 있다. 그러나 그들의 우려가 어느 정도 근거 있는 것이라 하더라도, 아이들이 홍역 같은 질병에 노출되어 겪는 위험이 백신과 연관된 위험에 비해 훨씬 더 크다는 것은 거의 확실하다. 백신에서 나오는 위험은 너무나 적어서 인구 통계학에서 거의 눈에 띄지 않을 정도인 데 반해, 홍역과 연관된 위험은 눈에 두드러진다.

이 통계 자료들에도 불구하고, 부모들의 우려는 언론에서 크게 다루어 줌으로써 널리 알려지고 구체성을 얻게 되었다. 이러한 우려는 MMR 백신에 대해, 더 나아가 백신 접종 일반에 대해 반대 운동을 하는 웹 사이트로 인해 더욱 강화되고 있다. 2002년 6월에 있었던 한 조사에 따르면 백신 접종 반대 운동을 하는 웹 사이트는 모두 22개가 있었다.[2] 이 조사를 담당했던 사람들은 이 사이트들이 "백신의 안전성과 관련해 폭넓은 우려를 나타내고 있으며, 의료 일반에 대해서도 다양한 수준의 불신을 표시하고 있다. 이 사이트들은 자신들의 메시지를 전달하기 위해 감성적 호소에 크게 의존하고 있다."라고 결론지었다. 그들은 이 사이트들 중 55퍼센트가 "백신 접종으로 죽었거나 해를 입었다고 하는 아이들을 다룬, 감성을 자극하는 이야기들"을 담고 있다는 사실을 발견했다(3245쪽). 사이트 중 4분의 1에는 고통받는 아이들의 사진이 실려 있었다. 조사 담당자들의 말처럼 "부작용의 결과를 보여 준다고 하는 그러한 시각적 이미지들은 아이에게 백신을 맞힐지 여부를 결정해야 하는 부모들을 동요"(3247쪽)시킬 수 있다. 조사 담당자들은 요즈음 그런 (부정적) 이미지들이 널리 퍼져 있을지 모른다고 말하면서, "과거에는 백신 접종으로 얻는 이득을 보여 주는 시각적 이미지가 월등했지만, 백신 접종으로 예방할 수 있는 소아마비 같은 질병이 사라지면서 그런 이미지도 같이 사라져 버렸다."라는 점을 그 이유로 들었다(3247쪽). 이 사이트들 중 상당수는 강제 백신 접종의 '빅 브라더'적인 측면에 대해서도 우려를 표명했고, 낙태된 태아를 백신 물질의 원천으로 사용하는 행위가 도덕적인 것인지 질문을 던졌다.

MMR 백신 반대 운동과 연관된 원 논문의 책임 저자인 웨이크필드는 2002년까지 5년여에 걸쳐 이 백신의 사용에 반대하는 주장을 계속 밀고 나갔지만, 의료 전문직 내에서 상당한 정도의 지지를 얻어 내는 데는 실패했다. 다시 말해 웨이크필드는 장(臟)내 홍역 바이러스가 자폐증과 연관되어 있다는 자신의 주장에 대해서는 지지자를 찾을 수 있었지만, 그가 기자 회견장에서 발표한 추론, 즉 MMR 백신 그 자체가 자폐증의 원인이라는 주장에 대해서는 지지자를 찾지 못했다. 여기서 상기해 봐야 할 사실은, 웨이크필드가 역학적 증거에 대해 알고 있었고, 부모들이 자녀에게 홍역 백신을 접종시키도록 여전히 권고하고 있었다는 점이다. 문제가 되는 것은 단지 특정한 경우에 나타나는 MMR 백신과의 연관성이다. 따라서 이 사례를 MMR 백신 그 자체의 안전성과 관련된 문제로 이해한다면, 여기서 전문가들 사이에는 실질적인 의견 충돌이 존재하지 않는다. 논쟁은 의료 전문직과 대중 사이에 벌어지고 있으며, 기자들과 웹이 싸움을 부추기고 있다.

토론

MMR 백신 논쟁은 과학적 의료와 대중의 상호관계에 내재한 문제점을 보여 주는 거의 완벽한 사례이다. 앞으로 언젠가는 백신이 어떻게 몸에 작용하는지에 관해 우리가 정확하게 알 날이 올지도 모른다. 플라시보 효과를 다룬 장에서 이미 언급했듯이, 앞으로 언젠가는 우리가 지금 개개 뼛조각 수준에서 골절을 이해하고 있는 것과 마찬가지로 세포 수준에서 백신의 작용을 이해하게 될지도 모른다. 유전적 특성 때문에 대다수의 사람들과는 다른 방식으로 백신에 극도로 과민한 반응을 보이는 아주 적은 수의 사람들이 실제로 있다는 사실을 알게 될 수도 있다. 우리가 이미 알고 있는 역학적 증거들에 따르면 그런 사람들의 수는 매우 적을 테지만, 일단 우리가 그 범주에 속하는 사람들을 찾아낼 수만 있다면 상황은 완전히 바뀔 것이다. 그런 소수의 사람들에게 백신을 접종하는 것은 치명적 알레르기가 있는 사람에게 땅콩을 먹이는 것이나 마찬가지일 터이므로 아예 고려의 대상도 되지 않을 것이다.[3]

그러나 우리는 앞으로도 오랫동안 개인 또는 개체 수준에서 백신의 위협을 이해할 수 있는 지식 수준에는 도달하지 못할 것이다. 현재 우리가 가지고 있는 것은 집단 수준에서 작동하는 통계적 의료, 이중 맹검법과 플라시보에 기대야만 하는 바로 그 의료뿐이다. 현재로서는 우리가 알고 있는 사실에 근거해 결정을 내리는 도리밖에 없다. 이는 과학에서 드문 상황이 아니다. 우리가 『골렘』 시리즈의 다른 책들에서 주장한 바와 같이, 과학 기술 논쟁의 해결에는 종종 수십 년이라는 기나긴 시간이 소요되지만 공공선의 문제에 관한 의사 결정은 그보다 훨씬 더 빨리 내려져야만 한다.

불확실한 조건 하에서의 기술 관련 의사 결정에 대한 해법은 때때로 '예방의 원칙(precautionary principle)'에 의지한다. 예방의 원칙에 따르면, 특정한 기술 혁신의 위험이 완전히 이해되지 못한 경우에는 미리 조심하는 것, 즉 아무 일도 하지 않는 것이 현명한 행동 방침이다. 이는 유전자 변형 식품과 유전자 변형 생명체(GMO) 같은 사례에서 특히 설득력을 갖는 강력한 논증이다. 물론 이것이 결정적인 논증은 못 될 수 있다. 제3세계 농부들에 대한 유전자 변형 작물의 혜택이 대단히 크다면 단순히 아무 일도 하지 않는 것은 제3세계 사람들이 굶어 죽게 만드는 결과를 초래할 수도 있기 때문이다. 그러나 이 사례에서 예방의 원칙이 설득력 있는 논증인 것은 분명하다. 반면 MMR 백신 사례에서는 예방의 원칙이 우리에게 지침이 되어 줄 수 없다. 만약 백신 접종을 중단한다면 전염병이 유행할 것이고, 유행의 결과는 백신 접종의 결과보다 훨씬 더 나쁠 것임을 우리는 확실히, 거의 확실히 알 수 있다.[4]

대신 우리는 부모들이 직면한 선택지들에 주의를 집중해야 한다. 백신 접종의 과학이 골절의 과학과 비슷한 수준에 도달할 때까지 기다릴 수는 없는 노릇이다. 우리가 서문에서 내다보았듯, 여기서 의료의 불확실성은 당장 부딪치는 문제이다. 자녀에게 백신 접종을 할지 여부에 관해 결정을 내리고 있는 사람들은 지금 이 순간에도 존재한다.

여기서 공동체를 책임진 기관들이 취할 수 있는 조치는 오직 한 가지밖에 없다. 그들은 위험한 질병들에 대한 백신 접종을 장려하거나 강제해야 한다. 적어도 이것이 정치 현실에 부합하는 한도 내에서는 그렇게 해야 한다. 그들이 다른 식의 조치를 취할 경우, 공중 보건의 책임을 방기했다는 공격에서 그들을 구해 줄 수 있는 과학적 증거는 아무것도 없기 때문이다. 이 기관들은 매우 적은 수의 사례들에서도 MMR 백신과 자폐증 사이에는 아무런 연관도 없다고 확실하게 주장할 수는 없다. 다만 잘 확립된 모든 증거들, 시간이 흐르면서 확고한 과학적 발견의 지위로 격상될 수 있는 증거들이 MMR 백신과 자폐증은 연관이 없음을 시사하고 있다고 말할 뿐이다. 이는 모든 질병에 대한 백신 접종이나 점점 더 많은 질병을 백신 접종으로 예방하려는 경향 자체가 안전하다는 이야기는 아니다. 하지만 MMR 백신 사례에서 정부가 다른 식으로 조치를 취할 수 있는 여지는 거의 없어 보인다.[5]

아니, 아마 있을지도 모른다. 2002년 2월 6일 오전 8시 30분경에 영국의 집권당인 노동당 보건부 장관 대변인과 야당인 보수당의 보건 정책 책임자(shadow minister)가 BBC 프로그램 「투데이」에서 이 문제를 놓고 설전을 벌였다.[6] 노동당 대변인은 이 장에서 권고한 노선을 취했다. 그는 영국에서건 다른 나라에서건 간에 MMR 백신과 연관된 위험을 보여 주는 아무런 증거도 나오지 않았다는 당의 입장을 재확인하면서 기존의 백신 접종 정책을 계속 밀고 나가겠다고 말했다. 반면 야당의 보건 정책 책임자는 다른 입장을 취했다. 그는 증거의 측면에서는 노동당 장관의 말에 동의했지만, 그럼에도 부모들에게 선택의 자유를 주고 싶어 했다. 일부 부모들은 MMR 3중 백신에 대한 대안 중 하나로 홍역, 볼거리, 풍진 가가이 단일 백신을 따로따로 접종하는 방식을 요구하고 있었다. 그러나 노동당 장관은 정책의 변화가 필요하나는 어떠한 증거도 없으며, 3가지 백신을 각각 접종할 경우 효과가 떨어질 수 있다는 이유를 들어 이를 거부했다. 백신을 각각 접종하면 비용이 더 많이 들고, 의사와 부모들의 시간도 더 많이 잡아먹으며, 백신을 세 번 맞히면 아무래도 접종 시기를 잊어버리기 쉬우므로 하나 이상의 백신을 맞히지 못할 가능성이 커지고, 아이들이 이 질병들에 대한 백신을 평균적으로 늦게 접종받게 되어 병원체에 더 오래 노출됨으로써 유행병의 가능성이 높아진다는 사실 등이 주된 근거였다.[7]

보수당 대변인은 자신이 속한 정당도 MMR 백신의 안전성을 분명히 믿고 있지만, MMR 백신의 접종률이 너무 떨어져 홍역이 유행하고 있는 상황을 직시해야 한다고 지적했다. 따라서 그는 부모들에게 단일 홍역 백신을 선택할 기회를 줌으로써 접종률을 높이고 홍역이 유행할 가능성을 줄여야 한다고 주장했다.

여기서 우리는 MMR 백신 논쟁이 어떤 면에서 보면 따로 떼 내어 다룰 수 없는 쟁점임을 알게 된다. 영국 정부는 과학과 관련해 나쁜 전력(前歷)을 보유하고 있다. 정부(주로 보수당 정부였는데, 그 이유는 단지 1997년까지 보수당이 17년간 장기 집권을 해 왔기 때문이다.)는 여러 번에 걸쳐 실수를 저질렀다. 광우병인 소 해면상 뇌증(bovine spongiform encephalopathy, BSE) 발생에 대처하는 책임을 맡은 보수당 정부의 대변인 격이던 존 거머가 영국 쇠고기의 안전성을 증명하려고 텔레비전 카메라 앞에서 어린 딸에게 햄버거를 건네주던 광경은 20세 이상 모든 영국 사람들의 뇌리에 생생하게 남아 있다. 결국 이 문제에서 보수당이 취했던 입장은 틀린 것으로 판명 났다. 나중에 밝혀진 바에 따르면 BSE는 종간 장벽을 넘어 신종 변형 크로이츠펠트야코프병(Creutzfeldt-Jakob disease, CJD)이라는 형태로 인간에게 전염되었으며, 문제가 있는 쇠고기를 다량 섭취한 사람들 중 일부가 지금까지 사망했고 앞으로도 계속 사망자가 나올 것이다.[8] 그리고 조금이라도 지각이 있는 사람이라면 핵 발전소나 그와 연관된 산업 분야의 안전성에 관해 정부가 하는 말을 곧이곧대로 믿거나 하지는 않을 것이다. 이런 문제들에서도 정부의 입장은 그간 틀린 것으로 판명 났기 때문이다. MMR 백신의 안전성에 관한 노동당의 입장을 받아들이도록 영국 국민들을 설득하려는 노동당의 정책은 이러한 과거의 실패들로 인해 어려움을 겪고 있다(여기에는 구제역(foot-and-mouth disease) 발생에 제대로 대처하지 못한 노동당의 실책과 유전자 변형 식품에 대한 노동당의 인기 없는 정책도 한몫했다.). 이러한 과거의 일화들로부터 영향을 받아 보수당의 정책은 주어진 정치 환경에 비추어 좀 더 합당한 방향으로 변모했다. 설사 그런 정책이 과학적인 측면에서는 논란의 여지가 있다 하더라도 말이다. 확실한 것은 영국 국민들이 이러한 대규모 기술적 결정에 관한 한 선택권을 갖기를 원한다는 사실이다.[9] 그렇다면 이 논쟁에서 어느 편이 옳은가? 우리는 지금까지 양쪽의 주장을 단지 소개만 해 왔는데, 여기서 우리 두 사람의 입장이 나뉘었다. 콜린스는 이런 식으로 양쪽의 주장을 제시하면 결국 노동당의 편을 들게 된다고 생각했다. 과거에 실패를 경험하긴 했지만, 그럼에도 과학적 소양이 부족한 대중의 견해를 유의미한 정도의 과학적 지지가 존재하지 않는 이런 종류의 논쟁에서 정당화시켜 주는 것은 위험하기 때문이다. 특히 백신 접종의 사례처럼 국민 전체의 건강이 달려 있는 문제에서는 더욱 그렇다. 반면 핀치는 우리가 분석가로서 그런 판단을 내릴 위치에 있지 않으며, 논쟁의 결과는 통상적인 정치 과정 내에서 여론의 향배에 맡겨 두어야 한다고 믿었다.[10]

개별 부모들의 경우는 어떤가? 만약 선택권이 주어진다면 이를 어떻게 행사해야 하겠는가? 얼른 보면 여기서는 다른 논리가 적용되는 듯하다. 만약 정말로 인정머리 없는 부모라면 친구나 친지 모두에게 백신 접종이 우리가 택할 수 있는 유일한 정책이라고 믿도록 설득한 후, 자신의 자녀에 대해서는 백신 접종을 몰래 거부할 것이다. 다른 부모들이 충분히 잘 속아 넘어간다면 질병의 유행은 없을 테니 통상적인 죄수의 딜레마의 벌칙을 피하게 될 것이다. 그러나 그처럼 비열하고 이기적인 정책을 어떻게 권고할 수 있겠는가?

장기적으로 보면 결국 이기적인 정책은 실패할 수밖에 없다. 죄수의 딜레마를 연구해 본 사람은 그런 상황이 계속해서 반복되면 논리가 다르게 전개된다는 사실을 알고 있을 것이다. 이른바 "**반복된** 죄수의 딜레마" 상황이다. 즉 시간이 흘러서 딜레마가 반복되면 각각의 죄수들은 상대방이 어떻게 행동하는지를 알게 될 것이고, 만약 상대방 죄수가 항상 이기적으로 행동한다면 그런 이기주의가 곧 표준이 되어 장기적으로는 모든 사람에게 불이익이 돌아갈 것이다. 모든 사람이 다른 사람을 배신함으로써 모두가 10년 형을 받게 되는 것이다. 다시 말해 유행병이 확산될 것이다.

그러나 이는 어디까지나 이론이고 장기적으로 볼 때 그렇다는 이야기다. 만약 자폐증이 MMR 백신 때문에 발생하는 것 같다는 느낌은 어디까지나 그냥 느낌일 뿐이라는 과학적 증거를 믿게 된다면, 사람들이 이기적이지 않게 행동하기가 훨씬 더 쉬워질 것이다. 그렇다면 이 지점에서 우리는 스스로에게 쉽지 않은 질문들을 던져 보아야만 한다. 부모들이 결정을 내릴 때 어떤 종류의 전문성을 동원할 수 있는가? 이 질문에 대해 우리는 오직 과학적 전문성의 측면으로만 답할 수 있다. 부모들 중에는 기도나 종교적 가르침, 점성술사나 신탁자와의 상담, 대체 의료 체계(서구 과학에서는 아무런 기초도 없고 서구 의료가 충족시켜야 하는 종류의 통제된 테스트를 통과하지도 않은 것), 시술자의 진찰 등을 통해 이 질문에 대한 답을 얻으려 하는 사람들도 있을 것이다. 우리는 자신이 서구 과학과 대체로 일치하는 가치 체계를 가진 사회에서 살고 있다고 생각하는 사람에게만 답을 제공할 수 있다(이는 서구 과학이 제공하는 모든 것을 아무 생각 없이 수용한다는 이야기가 아니다. 서구 과학이 제공하는 것을 거부할 때에는 문제가 되는 특정 사례와 관련된 과학적 근거에 입각하거나 예방의 원칙에 입각해야 하며 과학 그 자체에 대한 전면적인 거부를 이유로 삼아서는 안 된다는 것이다.). 그렇다면 우리는 부모들이 의사 결정에 도움이 되는 지침을 찾으려 할 때 어떤 종류의 전문성을 얻을 수 있는지 물어볼 필요가 있다. 여기서 우리는 부모들이 필요로 하는 모종의 증거가 MMR 백신이 자녀들에게 행동 장애를 일으킬 가능성에 관한 거라고 가정한다.

이 책의 저자들과 백일해

마침 우리는 부모들이 자녀에 대한 백신 접종의 위험성을 어떻게 평가하는가에 관한 직접적 증거 사례를 가지고 있었다. 이 책의 저자 두 사람 모두가 MMR 백신은 아니지만 백일해 백신을 자녀에게 맞힌 적이 있었기 때문이다. 이 중 콜린스의 이야기는 간단하게 정리할 수 있다. 콜린스의 지녀들은 1970년대 말과 1980년대 초에 영국에서 백일해 백신을 접종받았다. 당시 부모들 사이에 백신의 위험에 관한 이야기들이 많이 있었지만, 대다수의 부모들은 질병의 위험이 훨씬 더 크다고 결론 내리고 자녀들에게 백신을 접종시켰다. 콜린스 부부 역시 마찬가지의 결정을 내렸고 자녀들에게는 아무런 탈도 없었다. 그러나 핀치 부부의 경우는 훨씬 더 복잡하다. 2002년 11월에 콜린스는 핀치 부부가 내린 결정에 관해 이들을 (매우 공격적으로) 인터뷰했고, 이후 다음의 내용을 집필했다. 이어지는 내용에서 콜린스는 '나'라는 1인칭 단수 대명사를 사용해 핀치 부부를 연구 대상으로 그려 낼 것이다. 이는 이 책의 필자로서의 핀치의 역할과는 별개로 이루어졌다.

핀치 부부의 결정에 관한 사례 연구(콜린스의 글)

1992년에 미국에 거주하고 있던 핀치 부부는 당시 생후 수개월 된 딸에게 디프테리아-파상풍-백일해(DTP) 백신*을 접종할 것인지 결정을 내려야 했다. 그들은 결국 그렇게 하지 않기로 결정했고, 대신 첫돌 지나서 이 중 2가지만을 포함한 혼합 백신(디프테리아와 파상풍, DT)을 접종시켰다. 그리고 18개월 때 특수한 형태의 불활성 백일해 백신을 DT 백신과 함께 접종시키고 두 돌 때 이를 한 번 더 맞게 했다. 그들이 이런 결정을 내리게 된 이유와 결정에 이른 방식이 이어질 내용의 주제이다. 우리는 아래 이어질 설명을 여전히 열려 있는 MMR 백신 문제에 관해 다시금 성찰할 수 있는 계기로 삼으려 한다.

---

* ———— 디프테리아 세균, 파상풍 세균, 백일해 세균에 대한 항세균성 백신을 한꺼번에 접종하는 것이다. —옮긴이

핀치 부부는 두 사람 모두 사회학자이고 지식 사회학에 관심을 갖고 있다. 두 사람 모두 코넬 대학교에 재직하고 있다. 트레버 핀치는 영국인이다. 그는 지식 사회학을 공부했기 때문에 어떤 주장이 과학계의 권위자로부터 나왔다는 사실만으로 크게 영향을 받지는 않을 것이다. 이는 그가 '반과학적'이라는 것과는 거리가 멀다. 다만 그는 과학적 주장, 특히 의학적 주장에는 일부 의사나 과학자 들이 시인하는 것 이상의 불확실성이 있을 수 있다는 사실을 알고 있다. 또한 핀치는 백신 접종이 결국 부모의 선택에 따르는 문제인 독일과 영국의 보건 시스템을 경험한 적이 있었기 때문에, 백신을 접종받지 않은 아이들은 학교에 입학할 수 없게 하는 미국식 정책에 의심을 품게 되었다. 핀치 부부는 독일어권 스위스 지역의 의료 체제에도 익숙했는데, 그곳에서는 동종 요법 같은 대체 의료 체계가 영국이나 미국에서보다 훨씬 더 널리 퍼져 있고 더 높은 정당성을 누리고 있었다. 핀치 부부는 이타카 시(코넬 대학교가 자리 잡고 있는 작은 시골 도시)에 임신한 여성을 지원해 주는 정통 의료 그룹과 대체 의료 그룹이 모두 있다는 사실을 알게 되었고 첫 아이를 출산하기 전에 양쪽을 모두 방문해 보았다. 이 중 대체 의료 그룹은 아이가 태어난 후에도 매주 계속 모임을 가졌는데, 이 모임에 참석하면서 DTP 백신 중 백일해 성분에 대한 핀치 부부의 의심은 더욱 커졌다.

나는 자녀에 대한 백신 접종을 늦추는 일견 자기중심적인 선택을 했던 이유를 핀치 부부에게 물었다. 그러자 그들은 서재로 가서 종이 상자를 하나 가져왔다. 상자 안에는 그들이 이 문제를 한참 공부했던 1990년대 초·중반쯤에 나온 오래된 질병 안내 소책자와 서류가 가득 들어 있었다. 많은 질병 안내 소책자들(이 중 상당수는 자녀의 소아과 담당의로부터 얻은 것이었다.)에는 손으로 쓴 주석들이 달려 있었는데, 백신의 부작용이 나타날 가능성과 병에 걸려 나쁜 결과가 빚어질 가능성의 통계치가 메모의 주된 내용이었다.

핀치는 그 자신도 백신 접종 반대 진영의 문헌들에 대해 의심을 품고 있음을 강조했다. 아울러 그런 문헌들에 들어 있는 아픈 아이들의 사진은 보는 이의 감정에 호소하여 그릇된 인상을 준다는 점도 인정했다. 그러나 의사들에게서 얻을 수 있는 표준적인 소책자를 꼼꼼히 읽어 보면 우려를 할 만한 충분한 근거가 있었다.[11] 백신 중 가장 부작용을 많이 일으키는 것이 아기에게 가장 먼저 접종시키는 DTP 백신이었다. 주의 깊게 읽어 보면, 3중 백신에서 문제가 되는 요소가 바로 백일해 성분이라는 사실을 알 수 있었다. 그래서 처음에 "우리는 DT 백신만 접종해 달라고 요구했고 병원에서 그렇게 해 주었습니다."라고 핀치는 말했다. "의사들은 이를 별난 요구라고 생각했고 우리와 끝도 없는 논쟁을 벌였지만 결국에는 우리의 요구를 들어 주더군요(DT 백신만 접종해 주지 않으면 모든 백신 접종을 거부하겠다고 말을 했지요.)."

나는 핀치 부부를 더 몰아세웠다. 백일해가 위험한 질병이라는 건 누구나 아는 사실 아닌가? 핀치는 백신 접종으로 빚어질 수 있는 부작용을 이렇게 설명했다.

통계치를 보면 대부분의 아이들이 미열이 있고 짜증을 내며, 절반 정도의 아이들은 접종 부위가 아프고 붓습니다. 330명에 한 명꼴로 40도가 넘는 고열이 보고되고 있고, 3시간 넘게 계속 울어대는 아이가 100명에 1명꼴로 나타납니다. 숨이 넘어갈 것처럼 악을 쓰며 우는 아이가 900명에 1명꼴입니다. 1,750명에 1명 정도는 경기를 일으키고 사지가 축 늘어지며 얼굴이 창백해지는 증상이 나타납니다. 마지막 통계치가 내게는 결정적이었습니다.

동일한 소책자를 보면 백일해에 걸린 아기들에 관한 통계치가 나오는데요. "백일해에 걸린 아기들 100명 중 16명은 폐렴으로 발전하고, 100명 중 2명은 경기 증세를 나타낼 수 있습니다." 200명 중 1명은 뇌 손상을 입을 수 있고, 200명 중 1명은 사망한다고 합니다.

나는 의사에게 이렇게 말했습니다. "보세요. 백일해는 드물게 걸리는 병이니 내 아이가 이 병에 걸릴 가능성은 낮잖아요." 그건 당신이 거주하는 곳과 당신의 생활 방식에 달려 있는 문제지요. 그런데 우리 아이는 다른 아이들과 많이 접촉할 기회가 없었습니다. 설사 아이가 백일해에 걸린다고 해도 경기 증세를 일으킬 가능성은 200분의 1인데, 내가 동일한 소책자에서 읽은 내용에는 예방 주사를 맞은 아이들도 100명에 2명꼴로 경기 증세를 보인다고 나와 있었습니다.[12] 나는 직접 통계치를 찾아보았고 내 아이가 백일해에 걸릴 가능성은 매우매우 적다는 사실을 알게 되었습니다. 동일한 소책자에는 최근 들어 미국 전역에서 연간 보고되는 백일해 발병이 4,200건 정도라고 나와 있더군요. 소책자에는 "4,200건이나 된다."라고 적혀 있었지만, 우리가 보기에 4,200건(성인 환자도 합친 수치입니다.)은 미국에서 그리 많은 수가 아닌 듯했습니다. 드물게 볼 수 있는 병인 거지요(또 다른 소책자에는 미국에서 연간 발생하는 백일해 건수가 2,000건에 불과하고 사망자는 매년 9명 정도라고 나와 있었습니다.).

결국 내 아이가 백일해에 걸려서가 아니라 백신을 접종받은 결과로 경기 증세를 일으킬 가능성이 훨씬 큰 것이 분명해 보였습니다. 그리고 우리는 백일해가 7세 넘은 아이들에게는 그리 심하게 발병하지 않는다는 사실도 알게 되었습니다. 따라서 우리가 걱정해야 하는 것은 아이가 7세 이전에 백일해에 걸릴 가능성뿐이었는데, 그럴 가능성은 아주 적었습니다.

이 지점에서 나는 핀치 부부의 논법에 이의를 제기했다. 여기서 결정적인 수치는 경기 증세가 나타날 확률이 아니라고 나는 주장했다. 핀치 부부에게는 경기 증세가 장기적으로 건강에 나쁜 영향을 미친다는 증거도 없지 않은가(물론 그들이 그런 증거를 갖고 있지 않다는 것을 증명할 수는 없었다.). 내 생각에 소책자에 나온 결정적인 수치는 당신의 아이가 백일해에 걸리면 200명에 1명꼴로 영구적인 뇌 손상을 입고 200명에 1명꼴로 죽음에 이를 수 있으므로, 이를 합치면 100명에 1명꼴로 영구적이거나 치명적인 손상을 입을 수 있다는 거였다. 소책자에는 사망이나 영구적인 손상이 백신의 부작용으로 나타날 수 있음을 시인하고 있지만, 그런 가능성은 너무나 낮아서 통계치 자체가 아예 기록도 안되어 있다. "당신들은 백신 접종을 거부함으로써 아이를 훨씬 더 큰 위험에 노출시키고 있었던 것은 아닌가요?"라고 나는 물었다.

핀치 부부의 답은 미국에서의 낮은 백일해 발병률, 이 병이 인구가 밀집된 빈민가에서 주로 전염되는 점, 그리고 아이의 건강 상태 등을 감안할 때 시골 지역인 이타카에서 자신들의 아이가 백일해에 걸릴 가능성은 극히 적었다는 거였다. 그들은 또한 아이가 첫돌이 될 때까지 병원체에 노출될 수 있는 공공장소에는 거의 데리고 가지 않았다고 주장했다. 뿐만 아니라 아이가 태어났을 때의 양호한 체중, 모유 수유를 한 점, 그리고 전반적으로 양호한 영양 상태 등으로 인해 설사 아이가 백일해에 걸렸다 하더라도 가장 심한 부작용을 겪을 가능성은 낮았다는 것이었다.

이런 논법이 가능성의 차원에서는 아무리 타당하다 하더라도, 내가 보기에 핀치 부부는 자기 아이의 건강을 공동체 전체의 아이들의 건강보다 더 중요하게 여겼다는 비난을 여전히 피할 수 없을 것처럼 보였다. 집단 내에 백일해의 잠재적 전달자들이 더 많아지면, 설사 그들이 튼튼하고 건강하다 하더라도 건강이 나쁜 빈민층 아이들은 잠재적 위험에 노출될 가능성이 커진다. 그러나 이런 식의 주장은 위험에 노출되는 것이 자기 아이가 아닐 때나 할 수 있는 이야기이고, 사실 나는 핀치 부부가 다른 종류의 백신이 있다는 사실을 몰랐다면 결국 아이에게 백일해 생백신(live vaccine)을 접종시켰을 거라고 생각한다. 핀치의 설명을 들어 보자.

우리는 아이가 백일해 백신 접종을 받지 말았어야 한다고 주장하는 게 아닙니다. 우리는 아이에게 DaPT라는 불활성 버전 백신을 접종시키고 싶었습니다. 이 백신은 유럽에서 사용되고 있고 우리가 아는 한 일본에서도 흔히 쓰이고 있습니다. 우리는 이 백신이 효과 면에서 동등하면서 부작용은 훨씬 더 적다고 믿었습니다. 아마 그것에 관한 소책자를 구해 보았던 것이 분명합니다(당시는 인터넷이 나오기 전이었으니까요.). 대체 의료 모임에 있던 사람들은 이 백신에 관한 정보를 공유했습니다. 우리는 매주 출산 모임에 있던 누군가로부터 많은 정보를 얻고 있었습니다. 그건 공동의 노력이었지요.

우리는 모든 백신을 거부하고자 했던 것이 아닙니다. 우리는 단지 좀 더 천천히 가고자 했고, 혼합 백신을 피하려 했고, 부작용이 더 적은 대안이 있을 경우 부작용이 있는 백신을 피하려 했던 것뿐입니다.

여기서 염두에 두어야 할 사실은, 핀치 부부의 결정이 걸프전 증후군(5장을 보라.)을 인정받으려는 운동이 진행 중이던 맥락에서 내려졌다는 것이다. 당시 일부 활동가들은 사막의 폭풍 작전 때 군인들에게 접종 뒤 혼힙 백신이 겁프전 증후군의 원인이라는 주장을 펴고 있었다.

결국 핀치 부부는 자신들이 원했던 백신 접송 방식을 관칠시키는 데 성공을 거두었다. "우리는 DaPT 백신을 고집했고 결국 병원 측에서 특별히 우리를 위해 그 백신을 주문했습니다. 하지만 우리와 의사와의 관계는 결코 좋지 못했습니다. 그녀는 우리를 '무책임한 부모'라고 부르기도 했죠. 우리는 간호사들과도 매우 긴장된 관계를 유지했습니다. 결과적으로 매우 유쾌하지 못한 상황이 전개되었어요. 의사와 간호사 들은 자기 자신들이 만든 통계를 자인하는 데 익숙하지 않았고 권위에 의지하면서 상대방을 무책임하다고 비난하는 경향을 보였습니다. 그 사람들은 으레 그렇게 행동하게끔 되어 있는 방침을 따랐던 셈입니다."

나중에 핀치 부부는 자신들의 선택이 정당했다는 느낌을 받았다. "이런 언쟁이 있고 나서 1년 후에《뉴욕 타임스》를 보니 미국에서 DaPT 백신 접종을 시작하는 결정을 내렸다는 기사가 실렸더군요. DaPT 백신이 부작용이 가장 적고 가장 안전한 백신이라면서요."

흥미롭게도 핀치 부부는 자신들이 그런 결정을 내리는 데 중요했던 요소 중 하나가 미국 의사들이 경험하는 상업적 압력에 대한 불신이었다고 강조했다. 가령 그들은 의사들이 백신 접종 건당으로 계산해 보수를 받는다는 사실을 알고 있었고, 의사들이 환자나 그 보호자들에게 주는 소책자를 제약 회사들이 제공한다는 사실도 알아냈다. 그들은 백신 접종이 임박하면 소아과 담당의가 항상 무료 내원 일정을 잡아 준다는 점도 지적했다. 나는 이 마지막 논점이 거의 편집증 수준이라고 이야기했다. 희소한 자원 환경에서 운영될 경우에는 상업적 압력없이 선의로 운영되는 의료 체제라도 백신 접종을 극대화할 수 있도록 환자의 내원 일정을 조정할 것이기 때문이다. 핀치 부부는 또한 미국에서 수두(水痘)와 같이 위험하기보다는 약간 불편한 정도인 질병들에 대해 백신 접종이 증가하는 경향에 대해서도 우려를 표시했다. 의무 백신 접종을 마치지 않은 아이들은 학교에서 받아 주지 않는 조치를 포함해서 백신 접종을 하도록 부모들을 압박하는 요인들은 열린 토론과 의사 결정에 역행하고 있다. 반면 나는 이처럼 폭넓은 정치적 고려가 갖는 감성적 힘과 무관하게, 백신을 맞힐 것인지 말 것인지 하는 결정은 언제나 기술적 증거에 기반해 내려져야 한다고 주장했다. 그렇다고 해서 의사와 환자 간의 관계가 더 나은 방향으로 향상될 수 없다는 이야기는 아니지만 말이다.

핀치 부부의 결정에 관한 결론

이 논쟁에서는 핀치 부부가 으뜸 패를 쥐고 있는 듯 보인다. 어쨌건 그들은 미국 정부의 의료 정책이 그들이 생각했던 방향대로 변화할 것을 미리 예측한 셈이 되었다. 누가 거기 토를 달 수 있겠는가?[13] 콜린스 부부에게는 그런 선택지가 애초에 없었다는 점을 기억해 두길 바란다. DaPT 백신은 콜린스의 자녀들이 백신을 맞은 시점에서 한참 지난 다음에야 처음 쓰이기 시작했다(그렇다고 해서 콜린스 부부 역시 대단히 주도면밀하게 공부를 했을 거라거나 핀치 부부처럼 대체 의료 지지자 네트워크를 운 좋게 얻을 수 있었을 거라는 이야기는 아니다. 설사 모종의 다른 백신이 다른 나라에서 쓰이고 있었다고 하더라도 말이다.).

그러나 핀치 부부의 으뜸 패는 MMR 백신 같은 사례를 고려하는 데에 별로 도움이 되지 못한다. MMR 백신의 경우에는 여타 지역에서 사용되고 있는 다른 백신이 존재하지 않고, 홍역, 볼거리, 풍진 백신을 따로따로 접종하는 식의 다른 백신 접종 방식이 더 안전하다는 증거도 없다. 우리가 진정으로 물어봐야 하는 질문은 핀치 부부가 만약 DaPT 백신의 존재를 몰랐다면 어떻게 했겠는가 하는 것이다. 유럽을 널리 여행해 보지 못한, 교육 수준이 낮은 부모들은 사실상 이런 선택에 직면하게 되기 때문이다. 핀치 부부는 그런 상황이었다면 생백신을 접종시켰을 거라고 말하고 있다.

결과적으로 핀치 부부의 자녀에 대한 백신 접종은 단지 1년만 지연되었다. 이를 감안해 트레버 핀치는 백신에 의해 심각한 부작용이 나타날 수 있는 경미한 위험과 비교했을 때 백일해에 걸려 영구적이거나 치명적인 손상이 발생할 가능성은 낮았다고 주장하면서, 백일해의 낮은 발병률과 아이의 양호한 건강 상태를 그 이유로 들었다. 반면 콜린스는 이것이 그 본질에서 아이 하나의 건강을 공동체의 고려 사항보다 더 중요하게 여기는 논법이라고 주장한다. 핀치는 더 많은 선택권을 주어야 한다고 주장하는 반면, 콜린스는 개인의 이해관계와 공동체의 이해관계 사이에 긴장이 충분히 있을 수 있기 때문에 강제적인 백신 접종 방식은 적절한 것이라고 주장한다. 핀치 부부는 자신들의 행동이 자녀를 위한 올바른 결정을 내리기 위해 싸우는 교육받은 집단의 전형적인 사례이며, 이후의 정책 변화로 인해 정당성이 입증되었다고 주장한다. 핀치 부부는 자신들이 만났던 의사들보다 백일해 백신 접종에 대해 더 많이 알고 있었다고 주장한다. 콜린스는 그들의 자녀와 다른 아이들이 핀치 부부의 결정으로 인해 불필요한 위험에 노출되었

는지 여부를 판단 내리기는 쉽지 않은 문제라고 주장한다.[14]

그런데 그로부터 10년이 지난 2002년에 이타카 시에 백일해가 유행했다. 이는 특정 지역에서 3년에 한 번꼴로 규칙적으로 발생하는 종류의 유행병인 것으로 보였다. 이타카 시가 위치하고 있는 톰킨스 카운티에서는 2002년 11월 4일 시점에서 환자 수가 70명을 넘어섰다. 한 해 환자 수가 보통 1~2명에 그치는 것과 비교하면 월등히 많은 숫자다.[15] 70건 중에서 2명의 아기들은 심각한 호흡 곤란을 겪었지만 다행히도 영구적인 장애를 입지는 않았다(우리에게 정보를 알려 준 행정 직원이 톰킨스 카운티에 근무했던 지난 10년 동안에는 백신 접종을 받은 아이가 심각한 부작용을 경험한 사례는 없었다고 한다.). 이 사실을 보면 미국 전역에서 발병 건수가 적고 일부 지역이 농촌적 성격이라는 이유로 백신 접종에 반대하는 논법이 항상 성립하지는 않음을 알 수 있다.

톰킨스 카운티에서의 백일해 유행은 낮은 백신 접종률에 기인한 것은 아닌 듯 보인다. 그러나 이 사건은 만약 유행병이 앞으로 널리 퍼진다면 관점이 어떻게 변화할 수 있는지를 생생하게 보여 주고 있다. 우리의 논증은 백신을 접종받지 않은 집단에서 유행병이 더 쉽게 확산될 거라는 전제를 깔고 있다. 만약 어떤 사람이 전염병의 감소는 백신 접종과 아무런 상관도 없고 영양 상태의 호전이나 질병의 정상적 생태 변화의 결과라고 굳게 믿는다면, 그 사람은 아무런 행동도 취하지 않을 것이다. 그러나 이 장의 논증을 떠받치는 전제 중 하나를 받아들여(거의 모든 사람이 이 전제를 받아들이고 있다.) 백신 접종이 전염병 유행의 가능성을 줄인다고 믿는다면, 전적으로 개인주의적인 이유에서 자녀에게 백신을 접종하지 않기로 결정한 가족들은 자식을 보호하려 한 예전의 결정이 부분적으로 원인이 되어 손자가 질병에 걸릴 가능성이 크게 증가했음을 알게 될 것이다. 동일한 결과는 그들의 어린 조카나 사촌 등에도 해당된다. 따라서 집단 전체에 미치는 영향은 상관하지 않고 자기 자식을 보호하려는 것이 목적이라 해도, 그런 시도는 성공을 거두지 못할 것이다. 장기적으로 볼 때 백신 접종의 문제에서는 무임 승차자가 있을 수 없기 때문이다.

백신 접종에 관한 결정을 어떻게 내릴 것인가

여기서 우리는 의사 자격증이 없는 사람이 내린 의사 결정으로서는 거의 완벽한 사례를 보고 있다. 핀치 부부는 둘 다 미국의 일류 대학에 재직하는 교수로서 의학과 다소 먼 연관이긴 하지만 그래도 연관 있는 주제로 교육을 받은 사람들이다. 게다가 그들은 관련 문헌으로 종이 상자를 가득 메울 정도로 공부를 했고, 유사한 문헌을 수집했던 부모들과 상담을 했으며, 이런 문헌을 어떻게 평가해야 할지에 관해 공동의 지식을 축적했다.

이러한 숙련이 모이면 무엇이 될 수 있을까? 우선 무엇이 되지 못했는지부터 살펴보자. 핀치 부부 중 어느 쪽도 의과 대학에 자리를 얻을 수는 없었다. 우리가 쓰는 용어를 빌리자면, 그들은 의료에서 기여 전문성을 획득하지 못했다.

그러나 그들은 우리가 상호 작용 전문성이라고 불러 온 것, 즉 의료 문헌을 읽고 이해할 수 있는 능력을 갖고 있었다. 이러한 능력은 그들이 문제의 영역을 잘 알고 있는 다른 사람들과 사회적 네트워크를 형성하면서 더욱 강화되었고, 단지 뭘 잘 모르거나 멍청하기 때문이라는 인상을 주지 않으면서 의사들과 간호사들에게 질문을 던지고 대안적인 관점을 제시하는 법을 터득할 정도까지 발전했다. 바꿔 말해 그들은 숙련된 의료 인력이 답변의 의무를 느끼는 논증을 제시할 수 있었다는 이야기다. 그런 논증은 단지 권위에 의거해서 무시해 버릴 수 없(고 무시해서도 안 된)다.

이처럼 거의 최적의 위치에 있었음에도 불구하고, 핀치 부부가 아이의 첫돌 때까지 백신 접종을 시키지 않은 것이 올바른 결정이었는지는 분명치 않다. DTP의 조기 접종을 피하고 혼합 백신을 접종시키지 않으려 한 그들의 전략은 부작용에 대해 그들이 갖고 있던 지식(그러나 콜린스의 평가에 따르면 이는 백신 부작용의 위험과 그보다 훨씬 더 심각한 질병 그 자체의 위험을 잘못 비교한 소치이다.)과 어린 아기의 면역계를 덜 공격할수록 더 낫다는 상식적인 생각에 근거한 것이었다. 이에 대한 반대 주장은 신생아의 면역 체계는 환경으로부터 이미 수천 가지의 도전으로 맹공격을 받고 있으며 백신은 그것에 약간의 부담을 더하는 데 불과하다는 것이다. 핀치 부부는 또한 아이의 몸에 대한 의료적 공격의 규모가 더 커지고 있는 데 대해 전반적인 의구심을 표시하면서, 그것이 미칠 영향이 불확실한 현 상태에서는 나중에 아이의 몸에 심각한 불균형이 생겨날지도 모른다고 우려했다(이에 대해 콜린스는 바로 그러한 주장을 어떤 외상성 의료 개입에 대해서도 적용할 수 있었을 거라고 반박한다. 가령 비교적 최근에 정립된 질병의 세균 원인론과 관련된 처치, 곧 상처 부위를 소독약에 담그는 식의 처치를 하는 것에도 적용할 수 있다는 이야기다.). 콜린스는 조기 백신 접종과 혼합 백신을 회피한 대가(혼합 백신을 맞지 않으면 불가피하게 백신 접종 시점이 지연되게 마련이다.)로 그들의 자녀가 다른 아이들에 비해 질병에 걸릴 위험에 더 오래 노출되어 있었다고 주장한다. 이는 그들의 자녀, 공동체 전체, 그리고 장기적으로 보면 그들의 손자에게도 문제가 될 수 있다. 더 늦게, 더 오랜 시간에 걸쳐, 시간 지연을 두어 백신을 접종하는 프로그램의 아이디어가 널리 퍼지면 접종률이 낮아져 다른 아이들이 병에 걸릴 가능성이 높아지고 공동체 전체와 미래 세대에 똑같이 나쁜 결과를 가져올 것이다. 이와 같은 지적이 결정적인 논증은 아닐지 모르지만, 그런 논증을 펼치는 것은 가능하다. 설사 핀치 부부가 그 모든 곤란을 피해갔다 하더라도, DaPT가 없었다면 핀치 부부가 여전히 옳은 결정을 내릴 수도 있었고 틀린 결정을 내릴 수도 있었다.

우리는 이 사실에 놀라서는 안 된다. 의학 연구자들에게 어렵다면 그 주제에 생소한 사람들에게도 역시 어려울 수밖에 없기 때문이다. 미래 세대에 미칠 영향을 예측하는 문제로 가면 통계는 무한정 복잡해지며, 전문가의 계산이 기초하는 데이터마저도 완전하지 못하다.

난처한 상황에 빠진 부모가 끈기 있게 공부를 한다면 쟁점을 이해하기에 충분한 정보를 얻을 수도 있을 것이다. 이 부모는 또한 판별력이 필요하다. 즉 정보원(源)들 중에서 어느 쪽이 건전하고 치우침이 없을지 알아내는 능력을 갖추어야 하는 것이다. 판별력이 부실하면 잘못된, 아마도 백신 접종 반대 진영으로 치우친 결론에 도달할 가능성이 크다. 앞에서 언급한 바와 같이, 백신 접종 후에 고통을 받은 아이들의 사진과 일화는 보는 이의 감성에 호소한다. 그 속에는 백신 접종이 제거하려 하는 바로 그 질병에 걸려 고통받는 아이들의 사진이나 일화는 종종 빠져 있다. 그리고 그런 감성적 사진이나 일화 들은 병에 걸려 나쁜 결과가 초래되는 사례와 백신 접종을 통해 부작용이 나타나는 사례를 비교한 통계치가 없는 상태에서 종종 유포되고 있다. 만약 부모들이 국가 전체의 전반적인 건강 상태 호전(백신 접종에 의한 것이건, 향상된 영양 상태에 의한 것이건)을 감안할 때 자신들의 자녀가 병에 걸릴 확률은 매우 낮다는 사실을 계산에 넣게 된다면, 그들은 미래 세대 혹은 자신들이 속한 공동체를 희생시키는 결과를 초래할 수 있다. MMR 백신 사례에서 부모들은 이런 종류의 문제들에 직면하고 있는데, 합당한 평가를 내릴 만한 다른 정보가 없는 상태에서 신문이나 소수의 의사 집단이 MMR 백신은 위험하다는 생각을 널리 퍼뜨리는 것은 무책임한 행동으로 보인다. 여기서는 과학이 상식에 대해 승리의 개가를 올려야 하는 것이다.

결론

이상의 분석으로부터 부모들은 백신 접종에 관한 한 의사들의 지시를 그대로 따라야만 한다는 결론을 내린다면 이는 잘못된 것이다. 의료 체제는 권위주의적이고 보수적일 수 있으며, 불안해 하는 부모들에게 그들의 지성을 존중하는 방식으로 문제를 설명해 줄 책임을 다하지 못할 수도 있다. 그러나 그렇다고 해서 권위주의적인 행동의 과시에 대해 단순히 반발하는 것 또한 잘못된 것이다. 신뢰를 침식하는 퉁명스런 치료 방식에 맞서 쟁점을 분별 있게 탐구하기 위해서는 시간과 전문성이 요구된다. 백신의 위험성에 관한 대중 영합적인 설명을 덥석 받아들이게 되면 의료 지식은 거의 없고 남을 설득하는 데는 도사인 사람들의 손아귀에 떨어질 수 있다. 인터넷은 통제되지 않은 공간이며, 누구든지 자기가 원하는 내용이면 아무거나 올릴 수 있다.

과학은 틀릴 수 있다. 이는 『골렘』 시리즈의 모든 책들이 견지하고 있는 주장이다. 그러나 이 말이 반대 관점을 옳은 것으로 만들어 주지는 않는다. 반대 관점에 관한 주의 깊은 연구가 없는 상태에서는 과학이 아마도 가장 믿을 만한 길일 것이다. 만약 과학이 지속적으로 면밀한 검토에 노출되어 있다면 그럴 가능성은 더 높아진다. 여기서 문제들을 조사해 정통적이지 않은 입장을 제기하는 시민 집단의 존재는 그것이 반과학적 편견으로 빠지지 않는 한 바람직하다. 중요한 것은, 시민들이 예전에 권위자가 틀렸던 사례를 알고 있다는 이유만으로 시민 집단이 옳다고 간주해서는 안 된다는 점이다. 과학적 권위자로부터 나온 관점이 틀린 것으로 밝혀지는 경우들은 앞으로도 항상 있을 것이다. 그것이 바로 과학의 본성이기 때문이다.

과학자의 책임과 관련해서 보면, MMR 백신을 둘러싼 혼란은 진짜 연구가 수행되기도 전에 근거가 빈약하거나 심지어 존재하지도 않는 발견을 공표한 한 의학 연구자와 관련되어 있는 듯 보인다. 때때로 관계 당국은 그런 사례들에 과민 반응을 보여 대중의 신뢰를 얻는 대신 오히려 이를 깎아먹었다. 그러나 MMR 백신 사례에서는 당국의 대응이 옳았던 것 같다. 웨이크필드는 MMR 백신과 자폐증 사이의 연관을 입증하지 못했음을 시인했다. 그러나 가설의 주창자가 마음만 굳게 먹는다면 설사 의심스러운 가설이라 하더라도 거의 모든 증거에 맞서 거의 무한정 유지할 수 있다. 이는 우리가 『골렘』 시리즈에서 소개한 과학 지식 생산에 관한 연구들이 잘 보여 주고 있다. 따라서 대중은 다음과 같은 사실을 이해할 필요가 있다. 대중은 기성 체제에 반대하는 과학 견해의 비중을 가늠해 보고 서로 다른 종류의 과학자들을 분별해 내는 법을 알아야만 한다. 이를 이해하기 위해 대중은 더 많은 과학이 아니라, 과학에 관해 더 많은 것을 알 필요가 있다. 이는 확실성 대신 판단에 도움이 되는 정보를 제공해 줄 것이다. 기존에 받아들여진 관점은 틀릴 수 있고, 과거에 종종 틀린 것으로 판명되곤 했으며, 때때로 강력한 기득권 세력에 유리한 입장을 취하곤 하지만, 그렇다고 해서 세상이 우리가 원하는 것처럼 단순하게 바뀌는 것은 아니다.

후기

이 글을 쓰고 있는 시점에서 덴마크에서 날아온 최신의 대규모 역학 연구 결과는 다시 한 번 MMR 백신의 혐의를 풀어 주었다.[16] 좀 더 흥미로운 것은 아마 백신 접종 정책에 대한 최근의 공격이 전혀 다른 방향에서 제기되었다는 사실일 것이다. 이 주장에 따르면 백신이 수은 화합물로 방부 처리되기 때문에, 많은 백신 접종이 이루어질 때 상당량의 수은이 주입되어 어린아이들에게 뇌 손상을 야기할 수 있다고 한다(수은 방부제는 MMR 백신에는 쓰이지 않는다.).

이 주장에는 예방의 원칙을 백신 프로그램 전체에 적용할 수 있는지 다시 한 번 생각해 보게 하는 충분한 개연성이 들어 있다. 예방의 원칙은 백신 접종을 줄일 것을 권고할 것이다. 우리는 백신 접종 덕분에 예방되는 많은 질병들의 무시무시한 결과 때문에 '백신 접종 중단'은 적절한 대응이 아니라고 이미 주장한 바 있다. 그러나 이 경우에는 백신 접종의 수를 줄이는 데 예방의 원칙을 발동할 수 있다. 수두에 걸릴 때 나타날 수 있는 심각한 결과 중 확실한 것도 없는데 왜 수두 백신 접종을 해야 하는가? 독감은 건강한 사람을 죽이거나 심각한 손상을 입히지도 않는데 왜 어린이들에게 백신을 접종하는가? 백신 접종

이 몸이 불편한 정도를 줄이기 위해 혹은 금전적 손실을 줄이기 위해
사용되는 경우에는, 수은 문제 논쟁이 과학계 내에서 합의에 도달할
때까지 '중단'을 선언할 때가 온 것 같다.

최근 소식

2003년 10월 7일에 《뉴욕 타임스》에는 "백신 접종 거부가 백일해
유행의 원인으로 지목되다"라는 기사가 실렸다.[17] 이 기사는 역시 뉴
욕 주에 있는 웨스트체스터 카운티에서 발생한 백일해 유행을 다루면
서, 부모들이 자녀에 대한 백신 접종을 의도적으로 거부해 생긴 결과
라고 잘라 말했다. 영국의 다양한 지역에서 나타나고 있는 홍역 유행
도 백신 접종률의 하락이 원인으로 지목되고 있는데, 이 때문에 다른
병을 앓고 있어 백신 접종을 받지 못한 아이들의 부모가 특히 비탄에
잠겨 있다.

닥터 골렘 바로 보기

우리는『닥터 골렘』이 과학과 기술을 다룬『골렘』시리즈의 다른 책들보다 더 쓰기 어려운 책이 될 거라는 우려와 함께 집필에 착수했다. 그이유는 우선, 의료가 이전에 다루었던 과학이나 기술에 비해 훨씬 더개인적이고 즉각적인 결과를 낳는 것이기 때문이었다. 이론과 철학으로 도피하려 아무리 애를 써 보아도 종국에 가서 건강 문제는 우리의덜미를 잡을 것이다. 가령 다음과 같은 경우를 생각해 보자. 우리 친구중 한 사람이 이명(耳鳴) 증세가 나타나 병원에 찾아갔다가 통상의 의료는 자신의 문제에 거의 도움을 줄 수 없음을 알게 되었다. 그는 물리학자로 훈련을 받았음에도 불구하고 성공적인 치료를 위해 중국 의학과 침술에 눈을 돌렸고 이후 동종 요법의 전도사가 되었다. 이럴 때 우리는 그 친구에게 어떤 반응을 보여야 할까? 우리가 사랑하는 사람이암으로 사망 선고를 받고 대체 의료를 찾아 나선다면 뭐라고 조언을해야 할까? 자신이 만성 피로 증후군(CFS)에 걸렸다고 철석같이 믿는비서에게, 또 반복 사용 긴장성 손상 증후군(RSI) 때문이라며 휴가를요청하는 동료에게 무슨 이야기를 해 주어야 할까? 아이들에게 접종해야 한다고 들었던 백신 주사를 둘러싼 혼란스러운 주장들에 어떻게 대처해야 할까? 유방 엑스선 사진이나 콜레스테롤 수치 같은 것들이 주는 경고 신호를 얼마나 심각하게 받아들여야 할까? 나이 든 부모나 친척이 의료 개입과 존엄한 죽음 사이에서 저울질을 하는 어려운 선택에 직면했을 때 어떻게 조언을 해야 할까? 우리도 언젠가는 죽는다는 사실을 더할 나위 없이 분명하게 전달하는 우리 자신의 만성 질병과 손상은 어떤 자세로 바라보아야 할까?

일생 동안 우리는 이런 쟁점들에 대처하고 그 속에 숨은 딜레마들을 헤쳐 나가는 법을 배운다. 우리는 그때그때마다 우리에게 적합해 보이는 치료법을 찾으면서, 이 문제에 대한 깊은 성찰은 대체로 미뤄둔 채 그럭저럭 살아 나간다. 그럼에도 불구하고, 의사를 찾는 것은 매우 중요할 수 있고 사람들이 의료 경험을 통해 (때로는 문자 그대로) 매우 깊은 상처를 받아 왔기 때문에, 누군가를 공격하는 위험을 무릅쓰지 않고서는 우리가 했던 것처럼 한 걸음 물러서서 냉정한 분석을 시도하기가 쉽지 않다.

엎친 데 덮친 격으로 오늘날 건강은 정치적 쟁점이 되었다. 에이즈, 결핵, 사스, 혹은 단순한 빈곤에 따른 세계 보건의 위기는 계속 악화일로에 있다. 미국에서는 건강 보험 혜택을 받지 못하는 사람들이 스캔들로 부각되고 있다. 예방이 치료보다 낫다는 사실을 보여 주는 압도적인 증거에도 불구하고, 첨단 기술에 의지하는 고비용의 의료와 그로부터 이득을 보는 산업들, 즉 건강 보험 회사, 건강 관리 기구(HMO), 거대 제약 회사 등이 지닌 관성은 매우 크다. 육류와 유제품 소비를 촉진하는 농업 관련 산업들도 힘이 세다. 주의력 결핍 증후군과 같이 새롭게 정의된 질병들로 빽빽이 들어찬 현대인의 삶은 송두리째 과잉 의료화되어 있다. 이 모든 것들이 의료적이면서 정치적인 풍경의 일부가 되었다. 많은 경우 중요한 건강 쟁점들에 대한 이야기는 곧 정치에 대한 이야기다.

현대의 선진국 사회에서 건강에 대한 이야기는 또한 소비와 생활양식(lifestyle)에 대한 이야기이기도 하다. 건강은 오늘날 정체성과 연결되어 있으며, 광고를 통해 세상을 만들면서 성장해 온 패션 및 대중문화 산업과 결부되어 있다. 생활양식은 동시에 '건강 양식(health style)'이기도 하다. 매일 아침마다 운동을 하고, 약을 줄줄이 달고 살며, 추월 차선에서 달리는 삶의 가치를 강조하면서 스스로에게 스트레스를 주는, 세 단계를 건너뛰어 승진한 기업 경영자건, 아니면 약초 치료, 건강식품, 유기농, 요가를 선호하고, 어떤 희생을 치르더라도 기술 관료적 의료 체제를 피하기 위해 애쓰는, 자연적인 것과 평온함의 열렬한 옹호자건 간에 말이다. 건강은 결코 단순한 건강 문제가 아니다. 건강을 다루는 것은 현대적 정체성을 빚어내는 가장 중요한 요소들 중 일부를 조직하고 재조직하는 것이다.

이 책에서 우리의 과제가 어려웠던 또 다른 이유는 건강 문제에 접근하는 데에 특이한 경로를 택했기 때문이다. 건강은 매우 중요한 문제이기 때문에 수많은 분야를 아우르는 학술 산업이 이에 대한 분석을 자신들의 주요 활동으로 삼고 있다. 공중 보건 전문 대학원도 있고, 보건 경제학, 보건 정보학, 의료 윤리학과 같은 학문 분야들도 있다. 이에 비하면 우리가 몸담고 있는 분야인 과학 기술학(science and technology studies)은 규모가 아주 작다. 우리 분야와 가장 밀접한 연관을 가진 주요 분야인 의료 사회학에서 나오는 연구의 대부분은 이 책의 모든 핵심 쟁점들을 피상적으로만 다루거나 아예 다루지 않는다. 의료 지식이란 무엇인가? 의료 지식은 과학 지식과 어떤 관계인가? 의료 지식은 얼마나 확실한가? 누가, 어떤 상황에서 그러한 지식을 소유할 수 있는가? 그리고 우리는 그런 지식을 얼마나 신뢰해야 하는가? 등의 질문들이 그것이다. 그러나 우리가 연구를 시작한 주변적 위치가 장점을 제공할 수도 있다. 우리가 아는 한도 내에서는, 우리가 이 책에서 다룬 것과 같은 방식으로 의료의 문제를 다룬 사람은 여태껏 아무도 없었다. 학자들이 과학 기술에 속하는 전문성을 바라보듯이 의료를 전문성의 문제로 바라본 적이 없었다는 것이다. 그리고 우리가 아는 한, 이 책은 바로 일상적인 의료에서의 의사 결정을 이해하는 중요한 구분, 즉 개인을 위한 구원과 공동체를 위한 과학의 차이를 지식 사회학의 문제로 다룬 최초의 시도이다.[1]

그러나 우리도 역시 어떤 문제에 대해 정공법을 택하고 어떤 문제에 대해 우회할지를 놓고 나름의 선택을 했음을 독자들에게 말해 두고 싶다. 건강 문제에 관해 좀 더 규모가 큰 정치적 쟁점들에 대한 해결책이나 이에 대한 통찰을 얻으려고 했던 독자들은 이 책을 보고 실망할 것이다. 하지만 이러한 문제들에 대해서는 이미 많은 책들이 나와 있다. 규모가 큰 많은 쟁점들은 자원(의 부족)과 자원의 재분배에 관한 것이다. 어떤 면에서 그에 대한 해결책은 자명하다. 그것은 단지 해결책의 실행을 가로막는 정치적 의지의 부족이다. 우리는 자원의 재분배에 전적으로 동의하지만, 이 책은 그 문제를 다룬 책이 아니다. 우리는 익숙한 보건 정책의 쟁점들이 이 책에서 논의하는 내용과 불가피하게 맞물려 있는 경우에 한해 그런 쟁점들을 논의하거나 우리 자신의 권고안을 제시했다(이를 보여 주는 한 가지 분명한 사례는 의료 지식의 본질에 대한 논쟁에서 도출된 정통 의료와 대체 의료 사이의 긴장이었다.).

이 책에서 우리는 모든 보건 시스템의 핵심이자 기초인 의사와 환자의 만남으로부터 논의를 시작했다. 우리는 이러한 만남을 이 책의 주제인 전문성의 측면에서 재조명했다. 우리는 환자와 의사 양쪽 모두가 가진 전문성의 윤곽을 그려 내려 시도했다. 전문성은 복잡한 문제이다. 이 책의 핵심을 이루는 개인과 집단 사이의 구분을 고려에 넣게 되면 이 문제는 더욱 복잡해진다.

전문성의 윤곽

의사나 병원을 방문하는 것은 전문가와의 상호 작용 가운데 가장 중요한 결과를 가져오는 것 중 하나이다. 이 문제에 어떻게 접근해야 할까? 우리는 다른 전문가들을 상대할 때와 비교해 보면서 시작할 수 있다. 서론에서 우리는 이발사와의 '상담' 사례를 묘사했다. 이 경우에 이발사와의 상호 작용 과정을 순서대로 생각해 보면, 먼저 '환자'는 무엇이 질병, 이를 테면 덥수룩한 머리로 간주되는지에 대해 논쟁의 여지가 없는 권리를 가지고(혹은 가져야 하고), 이발사는 어떻게 치유 또는 이발을 할 것인지에 대해 논쟁의 여지가 없는 권리를 가지고, 다시 환자는 치유가 실제로 이뤄졌는지 말할 수 있는 논쟁의 여지가 없는 권리를 가진다. 다시 말해 이런 형태의 전문가 상담에서 고객은 문제를 전적으로 자기 진단하고, 해결책은 전적으로 전문가가 제공하며, 해결책에 대한 평가는 전적으로 고객의 손에 달려 있다. 이발 상담은 소비자가 명백한 주도권을 갖는 상호 작용의 전형적인 사례로, 미용사, 심리 치료사를 포함한 모든 종류의 상담 전문가들, 정원사와 같은 서비스 제공자들과의 상담이 여기에 속한다.

전문가와의 만남 중에 다른 것들은 전문성의 윤곽이라는 측면에서 빈대의(혹은 거의 반대의) 패턴을 보여 준다. 당신이 특정 외국어에서의 '무능력'을 치유하고 싶어 어학 전문가와 상담을 한다고 생각해 보자(흔히 쓰는 표현으로는 '어학 강좌 수강'을 하는 셈이다.). 해당 언어의 교습에 숙달된 원어민이라고 가정하면 강사는 당신이 언어 습득에서 성취해야 할 목표가 무엇인지에 대해 논쟁의 여지가 없는 권리를 가지는 반면, 교습이 어떻게 이뤄져야 하는지에 대해서는 권리가 훨씬 더 적다(가령 학생은 강좌의 빈도와 시간, 숙제의 양을 결정하고, 글을 쓰는 능력이 필요한지 대화하는 능력이 필요한지를 판단하고, 심지어 교수 방식을 정하는 데에서도 더 큰 역할을 할 수 있다.). 그러나 강사는 '치료'가 끝난 후 '치유'가 어느 정도로 이뤄졌는지를 평가하는 데 가장 적합한 위치에 있다. 이러한 종류의 상담 역시 전형적인 사례인데, 전문가가 고도로 전문화된 기능을 보유하고 있어서 고객은 단지 전달 양식만 통제할 수 있는 부류가 여기 속한다.

때때로 이런 형태의 상담은 전문가가 전문성의 전달까지 통제하는 방식으로 수행된다. 가령 어학 관련 학위 과정의 일부로 수강하는 언어 수업이나 수리를 위해 자동차를 정비 공장에 보내는 경우가 여기에 해당한다. 사실 자동차와 독점적인 정비 대리점의 경우는 현대 생활에서 소비자가 가장 힘이 없는 상호 작용이 이뤄지는 사례 중 하나일 것이다. 자동차 제조업체가 인가해 준 정비 대리점은 문제를 진단하고 치료법을 처방하며 수리 작업을 하는 전 과정을 도맡아 폐쇄된 공간에서 진행하며, 차량 소유자는 결과의 효과성에 대해 정비사에게 이의를 제기할 권리가 거의 없다.[2]

그러면 의사들과의 상호 작용에 대한 논의로 되돌아가자. 의료 전문가들과의 상담은 이발사, 외국어 강사, 자동차 정비사와의 상담과 어떻게 비교할 수 있을까? 서론에서 이미 언급했듯이, 19세기에 의학이 성장하기 이전에는 의료 전문가들과의 상호 작용이 언어 수업보다는 이발과 공통점이 더 많았다. 환자들은 자신의 문제를 정의하고 치유가 이뤄졌는지 평가하는 데 지배적인 역할을 했다. 그러나 시간이 흐르면서 의학이 더 많은 진단 도구들을 획득하게 되자 상호 작용은 언어 수업과 더 비슷해졌고, 치료가 이뤄지는 공간이 병원으로 옮겨짐에 따라 어떤 측면에서는 심지어 자동차 수리와도 유사성을 갖게 되었다. 한 가지 사례로 1장에 논의했던 팔다리 골절이나 다른 심각하고 분명한 상해를 들 수 있다. 이 경우 의료 개입은 가장 덜 복잡하고 가장 일방적이다. 의료 개입에서 치유에 이르는 인과적 연쇄가 전문가들이 보기에 (그리고 때로는 환자들에게도) 대체로 알기 쉽고 결과에서도 불확실성이 거의 없기 때문이다.[3] 이런 종류의 의료 개입을 평균치에 근거하는 치료법들과 구분해 주는 용어가 필요하다. 후자의 경우 어느 특정 개인에게서 작동하는 직접적인 인과적 연쇄가 알려져 있지 않거나 눈에 보이지 않고, 따라서 치료법은 무작위 대조군 시험 같은 것을 통해 그것을 전체 집단에 대해 사용해 보았을 때 평균적으로 효능이 있음이 밝혀졌다는 이유로 선택된다. 여기서는 부러진 뼈를 고치는 경우를 '특정 개별 원인(specific individual causes, SIC)' 치료로, 무작위 대조군 시험으로 증명된 의료의 유형을 '집단 평균 검사(population average testing, PAT)'에 근거한 치료로 지칭하기로 하자.[4]

우리는 어디로 향하고 있는가? 우리가 '현대 의료의 스타 트렉(Star Trek) 모델'이라고 부르는 것이 도래하게 된다면, 미래의 언젠가 우리는 모든 사람이 걸린 모든 질병에 대해 상세한 인과적 설명을 할 수 있을 것이다. 진단과 구성 요소 대체의 기술이 완성되어 몸의 장기 전체에서 세포 하나하나에 이르는 모든 것을 대체할 수 있게 되고 생각과 감정에 영향을 미치는 화학 물질들이 발달할 것이다. 이러한 상황이 되면 몸을 고치는 것은 자동차를 고치는 것과 거의 똑같아질 것이고, 모든 PAT 치료는 SIC 치료로 대체될 것이다. 현재 우리는 스타 트렉 이전 시대에 살고 있고 SIC 치료보다 PAT 치료가 더 많이 이루어진다.[5]

특정 개별 원인의 경우 의사를 찾는 소비자의 선택은 상대적으로 간단하다. 의료 개입에 수반되는 고통과 모욕(혹은 아마도 비용)이 그로 인한 삶의 질이나 기대 수명의 증가와 적절한 균형을 이루는가 하는 질문을 던져 보면 된다. 종종 이러한 결정은 당신의 자동차 브레이크 등이 나갔을 때 정비 공장에 수리를 맡길 것인가를 결정하는 것에 견줘 더 어려울 것도 없다. 당신은 그 차를 좀 더 몰고 다닐 수도 있지만, 길에서 경찰의 제지를 당할 위험은 말할 것도 없고, 차를 몰아 본 경험이나 자동차의 수명을 생각한다면 수리를 맡기는 쪽을 택할 것이다.

반면 집단 평균 검사의 경우에는 계산이 좀 더 복잡하다. 해당 치료법이 당신이라는 특정 개인에게 효과가 있을지에 대한 의문이 항상 존재하기 때문이다. 가령 평균적으로 볼 때 흡연이나 버터의 과다 섭취는 몸에 나쁘다는 것이 집단 검사 결과 알려져 있다고 하자. 그럼에도 소비자는 자신이 매일 담배를 한 갑씩 피우고 저녁마다 진 토닉을 여섯 잔씩 마시면서 100세까지 장수했던 대(大)고모 같은 유형의 사람이라는 상당히 합당한 판단을 내릴 수 있다. 마찬가지로 어떤 개인은 혈액 속의 콜레스테롤 수치가 높아도 심장 마비에 걸리지 않는 부류에 속할 수 있다. 설사 집단 전체로 볼 때는 높은 콜레스테롤 수치와 심장병의 상관관계가 확실하게 알려져 있다고 하더라도 말이다.

그렇다면 이처럼 집단 평균 검사에 속하는 경우에 소비자는 전문가의 조언을 거부할 이유가 있다고 생각할 수 있다. 바꿔 말하자면, 환자들은 집단 차원의 결과에도 불구하고 의료 개입의 선택에 관해 상당한 자율성을 가지고 있다. 우리는 팔이나 다리가 부러진 것처럼 보이는데도 의사를 찾아가지 않고 며칠씩 절룩거리며 다니는 사람을 보면 멍청하다고 생각할 것이다. 그러나 대고모에게 담배를 끊으라고 요구할 때에는 그렇게 확신을 가지고 말하지 못한다. 요컨대, 말놀이를 좀 해 보자면 전문가의 견해가 지나치게 '판에 박은 듯(PAT)'할 때에는 개인의 선택이 전문가의 견해와 다른 것이 합당할 수 있다.

하지만 좀 더 복잡한 경우를 생각해 보면 문제는 그리 간단하지 않다. 가령 자료를 제공하는 것은 집단 평균 검사지만 개인의 선택은 겉보기만큼 독립적이지 못한 사례들이 있다. 이런 경우 우리는 다시 이 책의 중심 주제인 개인과 공동체의 긴장으로 돌아가게 된다.

첫째로 흡연을 생각해 보자. 만약 오늘날의 연구들이 제시하는 것처럼 흡연이 당신뿐만 아니라 당신 주위 사람들의 건강에까지 영향을 미친다면, 여기서의 선택은 전적으로 개인의 문제는 아니게 된다. 설사 담배 연기의 흡입과 질병 사이의 관계에 대한 이해가 집단 평균 수준에 그치고 있다고 하더라도 말이다.[6]

더욱 흥미로운 사례는 집단의 건강이 개인의 건강에 직접적인 영향을 미치는 경우이다. 다소 거칠지만 연관된 사례를 하나 들어 보자. 당신이 개천가에 살고 있는데 이질로 고생을 한다고 할 때, 이웃한 지역에서 감염된 물질을 제거하는 가장 쉬운 방법은 그것을 개천에 흘려내려 버리는 것이다. 이 방법은 당신 자신의 마을을 보호하면서 하류에 있는 사람들을 위험에 빠뜨리는 셈이 된다. 이 사례는 흡연 사례와 다음과 같은 결정적인 측면에서 차이를 보인다. 흡연 사례에서는 다른 사람들의 담배 연기 흡입의 결과가 애초 흡연자에게 영향을 미칠 방노가 없으나, 당신이 하류 지역 사람들에게 이질을 감염시킨 경우에는 그들 중 일부가 당신이 사는 곳보다 상류로 이사해서 당신이 다른 곳으로 이전시켜 버렸다고 생각했던 위험에 당신과 자식들을 노출시킬 수 있다. 여기서 물의 흐름을 시간의 흐름으로 바꾸면 백신 접종이 정확하게 들어맞는 사례가 된다. 만약 부모가 자기 아이에 대해 최소한의 위험을 추구해 다른 아이들에게 부정적인 결과, 가령 집단 전체에 질병이 다시 유행하는 등의 사태를 초래한다면 시간이 흐르면서 '다른 사람들의' 문제였던 것이 원래의 아이나 아이의 형제자매 혹은 자식에게 영향을 미칠 가능성이 높다. 따라서 모든 윤리적 고려들을 제쳐 두더라도 단기적인 이기심에 전적으로 입각한 계산은 장기적 견지에서 보면 틀렸을 가능성이 크다. 이러한 분석은 병에 걸린 사람과의 접촉으로 전파되는 모든 질병들에 적용된다.

이러한 사례들에서는 그것이 집단 평균 검사에 근거하고 있음에도 불구하고, 의료 개입과 그것이 실행되는 방식을 선택할 소비자의 권리는 줄어든다. 위험의 계산은 설사 그것이 해당 개인에 대한 위험일 뿐이라 하더라도, 개인이 할 수 있는 일은 아니다. 개인에게 부과되는 위험의 계산은 인구 통계학과 긴밀하게 연결되어 있고, 그 값을 산정하는 것은 불편부당한 전문가들이 갖는 특권이다. 오직 인구 통계학만이 최선의 대응 방안을 밝혀낼 수 있다. 마찬가지로 의료 개입에 의해 좋은 결과가 나타났는지 아니면 악영향이 초래되었는지를 평가하는 개인의 능력 또한 줄어든다. 왜냐하면 의학의 현재 수준에서 특정 치료법과 질병 사이의 인과 관계(예를 들어 MMR 백신 접종과 자폐증과의 관계)를 밝혀낼 수 있는 것은 오직 역학 연구뿐이기 때문이다. 오늘날 과학적 권위의 약화에 따라 일견 상대적으로 힘을 갖게 된 개인들은 자신들이 소비자로서 더 많은 선택권을 부여받았다고 생각하겠지만, 이런 사례들에서는 잘못된 판단을 내리게 될 것이다. 이는 개인이 얻는 이득에만 근거한 선택의 윤리가 지닌 문제점을 고려하지 않는다고 해도 그렇다.

백신 접종의 집단 평균과 특정 개별 원인

우리는 스타 트렉 시대를 살고 있는 것이 아니다. 백신 접종 문제를 보면 이는 분명해진다. 백신 접종에 반대하는 압력 단체인 DAN!('지금 자폐증을 물리치자!(Defeat Autism Now)'의 줄임말)은 "모든 아이들은 생화학적으로 고유하다."를 구호로 삼고 있다. 책임 있는 과학이라면 마땅히 추구해야 하고 이 책에서도 뒷받침하고 있는 세상 만물의 모델에 따르면 이는 분명 맞는 이야기다. 그에 따른 결과는 분명하다. MMR 백신과 같은 사례에서 역학 연구는 특유한 생화학적 구성을 가진 적은 수의 아이들이 백신 주사를 맞은 결과로 자폐증에 걸릴 위험에 처할 가능성을 배제하기에는 불충분하다. 이런 일이 일어날 수 있음을 보여 주는 증거는 전혀 없지만, 어떤 역학 연구도 그 가능성을 배제할 수는 없다. 역학 연구는 특정 개인들이 아니라 집단 평균에 관한 것이기 때문이다. 역학 연구가 말해 주는 것은 만약 자폐증에 걸릴 위험에 처한 아이들이 있다면 그 숫자가 통계에 잡히기에는 너무 작다는 것이다.

그러나 이러한 종류의 통계적 일반화의 핵심에 항상 우려의 여지가 존재함을 보여 주는 바로 그 논리는, 동시에 실제로 우려를 하는 것이 무의미하거나 심지어 더 나쁠 수도 있음을 보여 주기도 한다. 왜 그럴

까? 이러한 종류의 잠재적 걱정거리들이 수도 없이 많기 때문이다. 우리가 특징 개별 원인의 수준에서 새싱 민물을 속속들이 이해하지 못하는 한, 우리는 수없이 많은 잠재적 원인들 중 무엇에 대해 걱정해야 하는지를 알지 못할 것이며, 그 모든 것들을 다 걱정할 수는 없기 때문에 실제로는 아무것에 대해서도 걱정하지 않는 편이 나을 것이다. 예를 들어 내가 키위라는 과일을 먹으면 자폐증이 유발된다는 주장을 했다고 하자. 키위를 먹고 얼마 안 있어 자폐증 증세가 나타난 아이들의 수는 분명히 많을 것이다. 이 이론을 뒷받침하기 위해 자폐증 환자가 늘어나던 바로 그 시기에 영국에서 키위 소비가 증가했다는 사실을 지적할 수도 있다. 역학 연구들은 많은 양의 키위가 소비되는 국가들에서 자폐증 발병율과 키위 섭취 사이에 아무런 상관관계도 없음을 보여 줄 것이다. 그러나 이 연구들은 이런 효과가 실제로 나타난 적은 수의 아이들이 없다는 것을 입증할 수는 없다. 위에서 키위 섭취 대신 무엇을 대입해도 비슷한 이야기를 할 수 있을 것이다.

이는 키위 섭취나 그와 유사한 수없이 많은 걱정거리들을 우려하는 것이 왜 무의미한지를 설명한다. 그런 우려가 사실일지 모를 가능성이 있다거나 시간이 흐르면서 몇몇 연관 사례가 관찰되었다거나 하는 것 외에 의심을 할 만한 모종의 추가적인 이유가 없다면 말이다. 따라서 만약 키위가 뇌에 영향을 줄 수 있음을 시사하는 좋은 생물학적 증거가 있다면 역학 증거가 없다고 해도 키위 섭취를 중단하는 것이 현명할 것이다. 『골렘』 시리즈가 보여 주는 바와 같이 과학은 이러한 종류의 불확실성으로 점철되어 있다. 그러나 이는 우리가 안전성이 증명되지 않은 모든 것들을 경계해야 한다는 의미는 아니다. 그러지 않으면 우리는 가령 굶어 죽고 말 것이다. 결론적으로 우리는 이러한 쟁점을 통과하는 실용적인 길을 찾아야 하며, 그 실용적인 길은 우리가 가지고 있는 과학(예를 들어 역학)의 인도를 받아야 한다. 스타 트렉의 시대가 오기 전까지는 우리가 가진 것이라곤 바로 그것뿐이기 때문이다.

여기서 우리가 가진 과학이 인도하는 방향은 분명하다. 역학 연구들은 MMR 백신을 접종하지 않는 것이 명백하게 측정 가능한 정도로 위험하다는 것을 보여 준다. 이는 안전성이 증명되지 않은 모든 식품의 섭취를 거부하는 것이 위험한 것과 마찬가지이다. 요컨대 웨이크필드가 MMR 백신 자체와 자폐증이 연관되어 있다고 말하는 근거는 우리가 키위 섭취와 자폐증이 연관되어 있다고 생각할 때의 근거와 별반 다르지 않다(웨이크필드는 홍역 바이러스와 자폐증이 연관되어 있다고 말할 만한 과학적 근거는 가지고 있을지 모른다. 하지만 그가 홍역 백신 접종은 계속해서 권장하고 있기 때문에, 유일하게 남은 쟁점은 혼합 백신 자체뿐임을 염두에 둬야 한다.). 역학 연구들이 안전성을 증명할 수 없는 발병 요인으로 MMR 백신을 지목하는 것은 키위를 선택하는 것만큼이나 자의적이지만, MMR 백신 사례에서는 많은 아이들이 불필요하게 죽거나 불구가 되는 결과가 빚어졌다.[7]

마지막으로 우리가 장래에 후회할지도 모르는 결정을 내렸음을 지적해 두고 싶다. 우리는 백신 접종 문제에서는 비전문가임에도 불구하고 "MMR 백신을 접종하시오!"라고 권고했다. 어떤 근거에서 우리가 이렇게 한 것일까? 과학이 어떻게 작동하며 과학자들 사이에서 어떤 것이 증거로 간주되는가에 대해 우리가 갖고 있는 전문성에 근거해서 그렇게 한 것이다. 물론 역사는 우리가 틀렸음을 입증할 수도 있다. 역학 조사들에 결함이 있었던 것으로 밝혀질 수도 있고, 집단 평균이 특정 개별 원인으로 전이되면서 MMR 백신의 위험성이 드러날 수도 있다. 그러나 (이 경우 과학과 대중의 관계에서) 뭔가 잘못되어 가는 것이 보이는 데도, 장래에 후회할지도 모른다는 두려움 때문에 우리가 가진 전문성을 어떤 방식으로건 활용하는 것을 꺼리게 된다면 이는 안 될 일이다. 요컨대 부모들은 장래에 후회할지 모르는 결정을 거부하는 사치를 누릴 수 없다. 그들은 역사가 전개되기 전에 결정을 내려야 한다. 왜냐하면 이 경우 아무런 행동도 하지 않는 것은 곧 특정한 행동, 즉 새로운 세대를 홍역의 위험에 노출시키는 행동을 하는 것이 되어 버리기 때문이다. 우리가 한 일은 우리의 전문성을 활용해 2004년 중반에 존재하는 증거들에 근거한 분명한 조언을 제공한 것이다.[8]

이러한 주장들은 의료가 거칠고 서투른 골렘 같은 성질을 가지고 있다 해도 적용된다는 점에 유의하기 바란다. 닥터 골렘이 전문성을 가졌음을 우리가 인정하는 한, 설사 그 전문성이 반짝반짝 빛나는 보석이 아니라 둔탁한 공업용 다이아몬드와 유사하다고 해도, 개인적 선택과 공공선을 고려하는 방식은 똑같을 것이다. 거칠고 서투르고 둔탁한 성질은 계산을 부정확하게 만들지만, 그런 계산이 가리키는 방향을 바꾸지는 않는다.

거칠고 서투른 성질이 나타나는 이유는 심지어 인구 전체에 나타나는 효과조차도 확실히 알 수 없다는 데서 부분적으로 기인한다. 무작위 대조군 시험은 여러 가지로 잘못될 수 있고, 역학은 너무 많은 변수들 때문에 좌절할 수 있으며, 표본의 크기가 너무 작을 수도 있다. 전체 집단 수준에서의 불확실성은 남성의 포경 수술이나 편도 절제 수술처럼 의료 개입이 건강을 위한다고 하면서 의료에서의 유행을 쫓는 듯 보이는 사례들에서 극단적인 형태로 나타난다. 예를 들어 포경 수술이나 편도 절제 수술의 경우 소비자는 문제가 있는지 없는지 판단하는 데 거의 선택권을 갖지 못한다.[9] 의료 전문가는 무엇이 좋고 나쁜지에 대해 거의 모든 결정을 내린다. 때때로 자신들의 견해를 바꾸기도 하면서 말이다. 또한 과정에 대한 선택권도 없으며, 치료가 효능이 있었는지에 대해서도 별로 말할 것이 없다. 이러한 종류의 의료 개입들은 소비자의 선택권이 커져야 함을 보여 주는 아주 강력한 근거이다. 그러나 무엇이 '이러한 종류의 의료 개입'인지를 어떻게 미리 알 수 있겠는가? 의료에서의 유행과 결부된 개입인지, 아니면 불확실성은 있지만 의료 전문직이 정당하게 문제를 정의하고 진단을 내리고 치료법을 결정할 수 있는 그런 개입인지를 어떻게 알 수 있다는 말인가? 이 문제는 이 책의 두 번째 주제, 즉 우리가 소비자로서 지식을 쌓아서 의료 전문 종사자들의 상호 작용을 향상시킬 수 있는 방법들로 이어진다.

전문성 얻기

먼저 일반적인 차원에서 말하자면, 의료에 대한 환자의 이해는 높으면 높을수록 더 좋다. 자신의 몸에 대해 더 잘 이해하면 환자가 증상을 찾고 묘사하는 데 도움이 되고, 자신의 병력을 더 잘 설명할 수 있게 되며, 의료 서비스를 좀 더 효율적으로 이용하게 될 수도 있다. 그래서 의료 관계자들은 환자들을 설득해 바이러스 감염을 치료하는 데 항생제를 요구하지 않게 하고, 대수롭지 않은 증상으로 의사들을 괴롭히지 않게 하며, 유방암이나 고환암처럼 심각한 질병일 경우 스스로의 증상을 자기 진단하도록 하고, 자신의 몸을 충분히 잘 이해해 몸에 있는 구멍과 부속기들을 세심하게 살피도록 하며, 담배 연기에서 햄버거, 감자튀김까지 몸에 해로운 물질들을 너무 많이 섭취하지 않도록 한다. 이 모든 것들은 좋은 일이다. 의학 문헌을 너무 많이 읽어서 생기는 병, 그러니까 심기증*이 유행병으로 번지지만 않는다면 말이다.

독학으로 의료 지식을 습득하는 것은 전문가들을 선택하거나 진단에 이의를 제기하는 데도 도움을 줄 수 있다. 여기서 문제는 의료에서의 유행으로 되돌아간다. 만약 소비자가 어떤 의료 개입에 대한 의학적 견해가 시간이 지나면서 반대 방향으로 옮아갔음을 깨닫게 되거나 그러한 견해가 지역에 따라 편차를 보인다는 사실을 알게 된다면, 현재 받아들여지고 있는 견해에 이의를 제기할 권리는 커지고 선택의 폭은 분명 넓어질 것이다. 전문적인 의학 문헌을 읽거나 인터넷을 참조하는 것도 의료에서의 상호 작용을 향상시키는 또 다른 방법이다. 샌프란시스코의 에이즈 활동가들의 사례에서 나타난 것과 같은 전문직 종사자들과의 격렬한 토론은 '상호 작용 전문성'이라 부를 수 있는 이해의 수준으로 이어질 수도 있다. 즉 일반인들이 비록 스스로 의료 개입을 할 수 있는 지위까지는 도달하지 못했지만 의료 전문직 종사자들과 대등하게 판단을 내릴 수 있게 되었다는 말이다. 마지막으로, 적어도 원칙적으로는 자격을 갖추지 못한 사람도 충분한 관찰과 연구를 한다면 앞서 언급했던 것처럼 '과학자가 되어' 새로운 질병군(群)의 정의에 기여하는 위치까지 오르지 못한다는 법은 없다.

그러나 우리가 계속해서 강조해 온 바와 같이, 정보의 수집을 전문성의 획득과 혼동해서는 안 된다. 2장의 가짜 의사 사례들이 던져 주는 역설적인 의미는 정보 수집보다 경험에 더 큰 무게를 두어야 한다는 것이다. 어떤 목적을 위해서는 경험이 풍부한 가짜 의사가 의대를

---

* ───── 心氣症, hypochondria를 가리키는 말로 침울증, 건강 염려증이라고도 한다. ─옮긴이

갓 졸업해 많은 정보를 갖춘 젊은 인턴보다 나을 수 있다. 더욱 골치 아픈 점은 정보가 잘못된 정보일 수 있다는 것이다. 특히 그 정보가 인터넷처럼 알려지지 않은 출처에서 나온 경우에 그러하다. 인터넷에는 누구나 어떤 것에 대해서도 쓸 수 있으며 여기에 권위의 외양을 입힐 수 있다. 신문과 다른 대중 매체도 과학적 논증의 힘에 대해 완전히 그릇된 인상을 줄 수 있다. 언론은 양쪽 입장을 균형 있게 보도하는 것을 추구하기 때문에 증거가 한쪽으로 지나치게 쏠려 있을 경우에는 증거의 균형에 대해 완전히 잘못된 인상을 줄 수 있다. 영국의 MMR 백신 사례는 이 점을 완벽하게 보여 준다. 뿐만 아니라 어떤 주장은 당장 위험이 임박했다거나, 신용 사기꾼들이 잘 아는 것처럼 당장 이득이 생길 거라는 느낌을 전달할 때 더 큰 설득력을 갖는다. 영국에서 보건 관련 의사 결정은 종종 보건 정책 전문가들이 '수의 펄럭이기(shroud waving)'라고 부르는 언론의 지나친 관심에 의해 영향을 받는다. 의료에서 나타난 몇몇 개별적인 불행한 사례들로 인해 촉발된 이런 지나친 관심은 주의 깊게 짜여진 정책 우선순위의 합리성을 전복시킨다. 우리가 책의 전반에 걸쳐 설명하려 애쓴 것처럼, 단기적 이득의 추구는 순전히 자기중심적인 개인들에 대해서도 최선의 장기적 정책이 아닐 수 있다.[10]

경험 많은 의사나 연구 과학자들을 포함하는 토론 그룹에 참여해 보면 정보를 이해와 혼동하는 것과 관련된 함정의 일부를 피하는 데 도움이 될 수 있다. 그러나 샌프란시스코 에이즈 활동가들의 사례는 일반인들이 의료에 개입하기 위해 요구되는 유형의 전문성을 발전시키려면 얼마나 많은 노력과 의료 공동체에 대한 관여가 있어야 하는지를 보여 준다.[11] 일반인들이 새로운 질병군의 정의를 내리려고 시도한 사례들을 다룬 5장은 '과학자 되기'가 실로 매우 어려운 일임을 보여 준다. 이 문제는 이 책의 중심 주제를 기리키고 있다. 일군의 개인들은 자신들이 새로운 증후군을 경험하고 있다고 확신할지도 모른다. 그러나 진짜 새로운 질병이 될 가능성이 높은 것이 무엇이고 일련의 개인적 인상들을 과도하게 읽어 낸 것이 무엇인지는 기술적인 역학 연구와 불편부당한 역사적 조망만이 말해 줄 수 있다. 의사들 자신조차도 유행에 휩쓸릴 수 있음을 감안한다면, 소비자들 역시 그렇다는 것은 별로 놀랄 일이 못된다.

요약하자면 수집할 수 있는 모든 의료 정보는 소비자와 의료 권위자들과의 상호 작용을 풍부하게 하는 데 유용하지만, 그 정보는 겸손하게 사용되어야 하며 지식을 전문성과 혼동해서는 안 된다. 지식은 단지 전문성의 한 구성 요소일 뿐이다. 의사나 수의사 등이 의료 훈련을 받을 때는 경험이 많은 숙련된 실행가들과 함께 일을 실제로 해 보면서 배우는 것이 필수적이다. 이는 많은 의료 기술이 암묵적이고 기예에 가까운 성격을 갖고 있어 책을 통해 배우는 것으로는 결코 충분하지 않기 때문이다. 또한 의사들은 의료 실행에서 불확실성에 대처하는 법을 배워야 하며, 시행착오를 통한 발견(heuristics), 어림짐작, 그 외 정확한 진단과 개입을 하도록 돕는 비공식적인 전문성의 구성 요소들을 숙지해야 한다. 만약 정보가 전문성과 같은 것이라면 의사는 컴퓨터로 대체될 수 있어야 할 테지만, 이것은 분명 불가능하다.[12]

결론적인 언급

우리 주장의 밑에 깔린 전제는 치료의 기초가 집단 평균 검사(PAT)에서 특정 개별 원인(SIC)으로 옮겨 가는 것은 좋은 일이며, 그러한 전이를 가능케 해 주는 것이 바로 의학이라는 것이다. 앞선 『골렘』 시리즈에서 다룬 20세기 과학사와 과학의 사회적 연구의 사례들을 보면, 과학 일반, 그중에서도 특히 의료 과학이 소박한 과학 철학이나 「스타트렉」에서 그려 내는 유사-논리적 모델과 언젠가 일치하게 될 거라는 (낙관적인) 생각을 갖기는 어렵다. 우리가 거의 확실하게 알고 있는 것이 한 가지 있다면, 그것은 사람의 몸은 말할 것도 없고 물질 세계가 상세한 인과적 상호 작용의 수준에서 결코 완전히 이해되지 못할 거라는 점이다. 사람의 몸의 경우에는 세포, 화학 신호 전달 물질(chemical messenger), 전기적 경로, 그리고 사고(思考) 사이의 상호 작용에 대한 완전한 이해는 불가능할 것이다. 하지만 그럼에도 불구하고 우리는 '집단 평균에서 특정 개별 원인으로의 전이'가 더 많이 일어나도록 희망해야 한다. 우리는 이러한 희망을 가져야만 한다. 그렇지 않으면 우리는 이성이 더 이상 지배적인 가치가 아닌 완전히 다른 종류의 사회를 받아들여야 할 것이다. 그리고 이는 깊이 생각해 보면 우리가 별로 좋아하지 않음을 깨닫게 되는 그런 사회일 것이다. 그런 사회에서는 사망자에 대한 인구 통계학적 수치가 보편적 백신 접종을 뒷받침하는 논증으로 더 이상 기능하지 못할 뿐만 아니라, 안전띠 의무화, 스포츠유틸리티 차량 사용 제한, 총기 보유 제한, 온실 가스 배출량 감축, 공공장소에서의 흡연 규제 등을 뒷받침하는 힘도 잃게 될 것이다. 또한 우리는 '자연적'이라는 관념이 인종 차별의 정치에서 어느 정도로 중요한 역사적 역할을 해 왔는지를 잊어서는 안 된다. 그러나 설사 합리적·과학적 가치들을 의식적으로 기부하지 않는다 하더라도, 최선의 의도에도 불구하고 어떤 일이 빚어질 수 있는지를 아는 것이 중요하다. 집단 수준에서 과학에 기반 하지 않은 치료법들을 과도하게 추구하면 의학에도 이차적 효과를 미칠 수 있다. 이는 희소성의 경제(일단 개인으로부터 눈을 떼고 나면 망각해서는 안 되는 힘)가 빚어내는 결과이다.[13] 우리는 집단 평균에서 특정 개별 원인으로의 전이 속도를 늦출 것인지, 현 상태를 유지할 것인지, 더 빠르게 할 것인지를 결정해야 한다. 만약 이전 속도가 늦춰지는 것을 원치 않는다면, 우리는 정책의 수준에서 대체 의료 문제를 조심스럽게 다루어야 한다.

가까운 미래에는 일부 암이나 뇌 손상, 신경 손상에 대해 그러한 전이가 가능해질 것임을 어렵지 않게 상상해 볼 수 있다. 이러한 문제들의 경우 개인의 세포 수준에서의 의료 개입들(팔다리 골절에서 뼈 수준에서의 의료 개입과 흡사한)이 가능할 날이 다가오고 있는지 모른다. 여기서 우리가 비타민 C를 다룬 4장에서 강력하게 주장했던 논점을 반복하자면, 특정 개인이 공동체 정책의 측면에서 아무것도 뒷받침되지 않는데도 과학에 근거하지 않은 대안을 추구하는 것은 완벽하게 합당한 것이다.[14] 의학의 논리와 개인의 치료의 논리는 서로 다른 것으로, 이 둘을 뒤섞지 않는 것이 중요하다. 의학은 어딘가 다른 곳에서 대안을 찾는 사람에게 "안 돼."라고 말해서는 안 된다. 그런 결론을 정당화하기에는 사람의 몸에 대해 알려진 것이 너무 적고, 마음과 몸의 상호 작용에 관해 알려진 것 역시 분명 너무나 적다.

우리는 구원 대 과학, 단기적 관점 대 장기적 관점, 개인 대 공동체의 문제라는 대립 구도에서 손쉬운 해결책은 없다는 사실을 알고 있다.

그러나 우리는 단기적 해법이 전부가 될 수는 없음을 보여 주려 애썼다. 개인의 선택권을 더 많이 보장하는 것은, 그러한 선택이 거의 희망이 없는 사람들에게 아무리 절실한 것이라 하더라도, 다른 사람들에게는 선택권의 축소를 의미할 수 있다. 현재 세대를 위한 선택권의 확대는 미래 세대에게 선택권의 축소를 의미할 수 있다. 결국 우리가 내놓을 수 있는 최선의 답은 이러한 고려 사항들을 깊이 염두에 두고 선택을 하라는 것이다. 이러한 선택은 다양한 수준의 지식과 이해의 맥락에서 다양한 방식으로 이뤄져야 한다. 지식과 이해는 많으면 많을수록 더 좋지만, 이 말은 인터넷이나 신문에서 찾은 내용을 단순히 수용하는 것을 의미하는 것이 아니다. 이해라는 것은 그보다 훨씬 더 도달하기 어려운 것이다. 의료 전문직과 의학은 반복해서 잘못을 범하게 마련이다. 이것이 바로 과학 일반, 그중에서도 특히 의학의 본질이다. 의학은 심지어 물리학이나 공학보다 훨씬 더 자주 잘못을 저지를 것이다. 그러나 의학이 잘못을 저지르니까 이를 버려야 한다는 결론을 이끌어 내는 것은 옳지 않다.

1993년『골렘』시리즈의 첫 번째 책에서 우리는 이렇게 썼다.

어떤 사람들에게는 과학이 십자군 기사이다. 좀 더 음흉한 인물들이 무지의 승리에 기초해 새로운 파시즘을 세우려 호시탐탐 노리고 있는 가운데 우매한 신비주의 신봉자들에 에워싸인 기사와 같은 존재인 것이다. 반면 다른 사람들에게는 과학이야말로 적이다. 우리의 온화한 행성, 서서히 힘들게 길러 낸 옳고 그름의 감각, 시적인 것과 아름다운 것에 대한 느낌이 이윤 외에는 아무것에도 관심 없는 자본가들이 조종하는 기술 관료주의(문화의 정반대)에 의해 공격을 받고 있다는 것이다. 어떤 사람들에게 과학은 농업에서의 자급자족을 가능케 하고, 장애인들에게 치료법을 제공하며, 친구와 친지들을 잇는 선 시구석 네트워크를 가져다준다. 반면 다른 사람들에게 과학은 전쟁 무기를 만들어 내고, 우주 왕복선의 추락과 함께 학교 선생님이 불타 죽는 결과를 초래하며, 조용하고 기만적으로 뼈를 오염시키는 체르노빌을 가져오는 것이다.

1998년도에 서구 의료에 관한 결정적인 역사서 『인류에 끼친 최고의 혜택(*The Greatest Benefit to Mankind*)』을 펴낸 과학사학자 로이 포터는 의료에 대해 비슷한 감정을 표현하였다. "지지자들이 보기에 미생물 사냥꾼과 마이크로칩으로 상징되는 현대 의료는 서구인들이 죽음의 그림자가 드리워진 골짜기를 벗어나 더 오래 건강하게 살 수 있도록 해주었다. 반면 비판자들에게 현대는 유대 인 대학살과 소련 강제 수용소의 시기이며, 이루 말할 수 없는 유린이 자행된 현장에서 의사와 정신과 의사들은 마지못해 하는 참가자가 아니었다. 과학적 의료는 빛나는 갑옷을 입은 새로운 기사거나 새로운 신체 강탈자거나 둘 중 하나인 것이다."(669쪽).

우리가 이 중 한쪽 편을 선택할 수 있었다면 이 책은 좀 더 쓰기 쉬운 책이 되었을 것이다. 만약 우리가 의사들의 편에 서거나, 아니면 기성 의료 체제가 '건강에 대한 최대의 위협'이 되었다고 (1970년대에 이반 일리치가 이런 주장으로 유명해졌다.) 믿는 사람들의 편에 섰다면 좀 더 생동감 있고 매력적인 주장들을 내놓을 수 있었을 것이다. 예를 들어 우리는 소아마비와 천연두의 근절(혹은 거의 근절), 항생제가 치명적인 질병들을 단지 성가신 불편거리 정도로 변화시킨 과정, 극중 줄거리에서 흔히 쓰이는 요소였던 출산 시 사망이 지금은 너무나 드물어져 있을 법하지 않은 이야기로 받아들여지게 된 과정 같은 것에 집중할 수 있었을 것이다.[15] 혹은, 제약 회사의 제품들이 미국에서 으뜸가는 사망 원인 중 하나라거나, 외과 의사들이 수술을 서투르게 해서 환자들이 곧잘 사망한다는 사실(베트남 전쟁 기간 동안 미국의 병원에서는 매년 전쟁에서 사망한 사람 수보다 더 많은 사람들이 외과 의사들의 실수로 사망했다.)을 지적할 수도 있었을 것이다.[16] 그러나 우리가 지금 양쪽 편의 지식에 대해 알고 있는 것을 전제로 하면, 의료에 관한 책은 논쟁에서 어느 한쪽 편을 드는 책들에 비해 덜 매력적이고 쓰기도 더 어려울 수밖에 없다.

집필하면서 우리도 놀란 사실은 이전 『골렘』 책들에 견줘 이 책에서 우리가 좀 더 과학의 편에 서 있다는 사실이었다.[17] 이전의 책들에서 우리는 '극단을 오가는 논리(flip-flop logic)'의 위험에 관해 이야기했다. 우리는 과학 기술의 능력이 과도하게 그려지고 있다고 느꼈다. 과학 기술을 확실한 지식으로 가는 거의 신성한 경로로 그려 내는 것, 즉 급상승(flip)은 과학 기술이 그 이상에 못 미친다는 사실이 분명해지면 과학을 통째로 거부할 위험, 즉 급하강(flop)으로 이어질 수 있다. 오늘날의 세계에는 급상승이 너무나 많다. 그리고 전문가들의 지식을 거부하고 이를 소비자의 선택이라는 기치 하에 값싼 대중 영합주의로 대신하도록 요구하는 것도 너무나 쉬워졌다. '의료의 기사'가 빛나는 갑옷을 입지 않은 것은 사실이다. 판금은 삐걱거리고 녹이 슬어 벗겨졌고, 들쭉날쭉한 가장자리 때문에 상처를 입거나 피부가 찢기기도 하며, 검은 무디고 이가 빠져 있다. 따라서 기사에게 접근할 때에는 충분한 지식을 갖추고 조심스럽게 다가가되, 이를 키우고 연마하고 미소도 보여 주어야 한다. 고통받는 사람들을 구원하는 기사의 임무는 변함이 없을 것이고 보검은 여전히 허공을 가를 것이다.

서문

1) 의료의 불확실성에 관해서는 르네 폭스(Renee Fox)가 체계적으로 논의한 바 있다.

2) 이 책이 인쇄에 들어가기 직전에 저자 중 한 명의 아이가 산악 지역에서 추락한 후 응급 수술로 목숨을 건졌다. 파열된 비장을 제거하고 많은 양의 피를 수혈해 내출혈로 손실된 피를 보충하는 수술로, 자칫하면 장기가 회복할 수 없는 손상을 입어 생명이 위험할 뻔했다. (이 각주는 사고 이후 이 책의 내용에 가해진 유일한 수정이다.)

3) Collins and Evans, "Third Wave of Science Studies"에 제시된 접근법을 활용함으로써, 우리는 의료에 일련의 피할 수 없는 문제들이 존재하며 이에 대한 답은 오직 전문성(expertise)에 대한 분석을 통해서만 얻을 수 있음을 알게 되었다.

서론 | 과학으로서의 의학과 구원으로서의 의료

1) 이 책에서 다루지 않은 한 가지 작은 혼동은 의료 과학자들이 '획기적 발견'을 공표할 때 생긴다. 이때 환자들은 새로운 치료법이 곧 나올 거라는 희망을 품게 되는데, 실제로는 과학적 발견으로부터 치료법에까지 도달하는 시간은 수십 년 이상이 걸릴 가능성이 높다.

2) 이 장에서의 설명은 스티븐 엡스타인(Steven Epstein)의 책 *Impure Science: AIDS, Activism, and the Politics of Knowledge*에 근거하고 있으며, 케임브리지 대학 출판부의 허락을 얻어 재수록했다. 우리는 이 장이 이 책의 다른 장들과 문체상 다소 상이할 수 있는 위험을 무릅쓰고 『확대된 골렘』에 실었던 내용을 (새로운 서문만 달아) 그대로 재수록하기로 했다.

3) 천연두의 근절이 아무런 대가를 치르지 않고 얻어진 것은 아니었다. 천연두 백신은 백신 접종에서 나타날 수 있는 가장 심각한 부작용을 일루 수반한다. 이라크전 당시 미국 국민 전체가 천연두 공격에 대해 새롭게 면역이 생길 수 있도록 백신 접종 운동이 전개되었는데, 이 과정에서 수천 명의 사망자(주로 병약자와 노인)가 발생한 것으로 추정되고 있다.

4) 일부 부모들이 단일 백신을 연이어 접종하는 대안적 방식(면밀한 분석에 따르면 이런 방식은 원칙에서 다를 바가 없다.)을 요구한다는 점에서 문제는 복잡해진다. MMR 혼합 백신 반대론자들은 장(臟)내에 존재하는 홍역 바이러스가 자폐증과 생물학적 연관을 갖는다고 하는데, 단일 백신을 접종하는 방식에서도 홍역 백신은 여전히 접종되며, 부모들은 단일 홍역 백신을 계속해서 맞히라는 권유를 받는다. 뿐만 아니라, 그간 대부분의 논의가 홍역에 집중되긴 했지만, 풍진이나 (논란의 여지는 있지만) 볼거리에 걸리는 경우의 장기적 위험은 백신에서 나오는 어떠한 잠재적 해악보다 더 위험한 것으로 생각되고 있다. 단일 백신을 접종하면 시간적 지연이 생기고 이로 인해 질병이 확산될 수 있는 기회가 늘어나기 때문에, 결과적으로 위험은 더 커진다. 반면 이 글을 쓰는 시점에서 '혼합' 백신 그 자체가 위험하다는 기자 회견에서의 경고를 뒷받침할 만한 과학적 증거는 없으며, 그러한 경고는 해당 연구 팀이 《랜싯》에 발표한 논문으로부터 도출된 것도 아니었다.

5) 이는 '공유지의 비극(Tragedy of the Commons)'과도 연관되어 있다. 이에 따르면 모든 농부가 자기 양떼를 몰아 공유지에서 풀을 뜯도록 무제한으로 허용한다면, 조만간 풀밭이 없어져 버려 장기적으로는 어떤 농부도 이득을 보지 못하게 된다. 이 사례에는 죄수의 딜레마가 좀 더 잘 들어맞는데, 왜냐하면 공유지의 비극에서는 모든 사람들이 현재 진행되고 있는 상황을 볼 수 있는 반면, 백신 접종이나 '감옥'에서는 다른 사람들이 어떤 선택을 하는지 아무도 모르기 때문이다.

6) 극소수의 사례들이 그런 가능성으로부터 영향을 받았다 해도 통계적 분석의 미궁 속에 파묻혀 버릴 수 있다.

7) 이 말은 이런 선택의 논리를 따르도록 부모들을 설득하는 것이 쉽다는 얘기가 아니다. 최악의 경우는 그러한 예방 접종에 동의한 후 아이가 자폐증 증상을 나타내 보일 때이다. 이럴 때는 선택의 논리가 어떠했건 간에 부모는 죄의식을 느낄 수밖에 없다.

8) 이 책의 두 저자는 모두 그런 연구를 수행한 적이 있다. 콜린스는 인체 수술과 동물 수술, 핀치는 동물 수술에 관한 연구를 각각 했다. 저자들은 인간과 동물 모두에서 수술 대상에 있는 혈관이나 장기를 한참 동안 찾지 못하는 사례들을 목격했다. 사람에 대한 심장 페이스메이커 수술에서는 종종 두부 정맥(cephalic vein)을 찾을 수 없었고, 흰 족제비의 자궁은 있어야 할 위치에 없었으며, 말의 고환을 찾는 데 30분이나 걸리기도 했다. 관련 논문은 권말의 참고 문헌에 수록해 두었다. Collins, "Dissecting Surgery"; Pinch, Collins, and Carbone, "Inside Knowledge" 그리고 Collins, Devries, and Bijker, "Ways of

Going On" 등을 참조하기 바란다.

9) 이어지는 내용의 아이디어는 옌스 라흐문트(Jens Lachmund)의 논문들에서 얻었다.

10) 위에서 암시한 바와 같이, 이 책에서 우리는 선진국에 있는 상대적으로 교육 수준이 높은 사람들이 겪게 되는 의료의 문제를 다룬다. 우리가 여기서 논의하는 선택의 가능성은 개발도상국에서는 접할 수 없으며, 선진국에서 매우 가난하거나 교육 수준이 낮은 주민들의 비율이 높은 지역 또한 마찬가지이다. 그러한 환경에서는 현재 선택의 여지가 없다. 앞으로 때가 되면 우리가 여기서 논의한 선택의 가능성을 모든 사람이 누릴 수 있기를 바란다.

11) 상호 작용 전문성과 기여 전문성에 관한 설명은 Collins and Evans, "Third Wave" 논문에서 찾을 수 있다.

12) 의과 대학의 훈련 과정에 대한 고전적 사례 연구는 Becker, *Boys in White*를 보라.

13) 과학자가 되는 또 다른 방식은 에이즈 치료 연구(7장)에서 볼 수 있다.

14) Richard Horton의 *Second Opinion*과 *MMR, Science and Fiction*을 보라.

15) 제약 회사는 다수의 이중 맹검(double-blind) 무작위 대조군 시험에 돈을 댈 수 있는 유일한 그룹이다. 그리고 그들이 그런 시험을 운영하는 것은 오직 시험 결과가 투자에 대한 수익을 낼 기회를 줄 때뿐이다. David Horrobin, "Are Large Clinical Trials in Rapidly Lethal Diseases Usually Unethical?"을 보라.

1장 | 플라시보 효과 ― 의학의 심장부에 뚫린 구멍

1) 스포츠의 경우에는 운동선수의 정신적 상태가 경기 수행 능력에 매우 큰 영향을 미치는 것이 분명하다.

2) 심지어 "노시보 효과(nocebo effect)", 즉 정신적으로 유발된 건강 악화가 나타날 수도 있다. 이는 5장에서 언급되고 있다.

3) 기대성 효과와 보고 효과의 존재는 심리학자들의 연구에 의해 플라시보 효과의 존재와는 독립적으로 확인된 것이라는 사실을 기억하라.

4) 이 점은 마틴 엔서링크(Martin Enserink)의 논문에 근거한다.

5) 이 점은 앤드루 라코프(Andrew Lakoff)의 논문에 근거한다.

6) 이 생각은 호르몬 대체 요법을 받은 시험군과 대조군 사이에 차이가 없었다는 이중 맹검 플라시보 시험의 결과 보도에서 영감을 받았다(BBC의 *Today* 프로그램, 2003년 8월 8일 방영).

7) 이 책의 저자들 중 한 사람은 정통 의료가 낫게 하지 못한 등 아래쪽의 통증이 척추 지압 요법을 단 한 차례 받고 즉각 크게 완화되었다고 확신한다. 그러나 그는 자신과 아이

들에게 나타난, 이와는 다른 증상들에 대해서도 (침술을 포함하여) 다른 수많은 대체 요법들을 시도해 보았는데, 이런 경험을 통해 회의적 태도가 현저하게 커졌다. 그것들 중 효과가 있었던 것은 하나도 없었고 그중 일부는 대체 어떻게 효능이 있을 수 있는지 상상할 수도 없었기 때문이다. 반면 동일한 필자는 (약사의 도움을 얻어) 손쉽게 이해하고 완화시킬 수 있었던 증상을 제대로 다루지 못한 "기술 주도적" 진단과 치료에 대해 매우 비판적이다. 대체 의료에 대해 극단적으로 회의적인 태도를 보이는 사람들은 정통 치료법 역시 실패를 겪는다(또 그럴 수밖에 없다.)는 사실을 망각하는 경향이 있다. 우리는 오직 대체 의료가 실패한 경우들만을 기억한다. 이 책의 또 다른 저자는 침술에 대해 상당한 호감을 가지고 있다.

8) 무작위 대조군 시험이 모든 치료법의 검증에 적합하다는 관념을 매우 우스꽝스럽게 비꼬아 다룬 Smith and Pell, "Parachute Use to Prevent Death and Major Trauma Related to Gravitational Challenge"를 보라. 우리의 주장은 여기서 한 걸음 더 나아가, 무작위 대조군 시험을 적용해야 하는 사례들과 그래서는 안 되는 사례들을 치료에서 효과까지의 인과적 연쇄가 개별 수준에서 이해되어 있는 정도에 따라 두 부류로 나눈다. 낙하산의 경우는 분명 인과적 연쇄가 잘 이해되어 있는 쪽에 속한다.

2장 | 가짜 의사 ― 현장에서 진짜로 가장하기

1) 이 지점에서 앞선 『골렘』 시리즈의 책들에서 논의된 '실험자의 회귀'와 강한 유사성이 나타난다. 이 경우 과학 실험이 어떤 결과를 산출해야 하는지가 아직 논의 중일 때는 실험이 적절하게 수행되었는지를 분명히 알 수 없다.

2) U.S. House of Representatives, *Fraudulent Medical Degrees, Hearing before the Subcommittee of Health and Long-Term care, of the Select Committee of Aging*, December 7, 1984, 3을 보라.

3) *The New York Times*, December 9, 1984, Late City Final Edition, sect. 1, pt. 1, p. 33, col. 1, National Desk.

4) 이 장의 최종 원고 바로 전 단계의 원고가 완성되고 한참 지난 후인 2004년 중반쯤에 우리는 미국에서의 가짜 의사들을 다룬 오래전 논문 "Make-Believe Doctors"을 우연히 발견했다. 이 논문은 동일한 문제를 다루면서 우리가 발견한 내용과도 부합했다. 이 논문은 로버트 더비셔(Robert C. Derbyshire)가 쓴 것으로, 1980년에 처음 출판되었고 1990년에 개정판이 나왔다. 더비셔는 1969년에서 1978년 사이에 중대한 의료 활동에 종사한 47명의 사기꾼에 대한 증거를 찾아냈다. 우리와 마찬가지로 더비셔가 찾은 미국 사례들 중에도 여성은 없었다. 더비셔는, 많은 가짜 의사들이 오랜 기간 동안 살아남을 수 있었고 종종

의료상의 숙련과는 무관한 위반 행위로 인해 정체가 드러났다는 사실을 밝혀냈다. 더비셔는 또한 가짜 의사들이 준의료 전문직에서 일하면서 진입을 위한 발판을 얻을 수 있었다는 사실도 알아냈다. "사기꾼은 의사들과의 교제를 통해 부주의한 사람들을 속이기에 충분한 의료 전문 용어를 학습했다."(46쪽). 더비셔의 논문에서 증거 제시가 잘 이뤄진 대목 중 하나는, 가짜 일반의에게 치료를 받은 환자들이 의사의 정체가 밝혀진 이후에도 그들의 의료 서비스에 대해 감사하는 태도를 취하는 정도에 관한 것이다. 이 점은 뒤에 나오는 주석에서 다시 언급할 것이다. 그러나 분석에 접어들면 더비셔의 논문은 실망스럽다. 그의 논문은 프로메테우스 출판사에서 나왔는데, 그 책이 속한 시리즈나 그 책의 편집자들 모두가 책의 제목인 『건강 도둑(Health Robbers)』이 시사하는 것처럼, 주변부 과학이나 그와 유사한 것들에 대한 조악한 폭로에 치중하고 있다. 그래서 더비셔는 주로 가짜 의사와 연관된 스캔들과 이들의 수를 줄일 수 있는 방법에 관심이 있다. 그는 신용 사기가 일어나는 일반적 조건들을 보지 못하며, 가짜 의사가 얼마나 쉽게 의료 전문직에 진입해 살아남을 수 있었는가가 현대 의료의 의미에 대해 던지는 시사점도 눈치 채지 못한다. 그러나 그의 논문은 가짜 의사들의 경력에 대한 설명을 담고 있다는 점에서 읽어 볼 가치가 충분하다. 우리가 더비셔의 논문을 뒤늦게 발견하는 바람에 이 장에 가해진 수정은 이 주석과 뒤에 나오는 주석을 새로 보태는 것에 그쳤다.

5) 미국의 사례들은 2004년에 매튜 윙이 수집했다. 영국에 대한 연구는 "가짜 의사들: 숙련의 모사"라는 제목으로 영국 '경제 사회 연구 재단(ESRC)'의 연구 지원을 받아 수행되었다(과제 번호 R00234576). 조앤 하틀랜드가 연구 책임자였고, 콜린스는 공동 연구를 했다. 영국의 연구는 1994~1995년에 거의 끝났다. 이 장의 본문 중 많은 부분은 하틀랜드가 콜린스의 도움을 받아 작성한 초기 원고에서 그대로 전재한 것이다.

6) 이와 연관된 책임 떠넘기기의 사례로는 우주 왕복선 챌린저 호 참사를 둘러싼 일련의 사건들을 보라. Golem at Large의 2장에 그 내용이 실려 있다.

7) 우리가 이 책에서 알아내고자 하는 것에 비추어 보면 이는 보수적인 분류이다.

8) 사례들 중 여성의 수는 전체 87명 중 5명에 불과해 매우 적었다.

9) 동일한 종류의 주장이 의료 당국에 대해서도 적용된다. 이 책을 읽는 독자들은 모두 샴푸가 약이 아니라는 것을 알기 때문에 가짜 의사가 샴푸를 인후 감염에 처방할 거라고 예상하지 않는다. 사람들은 가짜 의사가 자신의 평판을 유지하는 데 신경을 많이 쓰기 때문에 인후 감염에 샴푸를 처방하는 따위의 일은 절대 하지 않을 거라고 생각할 것이다. 따라서 샴푸의 처방이나 그 비슷한 일들이 뭔가를 드러내는 징후라고 한다면, 그것은 자격의 결여가 아니라 노망, 정신적 불안정, 혹은 과로의 징후로 받아들여질 것이다. 가정의 위원회(FPC)가 샴푸 처방 제보를 조사하면서 앳킨스의 의사 자격을 그리 열심히 확인하지 않은 이유는 아마 이 때문이었던 것 같다. 무지에서 비롯된 행동처럼 보이지 않았던 것이다.

10) 로버트 더비셔("Make-Believe Doctors," n. 31)에 따르면, 특히 작은 마을에서 의료 사기꾼들의 주위에는 신뢰를 받아 온 가정의(family physician)의 정체를 밝힌 데 분개히 는 충실한 지지자들이 생겨난다. 그는 텍사스 주 그로브턴에서 부정 의료 행위를 한 프레디 브랜트의 사례를 다루었다. 그의 정체가 폭로되자 그로브턴의 시민들이 그를 지키기 위해 힘을 합쳤다. 한 농부는 이렇게 말했다 "내 아내는 14년 동안 아팠어요. 우리는 러프킨, 크로켓, 트리니티에 있는 의사들에게 가 보았지만, 그는 이 의사들 중 어느 누구와 비교하더라도 아내에게 도움을 더 많이 주었습니다. 아내가 벌떡 일어나더니 상반신을 굽히더군요. 그때 아내를 보셨으면 좋았을 건데. 그는 아내를 일으켜 세웠고 이제 아내는 소젖도 짜고 무슨 일이든 다 할 수 있습니다."(46쪽). 더비셔는 신문의 표현을 빌려 브랜트를 지지하는 증언들이 "용암처럼 콸콸 쏟아졌"고, 이 때문에 그 지역 배심원들이 기소를 거부했다고 했다. 그는 또한 뉴욕 주의 작은 마을에서 6년 동안 의료 행위를 한, 신뢰받던 가짜 의사의 사례를 전형적인 예로 설명했다. "그는 심지어 동료 의사들이 자주 전화를 걸어와 자문을 구할 정도로 동료들의 존경을 받았다. 마침내 그의 정체가 폭로되었을 때 …… 그의 충실한 지지자들의 성난 외침을 허드슨 강 전역에서 들을 수 있었다. 그들은 심지어 그를 다른 지역으로 추방하지 말라고 호소하는 청원서를 돌리기까지 했다."(50쪽).

논문의 폭로성 기조에 맞게 더비셔는 이와 같은 충실한 지지를 근래 들어 '인지 부조화 (cognitive dissonance)'라는 이름이 붙은 현상의 결과로 설명하려 하고 있다. 자신들의 의사를 진짜로 받아들였던 시민들은 바보 취급 받는 것을 바라지 않기 때문에 가짜 의사의 서비스가 가치 있는 것이었다고 강변한다는 것이다. (그러나 더비셔는 "다른 사람들은 자신이 실제로 도움을 받았다고 **믿을** 수도 있다."라는 점을 시인한다. 51쪽, 강조는 필자.) 우리는 상황이 앞서 우리가 설명한 대로에 더 가깝다고 생각한다. 의료 과학의 본질을 감안하면, 환자와 친근한 아마추어는 어려운 환자들을 상급 의료 기관으로 보내고 그 외 대다수의 일상적 질환들에 성공적으로 대처할 수 있는 여지가 충분히 있다는 것이다.

11) 러시아나 쿠바 같은 국가들에서는 의료 전문직 종사자들이 훨씬 적은 보수를 받는다.

12) 우리는 백신 접종의 경우(8장을 보라.)도 마찬가지로 인구 통계에 의존하지 않아도 되게 해 줄, 개인들에 관한 정보를 갖고 있지 못하다.

제3장 | 편도 절제 수술 ─ 진단과 불확실성에 대처하기

1) 이 정보는 Joel D. Howell, *Technology in the Hospital*에서 얻었다.

2) 이러한 신기술들이 환자에 대한 의사의 권력을 증가시키는 데에 중요한 역할을 했다는 점은 서론에서 논의한 바 있다.

3) 자기 진단에서 의료 전문가와의 진료 상담으로 넘어가는 과정은 보건 시스템의 재정과 조직, 그리고 심지어 의료 전문가들에게 부여되는 일반적인 수준의 권위 같은 요인들에 결정적으로 의존한다는 점도 언급해 둘 필요가 있다. 의료에 대한 접근성이라는 쟁점은 분명 엄청나게 중요한 문제이다. 만약 의사를 만나려면 돈이 들고 당신이 의료 보험에 가입되어 있지 않다면 의료 전문가와 만나는 일은 줄어들 것이다. 좀 더 미묘한 문제로, 만약 보건 시스템이 의사의 시간을 허비하는 것을 탐탁찮게 여기는 기풍이 강하다면 당신은 전문가와 상담하기 전에 자기 진단을 더 많이 할 것이다. 그러나 그러한 시스템은 의사들에게 너무 많은 권위를 부여할 수 있고, 보살핌이 정말 필요한 사람들이 의사를 방문하는 것을 막을 수도 있다. 이와는 반대로 환자의 선택권과 의사의 낮은 권위로 특징지어지는 미국의 의사들은 다음과 같은 사실에 익숙하다. 다른 보건 시스템에서는 자가 치료나 약사와의 상담(독일이나 스위스에서는 이것이 좀 더 일상적이다.)에 의해 효과적으로 다루어질 수 있을 아주 사소한 증상을 가지고 의사를 찾는 사람들이 많다는 것이다.

4) Jack L. Paradise et al., "Tonsillectomy and Adenoidectomy for Recurrent Throat Infection in Moderately Affected Children."

5) 물론 수술이 효과를 발휘할 수 있는 다른 증상들도 있다. 특히 수면 시 호흡 장애(sleep-related breathing disorder, SRBD)나 귀, 코, 목에 영향을 주는 다른 특정 질병이 있는 경우에 그렇다.

6) 통계치들은 Jack Paradise, "Tonsillectomy and Adenoidectomy," in *Pediatric Otolaryngology*, ed. Bluestone, Stool, and Kenne에서 얻었다.

4장 | 비타민 C와 암 ─ 대체 의료의 소비자

1) Eric S. Juhnke, *Quacks and Crusaders*를 보라.

2) 주변부 과학에 대한 사회학적 연구를 좀 더 상세하게 살펴보려면 Collins and Pinch, "The Construction of the Paranormal: Nothing Unscientific Is Happening," in *On the Margins of Science: The Social Construction of Rejected Knowledge*, ed. Roy Wallis, Sociological Review Monographs 27, pp. 237-70 (Keele: University of Keele, 1979)를 보라.

3) 폴링의 항의는 한 가지 변화를 가져왔다. *PNAS*는 이후 그런 논문들을 즉석에서 거절하지 않았고, 정규 학술지에서와 마찬가지로 심사 위원의 논평에 답할 기회를 저자에게 부여해야 했다.

4) 동일한 논증을 물리 과학의 사례에서 적용한 것으로는 Collins, *Gravity's Shadow*,

chapter 19을 보라.

5) 리처즈가 자신의 책에서 널성적으로 폴링을 변호하고 나선 것은 과학적 검증이 중요
치 않아서가 아니라 이 사례에서는 과학적 검증이 충분히 잘 수행되지 못했다고 보았기 때
문임을 여기서 간단히 언급해 두고자 한다. 이에 대한 우리의 답변은 의료 과학이 항상 옳
은 이해를 할 수 있는 것은 아니며, 다만 그러기 위해 최선을 다할 뿐이라는 것이다. 이는 책
전체의 주장을 관통하는 논점이기도 하다.

6) 물론 의료 과학을 아예 원하지 않는 사람도 있을 수 있다. 혹자는 치료법의 효능을 이
론화하거나 측정하려는 시도보다 '자연적인' 것 내지 마술적인 것을 더 높이 평가하는, 좀
더 매혹적인 시대로의 회귀를 선호할지도 모른다. 그러나 이 책은 어떤 이유에서건 간에 의
료 과학이 우리가 목표하는 것이라는 가정 하에 집필되었다.

5장 │ 만성 피로 증후군 ─ 존재하지 않는 질병의 침투

1) 이러한 역플라시보 효과는 관련 문헌들에서 '노시보 효과(nocebo effect)'('내가 해
를 끼칠 것'이라는 뜻의 라틴 어에서 나온 말)라는 이름으로 알려져 있다. 이 효과에 대한
체계적인 시험은 드문데, 희망하는 결과가 환자에게 해를 끼치는 것인 대조군 시험을 설계
하는 데 따른 윤리적 난점 때문이다. 이 효과의 존재를 뒷받침하는 몇 편의 연구들이 산발
적으로 존재하는데, 가령 한 연구에 따르면, 자신이 심장병에 걸리기 쉽다고 믿는 여성들은
유사한 위험 요인을 가진 여성들보다 사망률이 4배나 높다. 또 다른 실험에서는 천식 환자
들에게 그들이 들이마시는 무해한 증기가 자극성 물질이라는 얘기를 해 주자, 거의 절반가
량의 환자들이 호흡 곤란을 겪었다. 동일한 환자들에게 그들이 기관지 확장제라고 믿는 물
질을 천식 증상에 처방하자 그들은 곧바로 회복되었다. 관련 문헌들에서 걸프전 증후군 같
은 증상들이 노시보 효과의 결과라는 주장을 펼친 사람이 한두 명 있긴 했지만, 이 효과에
관심을 가진 소수의 연구자들은 주로 약물 치료에 따른 부작용을 감소시킬 수 있는 가능
성을 연구하려 한다(약물 치료에 따른 부작용 중 일부는 환자들이 약의 부작용을 예상하
기 때문에 나타나는 것일 수 있다.).

2) Jonathan Banks and Lindsay Prior, "Doing Things with Illness: the Micro
Politics of the CFS Clinic"으로부터 재인용하였다.

3) Silverman, "A Disorder of Affect."

4) Arksey, *RSI and the Experts*를 보라.

5) *Golem at Large*를 보라.

6장 | 심폐 소생술 — 죽음에 저항하기

1) Stiell et al, "Advanced Cardiac Life Support"(인용은 647쪽).

7장 | 에이즈 활동가 — 일반인 전문성의 미래

1) Collins and Pinch, *The Golem at Large*, 126-50.
2) 이 표현은 빗장 밑 동맥이 아니라 **정맥**이 되었어야 옳다는 지적이 있었다.

8장 | 백신 접종 — 개인과 공동체의 긴장

1) 의학 학술지《랜싯》에 실린 Wakefield et al.의 논문을 보라.

2) Wolfe et al.의 논문을 보라.

3) 이도저도 아닌 제3의 가능성도 있는데, 우리는 편도선 절제술을 다룬 3장에서 그것을 이미 다룬 바 있다. 즉, 인구 중 일정 부분이 평균적으로 MMR 백신에 좀 더 취약할 가능성도 있다. 이런 집단에 속한 사람들을 파악해 낼 수 있다면, 그들이 겪을 수 있는 위험이 역학 연구에서 얻은 홍역의 위험과 비견할 만한지 아니면 그보다 더 큰지를 알아낼 수 있을 것이다. 물론 그런 발견은 특정 개인에 대해 골절에서와 같은 인과 관계를 파악해 내는 디딤돌이 될 수 있다.

4) "거의 확실히"라는 구절을 덧붙인 이유는 백신 접종에 반대하는 일부 웹 사이트에서 질병들이 근절된 것은 흔히 얘기하는 것처럼 백신 접종에 힘입은 것이 아니라 실은 건강과 영양 상태 호전 때문이었다고 주장하기 때문이다. (개발도상국에서 질병이 근절되거나 이환수가 크게 줄어들었을 때 그것의 원인을 정확히 꼬집어 말하기란 쉽지 않은 일이다.)

5) 풍진 백신에 관해서는 다음과 같은 주장도 있었다. 즉, 책임 있는 부모라면 딸아이에게 풍진 백신을 접종하는 대신 딸이 어렸을 때 풍진을 확실히 앓도록 함으로써 나중에 커서 임신했을 때 풍진에 걸리지 않게 해야 한다는 주장이다(임신 중에 풍진을 앓으면 태아에 심각한 위험이 된다.). 이 주장의 근거는 풍진 백신이 풍진을 직접 앓는 것만큼 확실한 보호 수단이 되지 못한다는 것이다. 이러한 논리를 따르자면 어린 여자아이들에게 풍진을 적극적으로 감염시키는 것이 곧 정부의 책임이 되어야 한다. 그러나 이 주장은 우리가 이 장에서 다루고 있는 사례의 전체적인 논리에는 영향을 주지는 않는다(세부 사항에는 영향을 미칠 수도 있겠지만). 풍진 백신 접종이 있기 전에 (적어도 영국에서는) 분명 어린 딸아이가

풍진에 걸린 사람하고 접촉하도록 하는 것이 부모들이 지닌 습관이었다.

6) 토론의 사회는 제임스 노티가 맡았다.

7) 이 기간 동안 미국에 있었던 핀치는 영국에서의 논쟁 상황을 잘 알지 못했고 노동당 대변인의 방송 내용도 듣지 못했다. 그러나 그는 백신을 각각 접종하는 정책에 대해 노동당 이 거부 반응을 보였던 이유가, 백신을 따로 접종할 수 있게 하면 혼합 백신 중 덜 치명적인 질병, 즉 볼거리에 대한 백신 접종률이 떨어질 것으로 믿었기 때문이라고 이해하고 있다.

8) 현재까지 대략 100여 명이 목숨을 잃었다(2007년 말까지 영국에서 공식 확인된 사 망자 수는 163명이다. — 옮긴이).

9) 이 점을 강조해 준 로버트 에반스에게 감사를 표한다.

10) 이 글을 쓰고 있는 2003년 말의 시점에서 콜린스의 입장은 적어도 학계 내에서는 소수 의견인 반면, 핀치의 관점은 널리 받아들여지고 있다. 콜린스의 관점은 Collins and Evans, "The Third Wave"와 "King Canute"에서 제시, 옹호되고 있다. 만약 웨이크필드 의 견해를 뒷받침하는 상당한 양의 연구가 있었다면 설사 그의 주장에 동조하는 사람이 많 지 않았다 하더라도 상황은 달라졌을 것임에 유의하라.

11) 특히 우려의 근거가 되었던 것은 조지아 주 애틀랜타에 있는 보건 복지부 산하 연방 질병 통제 센터에서 1991년 10월 15일에 발간한 DTP 관련 소책자와 코노트 연구소에서 발 간한 "예방 주사 일람표(Immunisation Review)"라는 제목의 소책자였다.

12) (콜린스 주) 여기에는 약간 실수가 있었던 것 같다. 핀치는 바로 전에 그 수치가 1,750명당 1명꼴이라고 쓰인 소책자를 인용했기 때문이다. 하지만 당시에 콜린스는 이 점 을 곧바로 지적하지 않았다.

13) 그러나 Barry Glassner의 책 *The Culture of Fear*를 보라. 그는 백일해 공포가 미 국에서 퍼져 나간 과정을 기록하면서 새로운 백신은 값이 더 비싼 반면 효과는 오히려 떨어 진다고 주장한다(174~179쪽).

14) 당시 핀치 부부는 잘 몰랐지만, 이 문제는 사실 그리 간단치가 않다. 백일해의 경우 집단 면역을 달성하기가 매우 어렵기 때문이다. 그 이유는 백신이 100퍼센트 효력이 있는 것이 아니고, 접종 후 몇 년이 지나면 백신의 효력이 떨어지며, 백신의 부작용이 나이 든 사 람들에게 더 심하게 나타나기 때문에 이들에게는 백신 접종을 하지 않는 데 있다. 백일해가 여전히 풍토병으로 남아 있는 이유도 이 때문인데, 다만 이 병에 걸렸을 때 가장 위험이 큰 집단(아이들)에게 백신을 접종해 이 집단에서의 발병을 낮게 유지할 수는 있다. 물론 이 경 우에도 조금 나이가 들면 부모나 손위 형제자매로부터 전염되어 병에 걸릴 수 있다.

15) 이 자료가 포함된 신문 기사를 찾을 수 있도록 도와준 코넬 대학 과학 기술학 프로 그램의 행정 직원들에게 감사를 표한다.

16) Maadsen et al.의 논문을 보라.

17) 기사의 필자는 Richard Perez-Pena이다.

결론 │ 닥터 골렘 바로 보기

1) 개인-공동체의 긴장은 물론 사회 정책을 구성하는 주요 요소 중 하나이다. 국가별로 혈액 기증과 수혈의 체계가 어떻게 다른지를 비교 분석한 리처드 티트머스(Richard Titmuss)의 유명한 책 *The Gift Relationship*을 보라

2) 이는 소비자 단체들이 관심을 가져야 할 문제이다.

3) 사실 여기서도 의문의 여지가 전혀 없는 것은 아니다. 포클랜드 전쟁에서 나온 증거에 따르면, 심한 부상을 입은 병사들 중 추운 야외에 하룻밤 동안 방치되었던 경우가 즉각적인 응급 처치를 받았던 경우보다 더 회복률이 높았다. 추운 곳에 누워 있었던 것이 인체의 과정을 느리게 하고 내부의 상처들이 딱지를 만들어 혈액 손실을 봉합할 수 있도록 한 반면, 들것으로 옮긴 후 액체를 주입해 즉각 혈압을 복구한 처치는 내부 혈관들이 스스로 봉합하지 못하게 막았다는 주장이다(그러나 서문의 주 2번과 비교해 보라.). 물론 개인 간의 편차가 여전히 중요하고 잘 이해되지 못한 경우에는, 문제를 '사고 결과 예상 실패 계통도(fault tree)'를 참조해 해결할 수 있는 것처럼 다루면 일이 크게 잘못될 수 있다.

4) 이런 이분법들이 거의 그렇듯이, 이 둘 사이에는 중첩되는 부분이 있다. 예를 들어 심장 이식이나 유방 절제술과 관련된 인과적 연쇄를 완전하게 이해하고 있다 하더라도, 그것이 기대 수명을 얼마만큼 증가시키는지에 대한 올바른 그림은 모든 수술이 낳은 효과를 평균하고 의료 개입을 하지 않은 경우와 비교해야 얻을 수 있다.

5) 이 둘의 중간쯤에 속하는 사례에 대한 논의는 8장의 주 5번을 보라.

6) 여기서는 당신의 흡연이 다른 사람들의 흡연을 부추긴다거나 당신의 흡연이 담배 산업을 도와주어 다른 사람들의 흡연 기회를 간접적으로 더 늘리는 것과 같은 미묘한 효과들은 무시했다.

7) 흥미롭게도 견과류 알레르기에 의한 사망자 수는 미국에서 연간 100명이 넘지만 견과류를 완전히 금지하자는 주장을 하는 사람은 아무도 없다. 이와 비교해 보면 아무튼 좋은 일을 하고 있는 MMR 백신에 대한 감정의 강도가 얼마나 매서운지를 알 수 있다.

8) 정치의 속도, 이 경우에는 부모의 선택이 과학의 속도를 어떻게 앞지르는지에 관한 체계적인 논의는 콜린스와 에반스의 "Third Wave" 논문을 참조하라.

9) 특정 종교 집단의 경우 는 예외이다.

10) 심지어 동료 심사를 거치는 학술지를 살펴보더라도 우리가 읽는 모든 것을 곧이곧대로 믿을 수는 없다. 동료 심사에 관한 긍정적인 수사(修辭)에도 불구하고, 모니터링이 잘

이뤄지는 논문 발표 통로(의학 학술지)를 거친 기술적 의학 논문에서도 많은 오류들을 접할 수 있다. 주류 학술지를 읽을 때조차도 오랜 경험이 있어야 확실한 내용과 의심스러운 내용을 구분할 수 있다. 콜린스는 자신의 책 *Gravity's Shadow*에서 심지어 물리 과학 학술지의 논문들도 액면 그대로 받아들일 수 없음을 보여 준다. 겉보기에 엄청난 중요성을 가진 것처럼 보이는 논문들이 '뭘 좀 아는' 과학자들에 의해 무시되는 것은 흔히 볼 수 있는 일이다.

11) 정보를 수집하는 것과 숙련과 이해를 발전시키는 것의 차이점을 다룬 문헌들은 상당히 많다. 그럼에도 이 둘 사이의 차이점은 되풀이해 망각되고 있어 때로는 그것이 체계적으로 이뤄지고 있는 것처럼 보인다. 가령 교육에 들어가는 비용을 낮추기를 원하는 사람들은 전문성과 정보의 차이를 망각함으로써 경험 많고 많은 보수를 받는 교사들을 대규모 원격 교육으로 대체할 수 있게 하는 것이 이해관계에 부합한다. 정치적 스펙트럼의 반대쪽 끝에서는 모든 지식의 민주화를 선호하는 사람들이 그 차이를 망각하는 쪽으로 이해관계를 갖는다. 그들은 일반인들이 전문가로부터 훈련을 받을 필요 없이 독서 같은 것을 통해 손쉽게 이해를 획득해 전문직에 도전할 수 있다고 주장한다.

12) 콜린스의 *Artificial Experts*는 왜 그런지 이유를 일부 설명하고 있다.

13) 이 말은 우리가 건강에 경제학적 사고를 전면적으로 적용하는 것에 동의한다는 의미는 아니다. 보건 경제학에 대한 비판으로는 Ashmore, Mulkay, and Pinch, *Health and Efficiency*를 보라.

14) 이는 우리가 대안에 대한 **과학적** 탐구를 계속할 필요가 없다는 말은 아니지만, 소비자들이 의료가 가야 할 방향을 결정하도록 허용하는 것과는 또 다르다.

15) 오늘날 서구 국가들에서 산모가 출산 시에 사망하는 비율은 1만 번당 1번꼴이다.

16) 제약 회사의 제품과 의료 개입을 주요한 사망 원인으로 지목한 문헌은 Hasslberger, "Medical System Is Leading Cause of Death and Injury in US"를 참조하라. 외과 수술에서 사망한 사람들의 숫자는 1974년 상원 청문회에서 나온 것으로, Roy Porter, *The Greatest Benefit to Mankind*의 687쪽에서 인용했다.

17) 이전의 『골렘』 책들도 과학의 편에 서 있었다. 비판자들이나 우리 분야의 동료들 중 일부가 그 사실을 깨닫지 못했을 뿐이다.

Arksey, Hilary. *RSI and the Experts: The Construction of Medical Knowledge.* London and Bristol, Pa.: UCL Press, 1998.

Aronowitz, Robert A. *Making Sense of Illness: Science, Society, and Disease.* Cambridge and New York: Cambridge University Press, 1998.

Ashmore, Malcolm, Michael Mulkay, and Trevor Pinch. *Health and Efficiency: A Sociology of Health Economics.* Milton Keynes: Open University Press, 1989.

Baker, Jeffrey P. "Immunization and the American Way: 4 Childhood Vaccines." *American Journal of Public Health* 90.2 (2000): 199-207.

Banks, Jonathan, and Lindsay Prior. "Doing Things with Illness: The Micro Politics of the CFS Clinic." *Social Science and Medicine* 52 (2001): 11-23.

Becker, Howard S. *Boys in White: Student Culture in Medical School.* Chicago: University of Chicago Press, 1981.

Beecher, H. K. *Measurement of Subjective Responses.* New York: Oxford University Press, 1959.

Beecher, H. K. "The Powerful Placebo." *Journal of the American Medical Association* 159 (1955): 1602-6.

Blaxter, Mildred. "The Cause of Disease: Women Talking." *Social Science and Medicine* 17 (1983): 59-69.

Bloor, Michael. "Bishop Berkeley and the Adeno-tonsillectomy Enigma." *Sociology* 10 (1976): 43-61

Bosk, Charles L. *Forgive and Remember: Managing Medical Failure.* Chicago: University of Chicago Press, 1979.

Brown, Phil. "Popular Epidemiology and Toxic Waste Contamination: Lay and Professional Ways of Knowing." *Journal of Health and Social Behavior* 33 (1992): 267-81.

Brown, Phil, et al. "A Gulf of Difference: Disputes over Gulf War — Related Illnesses." *Journal of Health and Social Behavior* 42 (2000): 235-57.

Bynum, W. F., C. Lawrence, and V. Nutton. *The Emergence of Modern Cardiology.* London: Wellcome Institute for the History of Medicine, 1985.

Cameron, Ewan. *Hyaluronidase and Cancer.* New York: Pergamon Press, 1966.

Collins, H. M. *Artificial Experts: Social Knowledge and Intelligent Machines.* Cambridge, Mass.: MIT Press, 1990.

Collins, H. M. "Dissecting Surgery: Forms of Life Depersonalized." *Social Studies of Science* 24 (1994): 311-33.

Collins, H. M. *Gravity's Shadow: The Search for Gravitational Waves.* Chicago: University of Chicago Press, 2004.

Collins, H. M., G. Devries, and W. Bijker. "Ways of Going On: An Analysis of Skill Applied to Medical Practice." *Science, Technology, and Human Values* 22.3 (1997): 267-84.

Collins, H. M., and Robert Evans. "King Canute Meets the Beach Boys: Responses to the Third Wave." *Social Studies of Science* 33.3 (2003): 435-52.

Collins, H. M., and Robert Evans. "The Third Wave of Science Studies: Studies of Expertise and Experience." *Social Studies of Science* 32.2 (2002): 235-96.

Collins, Harry, and Trevor Pinch. *The Golem: What Everyone Should Know About Science.* Cambridge and New York: Cambridge University Press, 1993. [2nd ed. in paperback; Canto, 1998]

Collins, Harry, and Trevor Pinch. *The Golem at Large: What You Should Know about Technology.* Cambridge and New York: Cambridge University Press, 1998. [Paperback ed.; Canto, 1998]

"Complementary Medicine." Special issue, *New Scientist* 2292 (May 26, 2001).

Derbyshire, Robert C. "The Make-Believe Doctors." In *The Health Robbers: A Close Look at Quackery in America*, edited by Stephen Barret and William T. Jarvis, 45-54. Buffalo: Prometheus Books, 1980. [2nd updated version 1990]

Enserink, Martin. "Can the Placebo Be the Cure?" *Science* 284 (1999): 238-40.

Epstein, Steven. *Impure Science: AIDS, Activism, and the Politics of Knowledge.*

Berkeley, Los Angeles, and London: University of California Press, 1996.

Fox, Renee C. "Medical Uncertainty Revisited." In *Handbook of Social Studies in Health and Medicine*, edited by Gary L. Albrecht, Ray Fitzpatrick, and Susan C. Scrimshaw, 409-25. London, Thousand Oaks, and New Delhi: Sage, 2000.

Friedman, N. *The Social Nature of Psychological Research*. New York: Basic Books, 1967.

Glassner, Barry. *The Culture of Fear*. New York: Basic Books, 1999.

Groopman, Jerome. "Hurting All Over." *New Yorker*, November 13, 2000, 78-92.

Hardy, Michael. "Doctor in the House: The Internet as a Source of Lay Health Knowledge and the Challenge to Expertise." *British Medical Journal* 321 (1999): 1129-32.

Harrington, Anne, ed. *The Placebo Effect: An Interdisciplinary Exploration*. Cambridge Mass.: Harvard University Press, 1997.

Harrow, David H. "Indications for Tonsillectomy and Adenoidectomy." *Laryngoscope* 112 (2002): 6-10.

Hasslberger, Josef. "Medical System Is Leading Cause of Death and Injury in US." *NewMediaExplorer*. http://www.newmediaexplorer.org/sepp/2003/10/29/medical_system_is_leading_cause_of_death_and_injury_in_us.htm.

Helman, Cecil G. "'Feed a Cold, Starve a Fever': Folk Models of Infection in an English Suburban Community, and Their Relation to Medical Treatment." *Culture, Medicine and Psychiatry* 2 (1978): 107-37.

Horrobin, David F. "Are Large Clinical Trials in Rapidly Lethal Diseases Usually Unethical?" *Lancet* 361 (February 22, 2003): 695-98.

Horton, Richard. *MMR: Science and Fiction; Exploring a Vaccine Crisis*. London: Granta Books, 2004.

Horton, Richard. *Second Opinion*. London: Granta Books, 2003.

Howell, Joel D. *Technology in the Hospital: Transforming Patient Care in the Early Twentieth Century*. Baltimore: Johns Hopkins University Press, 1995.

Hrobjartsson, Asbjorn, and Peter C. Gotzsche. "Is the Placebo Powerless? Analysis of Clinical Trials Comparing Placebo with No Treatment." *New England Journal of Medicine* 344 (2001): 21, 1594-1602.

Illich, Ivan. *Limits to Medicine: Medical Nemesis, the Expropriation of Health*. Harmondsworth: Penguin, 1976.

Juhnke, Eric S. *Quacks and Crusaders: The Fabulous Careers of John Brinkley, Norman Baker, and Harry Hoxsey.* Lawrence: University Press of Kansas, 2002.

Lachmund, Jens. "Between Scrutiny and Treatment: Physical Diagnosis and the Restructuring of 19th Century Medical Practice." *Sociology of Health and Illness* 20 (1998): 779-801.

Lachmund, Jens. "Making Sense of Sound: Auscultation and Lung Sound Codification in Nineteenth-Century French and German Medicine." *Science, Technology and Human Values* 24 (1999): 419-50.

Lachmund, Jens, and Gunnar Stollberg, eds. *The Social Construction of Illness: Illness and Medical Knowledge in Past and Present.* Stuttgart: Franz Steiner Verlag, 1992.

Lakoff, Andrew. "Signal and Noise: Managing the Placebo Effect in Antidepressant Trials." Paper presented to meeting of the Society for Social Studies of Science. Cambridge, Mass., November 1-4, 2001.

Lloyd, Andrew R. "Muscle versus Brain: Chronic Fatigue Syndrome." *Medical Journal of Australia* 153 (1990): 530-33.

Maadsen, Kreesten, et al. "A Population Based Study of Measles, Mumps, and Rubella Vaccination and Autism." *New England Journal of Medicine* 347.19 (2002): 1477-82.

Mathews, J., et al. "Guillotine Tonsillectomy: A Glimpse into Its History and Current Status in the United Kingdom." *Journal of Laryngology and Otology* 116 (2002): 988-91.

Maurer, D. W. *The Big Con: The Story of the Confidence Man and the Confidence Game.* New York: Bobbs Merrill Co., 1940.

Millman, Marcia. *The Unkindest Cut: Life in the Backrooms of Medicine.* New York: Harper, 1976.

Monaghan, Lee F. *Bodybuilding, Drugs, and Risk.* London and New York: Routledge, 2001.

Paradise, Jack L. "Tonsillectomy and Adenoidectomy." In *Pediatric Otolaryngology*, edited by C. D. Bluestone, S. E. Stool, and M. A. Kenne, 1054-65. Elsevier Science Health Science Division, 1996.

Paradise, J. L., et al. "Efficacy of Tonsillectomy for Recurrent Throat Infection in Severely Affected Children: Results of Parallel Randomized and Nonrandomized Clinical Trials." *New England Journal of Medicine* 310 (1984): 674-83.

Paradise, J. L., et al. "Tonsillectomy and Adenoidectomy for Recurrent Throat Infection in Moderately Affected Children." *Pediatrics* 110.1 (2002): 7-15.

Pauling, Linus. *Vitamin C and the Common Cold.* San Francisco: W. H. Freeman, 1970.

Pinch, T., H. M. Collins, and L. Carbone. "Inside Knowledge: Second Order Measure of Skill." *Sociological Review* 44.2 (1996): 163-86.

Porter, Roy. *The Greatest Benefit to Mankind.* New York: W. W. Norton and Co., 1998.

Porter, Roy. *Health for Sale: Quackery in England, 1660-185.* Manchester and New York: Manchester University Press, and St. Martin's Press, 1989.

Prior, Lindsay. "Belief, Knowledge, and Expertise: The Emergence of the Lay Expert in Medical Sociology." *Sociology of Health and Illness* 25 (2003): 41-57.

Richards, Evelleen. *Vitamin C and Cancer: Medicine or Politics?* London: Macmillan, 1991.

Rosenberg, Charles E. *The Cholera Years: The United States in 1832, 1849, and 1866.* Chicago: University of Chicago Press, 1962.

Rosenberg, Charles E., and Janet Golden, eds. *Framing Disease: Studies in Cultural History.* New Brunswick, N.J.: Rutgers University Press, 1992.

Rosenthal, Robert. "Interpersonal Expectancy Effects: The First 345 Studies." *Behavioural and Brain Sciences* 3 (1969): 377-415.

Rosenthal, Robert. "Interpersonal Expectations." In *Artifacts in Behavioural Research*, edited by R. Rosenthal and R. C. Rosnow. New York: Academic Press, 1978.

Rosenthal, Marilyn M. *The Incompetent Doctor. Behind Closed Doors.* Buckingham: Open University Press, 1995.

Shapiro, Arthur K., and Elaine Shapiro. "The Placebo: Is It Much Ado about Nothing?" In *The Placebo Effect: An Interdisciplinary Exploration*, edited by Anne Harrington, 12-36. Cambridge, Mass.: Harvard University Press, 1997.

Silverman, Chloe. "A Disorder of Affect: Love, Tragedy, Biomedine, and Citizenship in American Autism Research, 1943-2003." PhD diss., University of

Pennsylvania, 2004.

Singer, M., et al. "Hypoglycemia: A Controversial Illness in US Society." *Medical Anthropology* 8 (1984): 1-35.

Smith Gordon, C. S., and Jill P. Pell. "Parachute Use to Prevent Death and Major Trauma Related to Gravitational Challenge: Systematic Review of Randomized Control Trials." *British Medical Journal* 327 (2003): 1459-61.

Stiell, Ian G., et al. "Advanced Cardiac Life Support in Out-of-Hospital Cardiac Arrest." *New England Journal of Medicine* 351 (August 12, 2004): 647-66.

Stolberg, Sheryl Gay. "Sham Surgery Returns as a Research Tool." *New York Times*, April 25, 1999.

Talbot, M. "The Placebo Prescription." *New York Times Magazine*, January 9, 2000. Accessed at http://www.nytimes.com/library/magazine/home/20000109mag-talbot7.html.

Thornquist, Eline. "Musculoskeletal Suffering: Diagnosis and a Variant View." *Sociology of Health and Illness* 17 (1995): 166-80.

Timmermans, Stefan. *Sudden Death and the Myth of CPR*. Philadelphia: Temple University Press, 1999.

Titmuss, Richard. *The Gift Relationship: From Human Blood to Social Policy*. Harmondsworth: Penguin, 1973.

Wakefield, A. J., et al. "Ileal-Lymphoid-Nodular Hyperplasia, Non-Specific Colitis, and Pervasive Developmental Disorder in Children." *Lancet* 351 (1998): 637-41.

Watts, Geoff. "The Power of Nothing." *New Scientist* 2292 (2001): 34-37.

Wolfe, Robert M., Lisa K. Sharp, and Martin S. Lipsky. "Content and Design Attributes of Antivaccination Web Sites." *Journal of the American Medical Association* 287.24 (2002): 3245-48.

Wright, P., and A. Treacher, eds. *The Problem of Medical Knowledge: Examining the Social Contruction of Medicine*. Edinburgh: University of Edinburge Press, 1982.

의학과 의료를 보는 안목 넓히기

1.

한국에서 의학과 의료를 생각하는 방식은 선진국과 같지 않다. 무엇보다 한국의 의료 체계는 전통 의학에서 계승된 한의학이 존재하는 가운데 대한제국(1897~1910년)과 일제 강점기(1910~1945년)를 거치면서 일본을 통하여 도입된 서양 의학이 제도화되어 있는 양상을 보인다는 점이다. 따라서 최근에 대체 의료나 보완 의료라는 범주가 설정된 서구나 미국과는 차이를 보인다. 미국을 포함한 서구나 일본은 서구 과학 기술과 연관된 형식으로서의 의학이 거의 대부분의 실제 의료에 반영되어 있다고 해도 과언이 아니다. 서구인들이 의학과 의료를 보는 시선은 단일하다. 또한 영어에서 메디신(medicine)이라고 하면 의학과 의료를 뭉뚱그리는 단어이다. 반면에 한국에서는 일반인들이 대부분 양의와 한의 모두에게 질병의 치료를 맡길 수 있다는 입장을 취한다고 해도 그다지 틀리지 않는다. 한의학과 양의학이라는 커다란 두 범주와 제도가 병립하는 환경에 살고 있는 것이다. 이것을 과학 기술이 한국 사회에 문화적으로 깊이 뿌리 박지 못한 결과로 볼 수도 있고, 이성적인 과학 기술 중심의 근대화가 제대로 이루어지지 않은 영향으로 볼 수도 있다. 반면에 서구 과학 기술의 부정적 영향이나 부족한 측면을 보충하는 대안적이거나 보완적인 사회적 기제와 제도가 존재한다고 볼 수도 있다.

두 번째로 유럽이나 미국에서는 의학과 의료를 인문 사회 과학적 연구의 주제와 대상으로 보고 오랫동안 학문적 축적이 있었다면, 한국에서는 의학과 의료를 지나치게 산업적 측면과 치료 기술적 측면으로만 바라봄으로써 제도와 사회적 영향에 대한 평가를 충분히, 균형 있게 하지 못했다. 서구 의료가 그 이론적 배경 및 지식의 근거로 삼는 '생의학(biomedicine)', 한국에서는 기초 의학의 연구, 제도, 대중적 인식에서의 비교 열세는 너무도 분명하기에 그 부분을 논외로 하더라도 그렇다. 과장해서 말하면, 한국은 '의료 중심주의'를 향해 달려왔다고 할 수 있는데도 의료가 사회와 상호 작용하는 측면은 깊이 있게 연구되지 않고 있다. 예를 들어, 유럽과 미국의 사회학계에는 의학 사회학 또는 의료 사회학 전공자가 많고, 학문적으로도 많이 축적되어 있지만, 한국에는 의학을 주제로 사회학을 전공한 전공자의 폭이 매우 협소하다. 우리의 경우, 의학과 의료에 대한 대중적 지식은 건강 산업에 맞추어져 있다고 해도 과장이 아니다. 반대로 의학과 의료의 제도적, 사회적 측면을 바라보는 균형 잡힌 시각이나 관점을 형성하는 데 도움이 되는 저술 작업과 학문적 축적은 아주 최근에야 이루어지고 있으며 선진국에 비교하면 턱없이 부족한 수준이다. 이것은 서구적 과학 기술을 대상으로 하는 인문 사회 과학적 연구가 한국에서 일천한 것과도 같은 맥락이다. 마찬가지로 의학자나 의료인들이 가지고 있는, 자기 분야를 객관적으로 바라보는 인문 사회학적 교양의 측면에서도 한국이 선진국으로 떠받드는 사회들의 깊이와 수준에 도달해 있다고 이야기하기는 어렵다.

2.

해리 콜린스와 트레버 핀치의 『닥터 골렘』은 우선 서구 과학 기술인 생의학적 과학(biomedical science)을 주류 모델로 삼는 의학과 그 제도적 모습인 의료에 대한 그림을 그리는 저서이다. 물론 이들이 보는 의학과 의료는 보통 한국 사람들이 의학과 의료를 바라보는 시각과는 달리 절대적인 신봉의 대상이나 확실성의 표상이 아니다. 하지만 두 필자가 서구 과학 기술을 비판하고 그 불확실성을 드러내는 인문 사회 과학적 작업(과학 기술학)을 오랫동안 해 왔지만 그만큼의 날카로운 칼날을 의학과 의료에 들이대지는 않는다. 콜린스와 트레버는 과학 기술의 불확실성을 드러내고 그 약점들을 지적하면서도 과학 기술에 대한 애정을 표현하는 학자들이어서 쉽고 평이한 문체와 흥미로운 사례 분석들을 통해 균형 있는 해석을 내놓는다. 『닥터 골렘』에서도 서구 의학과 의료의 맹점들을 드러내고 비판하면서도 실제로 서구 의학과 의료가 현대인들에게 가장 중요한 과학이며 원군이라는 인식을 우회적으로 강조한다. 더불어서 서구 의료와 의학의 모델에서 벗어나는 대체 의료에 대해서도 한 장을 할애함으로써 서구인들이 동북 아시아의 한의학처럼 대체 의료로 분류되는 여러 가지 의료 행위들을 어떻게 바라보는지에 대해서도 알려 준다.

『닥터 골렘』은 한국 사회에서는 그다지 심각하게 생각해 보지도 않은 채 일견 절대적인 것으로 생각해 오던 건강과 보건이라는 주제를 의학과 의료를 통해서 다시 한번 심층적으로 살펴보는 계기를 마련해 주는 훌륭한 책이다. 말하자면 민주화된 한국 사회에서 국민 건강과 보건이라는 주제도 다른 문제와 마찬가지로 모든 사회 구성원들이 나름대로의 이견을 가지고 생각해 보고 논의해야 할 필요가 있다는 점을 일깨워 주는 책이다. 한국에서 건강과 보건이라는 주제에는 의료 관련 이익 단체들의 논의만 무성한 것이 사실이었다. 의약 분업이라든지 한의학·양의학 파동에서처럼 사회적 이슈로 대두되었음에도 단지 산업적 측면이나 관련 종사자들의 밥그릇 논쟁과 시위만이 부각되고 제대로 토론되기보다 소리만 크게 나다가 수그러든 측면이 없지 않다. 그러므로 『닥터 골렘』은 한국 사회의 의학과 의료의 문제들을 바라보는 '사고방식'을 만들어 주는 밑거름이 되리라고 생각한다.

『닥터 골렘』에서 콜린스와 핀치는 전문성(expertise)이라는 시선을 통해 의학과 의료를 살펴본다. 그 시선에서 가장 중요한 주제는 개인과 공동체(individual and collective)의 긴장인데, 개인이 질병에 걸렸을 때 찾는 단기적인 해법과 과학화되는 공동체 또는 집단 전체의 장기적 의학 지식의 문제를 보여 주는 것이다. 이러한 맥락에서 의료라는 전문성을 어떻게 이해할 것인지와 의료인들과 일반인의 상호 작용 문제를 전문성의 교류와 충돌의 측면에서 살펴본다. 몇몇 사례를 들어 일반인들이 도달할 수 있는 의학적 전문성이 의학 전문가들에게도 영향을 끼치는 기여 전문성(contributory expertise)의 일부까지 될 수 있음을 보여 주는 한편, 의학이나 의료의 현장에서 경험적으로 획득되는 암묵지(tacit knowledge)와 전문성에 대한 올바른 이해와 인식이 있어야 한다고 말한다. 더욱이 서구의 과학적 의학의 발전에 비판적인 애정을 보여야 한다는 것도 주장하고 있다. 또한 서구 과학과 기술이 가지는 불확실성을 드러내는 이전의 작업과 관련하여 과학적 근거를 가지는 의학을 지향하여 증거 기반 의학(evidence-based medicine)이라는 구호를 내건 서구 정통 의료와 생의학적 모델이 근간이 되는 의학에도 비슷한 종류의 불확실성이 존재하고 그것을 분석하고 아는 것이 중요하다고 한다.

3.

『닥터 골렘』이라는 저서가 나온다는 소문은 오래전부터 있었다. 두 필자 해리 콜린스와 트레버 핀치는 현재 각각 영국 웨일스의 카디프 대학교와 미국 뉴욕 주의 코넬 대학교에 재직하는 과학 기술학 연구자들이고 과거에는 사제지간이었다. 이들은『닥터 골렘』이전에 두 권의 유명한 골렘 시리즈를 1993년, 1998년에 출간했다.『골렘』과『확대된 골렘』은 각각 서구 과학과 기술을 그들만의 평이한 문체와 흥미로운 사례들을 통해서 대중들에게도 다가갈 수 있게 쓴 학술서로 유명하다. 과학과 기술을 '골렘화'하여 대중들에게 다가가게 만들었다고 표현할 정도이다. 두 저서는 영국의 과학과 공학 분야의 학부 및 대학원생들이 과학 기술학 교양 과목을 수강할 때 교재로나 참고서로도 많이 사용되었고, 미국에서도 정도는 조금 덜하지만 마찬가지였다. 『골렘』과『확대된 골렘』모두 영국 케임브리지 대학 출판부에서 출간되었다. 그런데 의외라고 여길 정도로 시리즈의 세 번째 책인『닥터 골렘』은 2005년 미국 시카고 대학 출판부에서 나왔다. 물론 세 번째 책도 앞의 책들이 과학과 기술을 어떻게 바라볼 것인가 또는 어떻게 생각할 것인가를 다루는 것처럼, 의학과 의료를 어떻게 바라볼 것인가를 중심으로 논의를 전개한다.

『닥터 골렘』이 나오자마자 책을 입수하게 되었고, 번역판을 출간할 출판사를 물색하던 중에 이와는 독립직으로 책의 중요성을 인식한 사이언스북스에서 김명진에게 번역 제의를 했고 그 결과 이 책이 한국

독자들에게도 선을 보이게 된 것이다.『닥터 골렘』번역 과정에서 김명신은 서문, 서론, 4장, 7장, 8장을, 이정호는 1장, 2장, 3장, 5장, 6장, 결론 부분을 맡았다. 용어를 정리하고 번역문을 다듬는 것은 주로 김명진이, 역자 주(註)는 두 번역자가 같이 했다. 코넬 대학교 트레버 핀치 교수가 고려 대학교 서머 스쿨에서 과학 기술학을 강의하던 때 국민 대학교 사회학과 김환석 교수의 주선으로 마련된 자리에서 저자에게 『닥터 골렘』을 번역한다고 알렸던 것이 엊그제 같은데 이제야 번역서를 내놓는 것 같아서 부끄럽다. 아무쪼록 오역이 많지 않기를 바란다.

이정호

가

갈로, 로버트 248
거머, 존 269
걸프전 증후군 166, 278
게이 공동체 221~222, 228
고트체 51
골렘 144, 160, 219, 254, 266, 286
공공선 60, 257
광우병 269
구제역 269
권력 행사를 위한 에이즈 연대(ACT UP)
    233, 241, 245~251
그리스 129
근육통성 뇌척수염(ME) 179
기대성 효과 42, 46, 47, 53
길포드 106

나

나바호 족 132
네덜란드 131, 161, 195~197
노르웨이 102, 211
노스캐롤라이나 220

《뉴 사이언티스트》 146
뉴먼, 폴 63
뉴에이지 130
《뉴요커》 172, 176
《뉴욕 타임스》 146, 222, 224, 278, 288
뉴욕 104, 106, 132, 212, 239~240,
    245~255
《뉴잉글랜드 의학보》 149~152, 156, 159,
    217, 253
뉴잉글랜드 173
뉴캐슬 106
니커바커, 가이 206~207
닉슨, 리처드 136

다

당뇨병 181
대체 요법 132
대체 의료 57~58, 127~131, 133, 273
덴마크 51~53, 287
독일 201, 273
동양 130
드비타, 빈센트 147
DaTP 백신 277, 280, 284

디트로이트 201
DTP 백신 272~274, 283
디프테리아-파상풍-백일해(DTP) 백신
272~274, 283
딜레이니, 마틴 228~229, 248, 254

라

라보르드 200
라틴 어 196
래트릴 148
《랜싯》 138, 140
램즈게이트 106
러시아 201
런던 77
레이건 222, 242
레이게이트 106
레인, 브랜다 246~247
로마 102
로스앤젤레스 카운티(LAC) 병원 163~166
로스앤젤레스 163, 201
로젠탈, 에밀리 87
로체스터 147, 150
류마티스 101
리바비린 228
리처즈, 이블린 161
리커드, 해럴드 202

마

마게이트 106
마멧, 데이비드 63
마법 탄환 134
마이애미 236
마이어, 빌헬름 103

만성 피로 증후군(CFS) 166, 170~177,
179~180, 189
매사추세츠 종합 병원 227
메릴랜드 208
메이오 병원 147~149, 152, 154~158
멕시코 227
멘델 52
면역 177
모나한 182~183
모러, 데이비드 63
몬트리올 249
뫼르텔, 찰스 147~157
《미국 과학 아카데미 회보》 140, 146
미국 심장 학회 213
미국 의사 협회(AMA) 130
《미국 의사 협회지》 207
미국 57, 67~68, 71, 83~84, 86, 98, 106,
119, 122, 130 136, 142, 145, 148, 158,
172, 177, 193, 208, 221, 229, 234, 244,
281
미국 국립 과학 재단(CSF) 135
미국 국립 보건원(NIH) 130, 135, 169, 180,
233
미국 국립 보완 대체 의료 센터(NCCAM)
131, 133
미국 국립 알레르기 감염병 연구소(NIAID)
146~148, 151~154, 156, 169, 229~230,
239, 248~249, 253
미국 국립 암 연구소(NCI) 142
미국 식품 의약국(FDA) 226, 228, 242~243
미네소타 147
미시간 212
민간 요법 129
밀먼, 마르시아 86

바

바스 106
바스키, 아서 175
바이러스 100, 172, 220, 224~225, 230, 261
바흐, 요한 세바스찬 66
반문화 130
반복 사용 긴장성 증후군(RSI) 167, 187
반스, 제럴드 70
발라톤 호 127
배리, 데이비드 236
백신 126, 224, 282
버로우즈 웰컴 사 229~231
버클리 2세, 윌리엄 222
베일 오브 레벤 병원 139~140, 145, 147~149, 151, 153, 155, 157
벨기에 201
보고 편향 42~43, 45, 47~48
보스크, 찰스 86
볼티모어 시립 병원 204
부다페스트 127
부모 113~114, 259~260, 270, 285
불확실성 126
브로디, 벤저민 198
브리스톨 106
블래록, 앨프리드 206
블루어, 마이클 108~113, 115
비글러, 베리 186
비타민 C(아스코르브산) 133~137, 139, 141~147, 149, 152~156, 159~161

사

사스(SARS) 167
《사이언스》 168

《사이언티픽 아메리칸》 245
사파, 피터 203~205
상호 작용 전문성 283
샌프란시스코 222, 228, 236, 239~240, 255
생의학 237
샤퍼, 에드워드 199~202
선임 수련의 82
섬유 근육통 166, 173~177, 189
소 해면상 뇌증(BSE) 269
소아마비 163~165, 234
소크, 조너스 234
솔즈베리 106
쇼, 로버트 63
스웨덴 87
스위스 132, 273
스코틀랜드 136, 139, 148, 151
스탠포드 대학교 135, 142, 253
스탠포드 질병 예방 센터 130
스테로이드 182~184
스트라우스, 스티븐 133, 180
슬로언케터링 암 연구소 143~145, 147, 155
CDC(연방 질병 통제 센터) 168~169, 179
시애틀 214
CFS(만성 피로 증후군) 166, 170~177, 179~180, 189
시카고 201
CPR(심폐 소생술) 94, 132, 192, 208~216
식품 의약국(FDA) 226, 228, 242~243
신경 백질 위축증(ALD) 187
실베스터, 헨리 199~202
실험자 보고 편향 44
심폐 소생술(CPR) 94, 132, 192, 208~216

아

아데노이드 97, 100~103, 107, 125

아로노위츠, 로버트 178
RSI 167, 187
아스코르브산 133~137, 139, 141~147,
   149, 152~156, 159~161
아이오와 209
아이젠버그, 미키 210
아크시, 힐러리 187
아프가니스탄 77
알레르기 265
《암 연구》 146
암 99, 123, 133, 136, 139, 149, 159, 166,
   229
애틀란타 227
ACT 233, 241, 245~251
양성 근육통성 뇌척수염 165
에이고, 짐 252
에이사이클로비어 171
에이즈 치료 소식 231, 243
에이즈 활동가 176, 180, 189, 219~220,
   223, 235 241, 244, 249~252, 254~255
FDA(미국 식품 의약국) 226, 228, 242~243
AZT(아지도티미딘) 233~235, 238
엔도르핀 45
NCCAM(미국 국립 보완 대체 의료 센터) 131,
   133
NCI(미국 국립 암 연구소) 146~148,
   151~154, 156, 169, 229~230
NIAID(미국 국립 알레르기 감염병 연구소)
   146~148, 151~154, 156, 169, 229~230,
   239, 248~249, 253
NIH(미국 국립 보건원) 130, 135, 180, 233
엔필드 106
NHS(영국 국가 보건청) 78
엘럼, 제임스 203~205
엘렌버그, 수전 249
MMR(홍역-볼거리-풍진) 백신 258~270,
   285~287

엡스타인 236, 247
엡스타인바 바이러스(EBV) 168~171
여피 독감 166
역플라시보 효과 171
연방 질병 통제 센터(CDC) 168~169, 179
영국 의사 협회(BMA) 131
영국 일반 의료 위원회(GMC) 74, 78~81
영국 57, 68, 72~74, 77~78, 87, 98, 106,
   108, 119, 122, 130, 145, 177, 195, 229
   269, 273
오클랜드 카운티 212
《온콜로지 타임스》 151
왓슨 134
왕립 인도주의 협회 196~197
우드그린 106
울프, 프레더릭 172
웃스테인 211~213
《워싱턴 포스트》 146, 248
워싱턴 204, 209, 220
《웨스턴 메일》 260
웨스트체스터 카운티 288
웨이크필드 261, 263~235
위츠, 로버트 153, 157
위치타 172
원, 브라이언 188
윈덤, 로버트 232
윈체스터 106
유럽 241
유아 돌연사 125
의료 개입 50, 187
이타카 216, 273, 276
이튼 106
EBV 168~171
인공 호흡 2~7, 192, 198, 200, 203~204
인도 74, 127, 277

자

제2차 세계 대전 106, 201~202
제약 회사 54, 176, 229
제임스, 존 231~232
조지 2세 97
조지아 227
존스, 닉 203
존스홉킨스 대학 205
《종양학》 140
죄수의 딜레마 270
주드, 제임스 206~207
중국 132, 170
GMC(영국 일반 의료 위원회) 74, 78~81

차

천연두 257
침술 127, 129

카

카불 대학교 77
카스트로 구역 222
캐나다 106, 172, 241
캐머런, 이완 136, 137~144, 146, 148,
    152~153, 156~159, 172, 204
캘리포니아 70, 163, 166, 168
컴브리아 188, 252
케이지, 존 66
켈수스 102
코넬 대학교 273
코엔호벤, 윌리엄 205~207
코펜하겐 103
코호트 235

콜

콜린스 269~272
콜히친 129
쿠퍼, 시어도어 146
쿠퍼, 에드워드 203
퀘이커 교도 197
크로이츠펠트야코프병 98, 269
크릭 134

타

타호 호 168
탈리도마이드 226
터스키기 매독 연구 229
텔레비전 드라마 214
톰킨스 카운티 281
티하니 127
팀머맨스, 스테판 207, 212~215

파

파우치, 앤터니 224, 231, 240, 248, 251
파키스탄 74
페미니스트 237
펜실베이니아 병원 102
펜타미딘 239~240
편도 절제 수술 98, 103~107, 109, 114,
    122~125
편도(아데노이드) 97, 100~103, 107, 125
포터, 로이 130
폴, 존 164
폴링, 라이너스 134~150, 152~155,
    157~159
프랑스 131, 198, 200
프로뱌트손 51
플라시보 41~54, 76, 123, 141, 149, 154,

171, 219, 230~232, 234, 238, 244, 252,
266
퍼직, 필립 102
피츠버그 124
핀슬리 106
핀치 192, 272~279
필라델피아 102

하

하버드 대학교 175
하버드 의학 대학원 241
항생제 113
해링턴, 마크 245~246, 254
허드슨, 록 220, 228
헝가리 127
헤클러, 마거리트 220, 224
호르몬 대체 요법 55
호스, 윌리엄 196~197
호주 241
홀, 마셜 198
홍역-볼거리-풍진(MMR) 백신 258~270,
285~287
환자 보고 편향 44
히르쉬, 마틴 227
히알루로니다제 억제제(PHI) 137~138
히알루로니다제 136~137

이정호

영국 노팅험 대학교 의학 대학원에서 인간분자유전학 박사 학위를 받고 하버드 의학
대학원 베스이스라엘디커니스 의료원 심장 연구부와 삼성 생명과학 연구소 유전체
연구 센터를 거쳐 고려 대학교 환경 생태 연구소와 차의과 대학 기초 의학 연구소 선임
연구원으로 있다. 지은 책에 『생명, 인간의 경계를 묻다』(공저), 『숲이 희망이다』(공저)
등이 있으며 옮긴 책에 『유전자, 사람, 그리고 언어』가 있다.

김명진

서울 대학교 대학원 과학사 및 과학 철학 협동 과정에서 미국 기술사를 공부했다.
성공회 대학교와 서울 대학교에서 '과학기술과 사회' 등의 과목을 강의하면서 시민 과학
센터 운영위원으로 활동하고 있다. 지은 책으로 『대중과 과학기술』(편저), 『야누스의
과학』, 옮긴 책으로 『인체 시장』(공역), 『디지털 졸업장 공장』 등이 있다.

닥터 골렘

1판 1쇄 펴냄 2009년 7월 6일
1판 2쇄 펴냄 2021년 4월 19일

지은이   해리 콜린스, 트레버 핀치
옮긴이   이정호, 김명진
펴낸이   박상준
펴낸곳   (주)사이언스북스

출판등록 1997. 3. 24.(제16-1444호)
(06027) 서울시 강남구 신사동 506 강남출판문화센터
대표전화 515-2000, 팩시밀리 515-2007
편집부 517-4263, 팩시밀리 514-2329
www.sciencebooks.co.kr

한국어판 ⓒ (주)사이언스북스, 2009. Printed in Seoul, Korea.
ISBN 978-89-8371-121-2 93510